JN312616

不登校対応ガイドブック

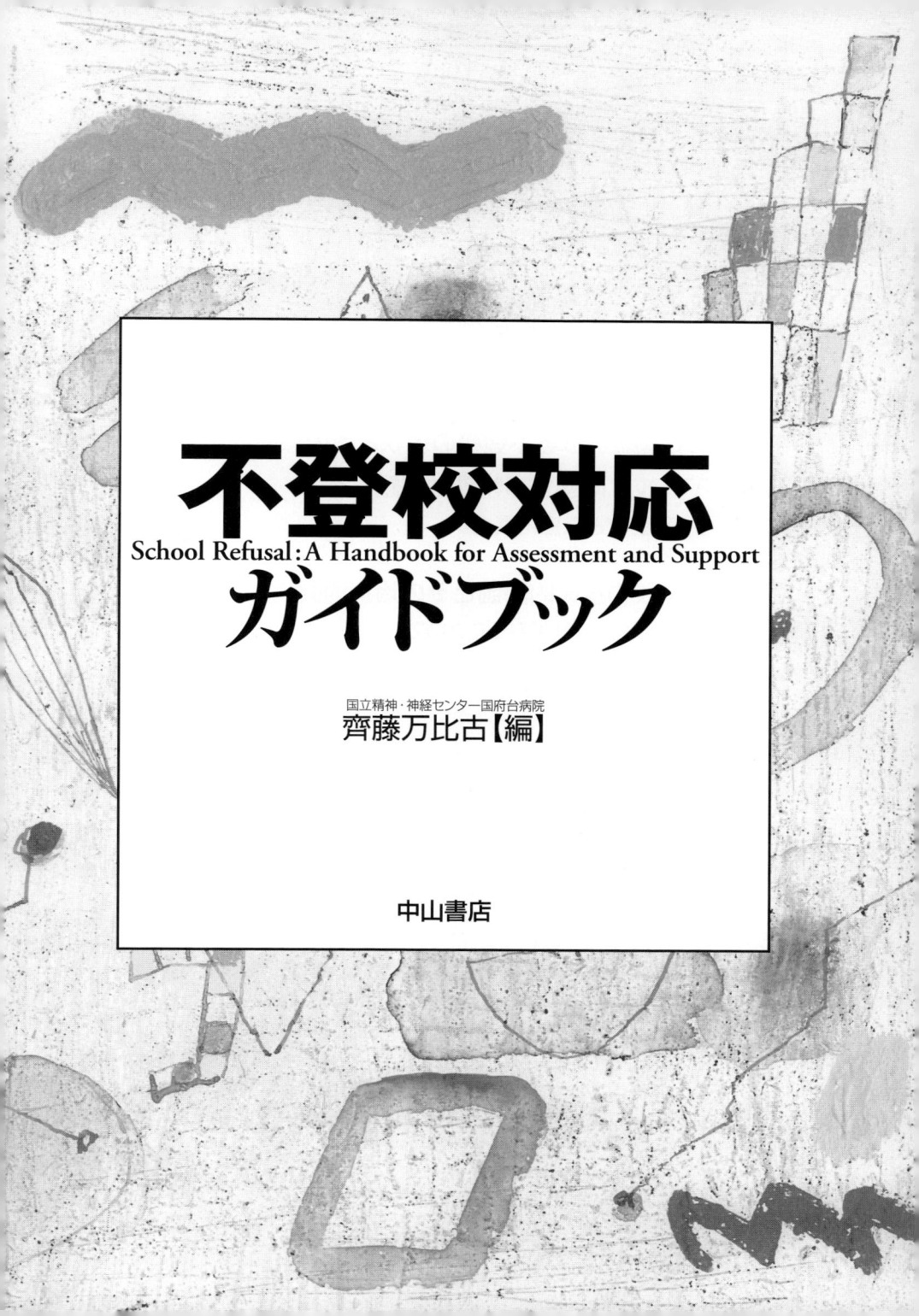

School Refusal: A Handbook for Assessment and Support

<small>国立精神・神経センター国府台病院</small>
齊藤万比古【編】

中山書店

不登校対応ガイドブック●目次

まえがき ………………………………………………… 齊藤万比古　vi

Ⅰ章　不登校の歴史
- 1　海外における歴史 ………………………………… 北村陽英　2
- 2　わが国における歴史 ……………………………… 北村陽英　5

Ⅱ章　本書における「不登校」の定義 ………………… 齊藤万比古　12

Ⅲ章　わが国における不登校の現状とその意義 … 齊藤万比古　18

Ⅳ章　不登校に関連する特殊な問題
- 1　不登校と家庭内暴力 ………………………… 宮沢久江，近藤直司　26
- 2　不登校と非行 ………………………………… 宮沢久江，近藤直司　32

Ⅴ章　不登校の臨床的評価とその治療的観点
- 1　不登校の多軸評価について ……………………… 齊藤万比古　38
- 2　第1軸：背景疾患の診断
  - 2-1　はじめに ……………………………………… 齊藤万比古　41
  - 2-2　適応障害 ……………………………………… 宇佐美政英　44
  - 2-3　不安障害 ……………………………………… 小平雅基　51
  - 2-4　強迫性障害 …………………………………… 小平雅基　57
  - 2-5　気分障害 ……………………………………… 小平雅基　63
  - 2-6　身体表現性障害 ……………………………… 山崎　透　70
  - 2-7　心身症 ………………………………… 飯山道郎，星加明德　76
  - 2-8　反抗挑戦性障害 ……………………………… 宇佐美政英　88
  - 2-9　選択性緘黙 …………………………………… 渡部京太　95
  - 2-10　妄想性障害 ………………………………… 水田一郎　103
  - 2-11　統合失調症 ………………………………… 渡部京太　108
  - 2-12　第1軸診断がつかない不登校 ……………… 齊藤万比古　116
- 3　第2軸：発達障害の診断
  - 3-1　はじめに ……………………………………… 齊藤万比古　119
  - 3-2　注意欠陥/多動性障害（AD/HD）と不登校 … 田中康雄　122
  - 3-3　広汎性発達障害と不登校 …………………… 内山登紀夫　129
  - 3-4　学習機能の障害と不登校 …………………… 内山登紀夫　135
  - 3-5　軽度精神遅滞および境界知能と不登校 …… 田中康雄　141

- 4 第3軸：不登校の下位分類評価
  - 4-1 はじめに ……………………………………… 齊藤万比古 146
  - 4-2 過剰適応型不登校 …………………………… 齊藤万比古 148
  - 4-3 受動型不登校 ………………………………… 齊藤万比古 152
  - 4-4 受動攻撃型不登校 …………………………… 齊藤万比古 157
  - 4-5 衝動型不登校 ………………………………… 齊藤万比古 161
  - 4-6 混合型不登校 ………………………………… 齊藤万比古 165
- 5 第4軸：不登校の経過の評価
  - 5-1 はじめに ……………………………………… 齊藤万比古 168
  - 5-2 不登校準備段階 ……………………………… 齊藤万比古 170
  - 5-3 不登校開始段階 ……………………………… 齊藤万比古 172
  - 5-4 ひきこもり段階 ……………………………… 齊藤万比古 175
  - 5-5 社会との再会段階 …………………………… 齊藤万比古 178
- 6 第5軸：環境の評価
  - 6-1 はじめに ……………………………………… 齊藤万比古 183
  - 6-2 不登校に関わる家族の問題 ………………… 笠原麻里 186
  - 6-3 児童虐待と不登校 …………………………… 笠原麻里 191
  - 6-4 不登校と学校の支持機能 …………………… 清田晃生 195
  - 6-5 仲間集団の問題 ……………………………… 清田晃生 200
- 7 不登校の評価における臨床検査
  - 7-1 身体的諸検査 ……………………… 飯山道郎，宮島 祐 206
  - 7-2 心理検査 ……………………………………… 佐藤至子 212

VI章 不登校の年代特異性

- 1 保育園・幼稚園生の不登園 …………… 水野智之，本城秀次 218
- 2 小学生の不登校 …………………………… 水野智之，本城秀次 223
- 3 中学生の不登校 …………………………………… 渡部京太 228
- 4 高校生の不登校 …………………………………… 水田一郎 234
- 5 青年期のひきこもり ……………………………… 井上洋一 241

VII章 不登校の医療的治療・援助

- 1 はじめに：多軸評価の不登校支援への適用 … 齊藤万比古 248
- 2 小児科プライマリケア医の対応 ………… 飯山道郎，星加明德 254
- 3 児童精神科における支持的対応 ………………… 齊藤万比古 262

	4	プレイセラピー ………………………………………… 佐藤至子	266
	5	力動的精神療法 ………………………………………… 生地　新	273
	6	認知行動療法 …………………………………………… 清田晃生	281
	7	集団療法	
		7-1　医療機関での実践 ………………………… 野村陽平, 青木省三	288
		7-2　NPOによる実践 …………………………… 山崎　透, 水島みゆき	294
	8	家族療法 ………………………………………………… 中村伸一	301
	9	薬物療法 ………………………………………………… 宇佐美政英	306
	10	入院治療 ………………………………………………… 小平雅基	315
	11	訪問診療・訪問指導 …………………………………… 近藤直司	323
	12	学生相談室での支援 …………………………………… 井上洋一	330
	13	他分野機関との連携 …………………………………… 田中康雄	336
Ⅷ章	不登校に対する医療以外の支援の場		
	1	はじめに ………………………………………………… 齊藤万比古	344
	2	適応指導教室 …………………………………………… 林　望美	346
	3	フリースクール ………………………………… 野村陽平, 青木省三	351
	4	情緒障害児短期治療施設 ……………………………… 犬塚峰子	356
	5	児童養護施設と児童自立支援施設 …………………… 犬塚峰子	360
Ⅸ章	不登校の長期経過 ……………………………………………… 齊藤万比古		366

あとがき ………………………………………………………………… 齊藤万比古　374

索引 ……………………………………………………………………………………… 376

執筆者（執筆順）

齊藤万比古（国立精神・神経センター国府台病院）
北村陽英（奈良教育大学学校保健研究室）
宮沢久江（山梨県立精神保健福祉センター）
近藤直司（山梨県立精神保健福祉センター／山梨県中央児童相談所）
宇佐美政英（国立精神・神経センター国府台病院）
小平雅基（国立精神・神経センター国府台病院）
山崎 透（静岡県立こころの医療センター）
飯山道郎（小児科いいやま医院）
星加明德（東京医科大学小児科）
渡部京太（国立精神・神経センター国府台病院）
水田一郎（神戸女学院大学）
田中康雄（北海道大学大学院教育学研究科附属子ども発達臨床研究センター）
内山登紀夫（大妻女子大学／よこはま発達クリニック）
笠原麻里（国立成育医療センター）
清田晃生（国立精神・神経センター精神保健研究所）
宮島 祐（東京医科大学小児科）
佐藤至子（国立精神・神経センター国府台病院）
水野智之（愛知県立心身障害児療育センター第二青い鳥学園）
本城秀次（名古屋大学発達心理精神科学教育研究センター）
井上洋一（大阪大学保健センター）
生地 新（北里大学大学院医療系研究科医療人間科学群）
野村陽平（川崎医科大学精神科学教室）
青木省三（川崎医科大学精神科学教室）
水島みゆき（特定非営利活動法人静岡こどものこころを支えるネットワーク）
中村伸一（中村心理療法研究室）
林 望美（国立精神・神経センター精神保健研究所）
犬塚峰子（東京都児童相談センター）

まえがき

　本書は医療現場における不登校の臨床的評価と治療・援助の実践のために役立つ指針およびその他の情報を，臨床家に提供することを目的に編まれたものである．主な読者としては子どもの心の診療に携わる小児科医や精神科医をはじめ，心理技術者，ソーシャルワーカー，看護師，作業療法士などの医療分野の臨床家を想定しているが，医療と連携して不登校の子どもの精神保健的健康度の評価や精神医学的診断を得ようとする教育，保健，児童福祉などの分野の実践家，さらには不登校状態にあるわが子の評価と治療・援助を医療に求めようとする親の指針となることをもめざしている．

　不登校は，わが国では長く独立した疾患概念のように扱われてきたが，実際には多様な要因が重なり合って不登校の発生に関与しており，現象的にも多彩な情緒と行動に関する症状を伴った非社会的行動の一種であることから，現在ではごく一般的な症状や現象として扱うほうが適切であるとする点で社会的な合意が得られている．しかし，一方で不登校という現象について理解しようとする際に忘れてならないことは，学校を非常に気にしながら家庭にとどまるという不登校中の生活がもたらす子どもへの影響には，学校や仲間集団に対する不安と怒りに満ちた回避傾向と，母親への接近および父親や同胞の回避という家族内人間関係の退行的変化など，共通性がかなり存在する点である．

　このような不登校の多彩な側面を要領よく整理し，子どもの支援に役立つ理解を得やすく工夫された臨床指針を今ほど必要としているときはないだろう．本書がめざすのは，医療関係者や他の分野の実践家のためのそのような次元の指針である．

　本書は大きく9つに分かれており，まえがきに続いて，Ⅰ章は不登校理論の歴史的変遷を解説し，Ⅱ章は本書における不登校概念の定義について検討する．

　Ⅲ章は不登校の発生率や不登校の現象的な特徴などを概観し，Ⅳ章では不登校の周辺的現象である家庭内暴力（子どもが親に振るう暴力という古典的な定

義による）と非行の不登校との関連などについて解説する．

　Ⅴ章は本書の最も特徴的な部分で，不登校の診断的な評価を，5種類の軸からなる多軸評価法という観点から解説している．この軸は第1軸が不登校の「背景（精神）疾患」の診断，第2軸が不登校の背景にある「発達障害」の診断，第3軸が不登校の「下位分類」の評価，第4軸が不登校の「経過」の評価，第5軸が不登校の子どもをとりまく「環境」の評価となっている．第3軸の不登校の下位分類は本書特有な分類に従ったもので，不登校を開始するに至る子どもの悪循環的な学校での適応戦略の特性に注目した下位分類である．このほかにⅤ章では，不登校評価に重要な資料を提供することができる身体的な検査や心理検査などの臨床検査についても解説している．

　Ⅵ章は不登校という現象年代に従って幼稚園から高校までの4段階に分け，それぞれの年代特異性について検討している．さらに，ここでは青年のひきこもりという現象について，不登校との対比という観点から検討を加えている．

　Ⅶ章は不登校の医療的な治療・援助について解説し，臨床適用の指針を示すことを目標としており，まずⅤ章で示した多軸評価が治療・援助の組み立てにどのように適用されるべきかについて検討したうえで，小児科と児童精神科における治療・援助技法について具体的に解説している．

　Ⅷ章は不登校に対する適応指導教室，民間のフリースクールなどの居場所，情緒障害児短期治療施設などの児童福祉機関など医療以外の分野における支援について解説している．

　Ⅸ章は不登校の長期経過について現在までに明らかになった点を示し，不登校の予後論的な展望を解説している．最後は本書のあとがきとなっている．

　不登校については児童精神医学領域の内外ですでに多くの書物が存在しており，いまさらの感もなきにしもあらずというところかとも思われる．しかし実際には，不登校に対する有効な理解と関与の指針を知らないまま手探りで悪戦苦闘する多くの臨床家・実践家，そしてさらに多くの不登校中の子ども本人と

親が存在しているのである．本書は，そのようなわが国の現状に点された，新たなそして確かな目印となる灯台たらんとしている．しかし本書は，多くの執筆者によるガイドブックであることから一部に執筆者間のニュアンスの相違がみえる部分もあろうかと思われる．その場合，多くは複数の記述の中間領域に比較的安全な航路が指し示されていると理解することを，読者には推奨したい．

2007年1月

編集
国立精神・神経センター国府台病院
齊藤万比古

I章

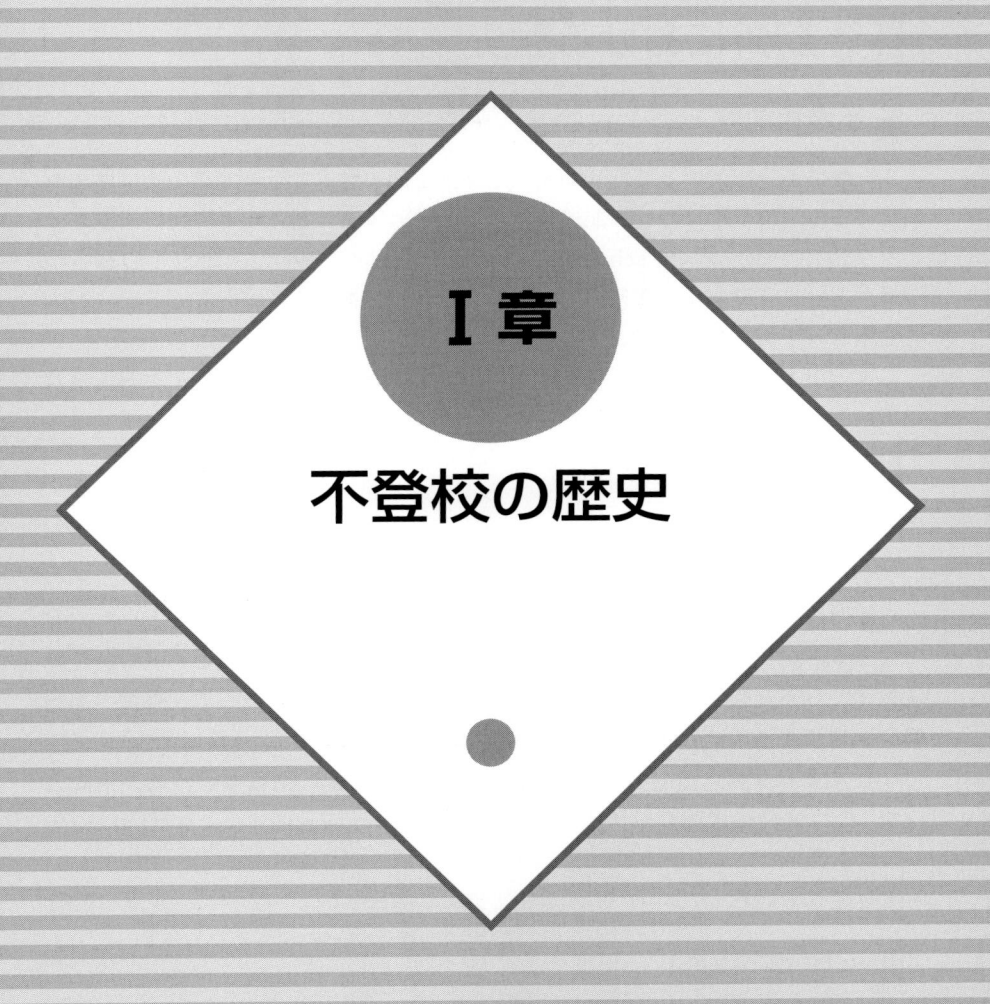

不登校の歴史

1 海外における歴史

不登校前史

 一概に不登校といっても，幼児・児童・生徒・学生によってその姿はさまざまである．不登校について記述された文献は，筆者の知る限りでは，米国アイオワ州のTreynor[12]のschoolsickness（学校病）についての1929年の報告が最も古いようである．報告の中でいくつかの症例を短く紹介しているが，どの症例をみても神経症的で，不登校である．次いで1932年に米国のBroadwin[1]によってtruancy（怠学）の概念のもとで報告がされている．怠学と表現されているが，非行行為とは関係のない，ひきこもりの不登校が紹介されている．

school phobiaの提唱

 その後，米国で次々と多くの報告がされるようになり，また不登校の心理機制からさまざまな表現が使われるようになった．1941年にJohnson[7]らは不登校症例に詳細な検討を加え，その発症要因として，児童の急性不安と同時に存在する母親の不安，および母子間の依存関係を指摘し，不登校を神経症的な障害ととらえ，怠学（非行）と区別してschool phobiaすなわち学校恐怖の用語を提唱した．多くの報告が米国を中心にTalbot[11]，Coolidgeら[2]，Eisenberg[3]などによりされ，その心理機制は母子間の分離不安にあるというのが通説となった．当時の米国の児童精神科の状況として，Eisenbergによれば，1940年代から1950年代にかけて，不登校（学校恐怖症）で受診する例が急増していると述べている．

school refusal

 しかし，1945年にKlein[8]はreluctance to go to school（学校嫌い）を，1948年にWarren[15]はrefusal to go to school（学校逃避，登校拒否）を報告し，不登校症例のすべてが母子分離不安だけでは説明がつかないことをうかがわせている．英国において，Hersov[4]は1960年にpersistent non-attendance at school（長期欠席）のなかにschool refusal（学校逃避）[5]があると指摘した．

school dropout

　これらの報告の対象は10歳代前半までの児童生徒に関するものであったが，さらに，1961年に大学生についてWalters[14]はstudent apathy（スチューデント・アパシー）を，1967年にNicoli[9]はHarvard dropout（学校脱落，無気力不登校）を報告した．

　ここにおいて教育のすべての段階，すなわち幼稚園から大学までにおいて，また心理機制も幼児や児童の母子分離不安だけではなく青年期の逃避傾向や無気力など，それぞれの発達段階で異なる傾向がみられ，どの発達段階においてもその時期特有の不登校現象がありうることが明らかになってきた．

　表1にPsychological Abstract（1972–82）[13]と同Abstract（2003–04）およ

表1　国別不登校英文報告数

国名	1972～82の報告数	2003～04の報告数
米国	50	166
英国	16	16
ドイツ（含旧東）	4	2
オーストラリア		16
カナダ	3	11
ニュージーランド	1	6
イスラエル		4
日本		4
南アフリカ連邦		3
ノルウェー	1	2
香港		2
スウェーデン		2
フィンランド	1	1
アイスランド		1
フランス	1	1
オランダ		1
インド	1	1
コロンビア		1
ブラジル		1
ナイジェリア		1
ユーゴスラビア	2	
スイス	1	
アルゼンチン	1	
計	82	242

（佐藤正道，2005[10]）

び ERIC（2003-04）[10]に掲載された不登校関連の英文報告数を国別に示した．30 年前と比べて近年は報告数が多くなっており，依然として米国からの報告数がきわめて多い．近年の英文による不登校研究の国別報告数は，米国が 74％，英国とオーストラリアが各 7％，カナダ 5％，ニュージーランド 3％，イスラエルと日本が各 2％くらいであり，米国の報告はその 37％が school dropout である．英文以外の報告も考慮すると，おおむね不登校が医学文献に多く出てくるのは，工業先進国や急速に工業化を進め高学歴志向になっている国々であり，開発途上国や社会福祉が充実している国からはあまり出ていない．2004 年の第 16 回国際児童青年精神医学会（IACAPAP, Berlin）での不登校関連の発表国と発表数は，school dropout についてロシア，ブラジル，エジプトが，school phobia についてイタリアが，student apathy について日本が，各 1 件ずつであった[6]．

　アジアにおいては，表 1 に示すようにインドから，また近年に香港から少ないが英文の報告があり，フィリピンでは都市部で近年不登校が増加しているが，農村部では増加はみられないという[13]．また，韓国においては増加していることが予想される[6]．

文献

1) Broadwin IT. A contribution to the study of truancy. Am J Orthopsychiat 1932 ; 2 : 253-259.
2) Coolidge JC, Hahn PB, Peck AL. School phobia : Neurotic crisis or way of life : School phobia workshop 1955. Am J Orthopsychiat 1957 ; 27 : 296-306.
3) Eisenberg L. School phobia : A study in the communication of anxiety. Am J Psychiat 1958 ; 114 : 712-718.
4) Hersov LA. Persistent non-attendance at school. J Child Psychol Psychiatry 1960 ; 1 : 130-136.
5) Hersov LA. Refusal to go to school. J Child Psychol Psychiatry 1960 ; 1 : 137-147.
6) IACAPAP. 16th World Congress of the IACAPAP. abstracts. Berlin : 2004.
7) Johnson AM, Falstein EI, Szureck SA, et al. School phobia. Am J Orthopsychiat 1941 ; 11 : 702-708.
8) Klein E. The reluctance to go to school. In : Psychoanalytic Study of Child 1. International New York. Universities Press ; 1945. p. 263-279.
9) Nicoli JAM. Harvard dropouts : Some psychiatric findings. Am J Psychiat 1967 ; 124 : 651-658.
10) 佐藤正道．2003 年の世界の不登校研究の概観— Psychological abstracts の文献から，及び 2004 年．鳴門生徒指導研究 2004：第 14 号：74-109．2005；第 15 号：53-101．
11) Talbot M. Panic in school phobia : School phobia workshop 1955. Am J Orthopsychiat 1957

; 27 : 286-295.
12) Treynor JV. Schoolsickness. J Iowa State Medical Society 1929 ; 19 : 451-453.
13) 若林慎一郎. 社会病理としての登校拒否―学校に行けない子供たち. 現代のエスプリ 1988 ; 250 : 36-48.
14) Walters PA Jr. Student apathy. In : Blaine GB Jr & McArthur CC, editors. Emotional Problems of the Student. New York : Appleton-Century-Crofts ; 1961.
石井完一郎, 岨中達, 藤井虔監訳. 学生の情緒問題. 東京：文光堂；1971.
15) Warren W. Acute neurotic break down in children with refusal to go to school. Arch Dis Childhood 1948 ; 23 : 266-272.

［北村　陽英］

2 わが国における歴史

戦前の不登校

1872年（明治5年）の学制に始まる近代学校義務教育制度ができ，就学率が上がるにつれて，「登校しぶり」や「学校嫌い」はあったものと推測されるが，相談機関もなく，過去の記録は見当たらない．小説家の自伝や古老から時々そのようなことを思わせる話を聞くことがある．しかし確かなことはわかっていない．

戦後の不登校

◆学校恐怖症の時代

1947年（昭和22年）12月12日に児童福祉法が公布され，それに伴って児童相談所が全国に設置され，児童の相談が受けつけられるようになった．わが国では，1957年から各県の中央児童相談所で「学校を嫌がる児」の相談事例記録がみられるようになり[10]，1959年に長期欠席児童について本格的な精神医学的実態調査が報告された[11]．1960年に鷲見ら[18]による不登校の研究が報

告されてから，玉井ら[13]，山崎[20]，高木ら[12]，山本[19]などの多数の報告がされるようになった．

当時の報告は，不登校の成因について分離不安にその原因を求めたり，強迫的性格における対人関係の失敗に求めたり，自己評価と自己像の発展の障害ととらえたり，人格の未熟さないし偏りの重篤さにその問題を求める立場などがあった．いずれの報告も「学校恐怖症」の用語を用いており，これはJohnsonら米国の報告の影響を受けたものと思われる．

当時のわが国で，不登校の相談を受ける立場にある主な相談機関は，教育研究所相談部，児童相談所，病院の精神科児童部門，保健所精神衛生相談部などであった．これらの各相談機関の立場の違いと相談対象になる不登校児童生徒の層と質の違いによって，不登校概念のとらえ方，定義や典型例の分類の仕方は相当に異なっていた．

◆ 不登校，学校逃避，登校拒否，無気力不登校の時代

1965年に某大学医学部精神科で思春期青年期外来が開設され[14]，1966年4月開催の第63回日本精神神経学会総会（東京）で分科会「思春期心性と精神障害」がもたれ，長岡らにより「思春期精神障害と不登校」が報告された[3]．また，1968年に第9回日本児童精神医学会総会（大阪）でのシンポジウム「思春期心性とその病理」で，清水により「高校不登校生における危機的状況」が報告された[9]．このころから以降に，各大学医学部精神科児童部門で，あるいは児童部門から独立して思春期青年期が治療対象にされるようになり，小学校高学年から中学生，高校生時には大学生の不登校について議論される機会が多くなった．その結果，それまでの学校恐怖症では説明のつかない思春期や青年期の事例が報告されるようになった．

1930年ごろから今日までにみられる英語圏の諸報告と，病院精神科での児童期思春期青年期診療の治療経験[15]と学校教育現場での相談活動[4,5]の経験をもとにして，筆者らは，学校を比較的長期にわたって欠席する児童生徒（広義の長期欠席）を，欠席理由別に分けた．表2に示すように，まず，病気，家庭の事情などの理由で欠席している児童生徒を狭義の長期欠席児童生徒とし，その他に非行化の途上で学校を欠席している児童生徒を怠学（truancy）とした．さらに広義の長期欠席児童生徒から，このような意味での狭義の長期欠席児童

表2 長期欠席児童生徒の分類

欠席の種類	欠席理由・類型
狭義の長期欠席	病気，家庭の事情，その他
怠学	非行化の途上で欠席
不登校	学校恐怖 学校逃避・登校拒否 無気力不登校

生徒と怠学児童生徒を除いた欠席児童生徒を不登校（non attendance at school）[1]とよぶことにした．不登校の分類をすると，おおまかに次のように三類型に分類されうる．もちろん，不登校と非行や精神障害とを経過をみているうちに峻別できなくなる，あるいは合併している例も少なからず認められる．

1．学校恐怖（school phobia）

学校へ行かねばならないという気持ちはあるが，養育者・家庭から離れること自体が不安なため，そのような分離不安の延長として，いざ登校しようとすると不安になり，学校に行けないものである．学校に限らず，一人では見知らぬ土地だけでなく親戚の家へ行くことすら不安がることが多い．時に，登校前に原因不明の高熱を出す例もある．保育所・幼稚園児と小学生によくみられるが，まれならず中学生にもみられる．従来，学校恐怖症とよばれていたものに相当する．

2．登校拒否・学校逃避（school refusal）

本人なりの何らかの理由をあげて，登校することに対して拒否的・逃避的な態度を持ち続けるもの．家庭から離れることに不安はなく一人で外国へ行くこともあるが，当該の学校場面では不安・緊張感が強い．内心では，学校のこと，学業成績，進学などについて非常に気にしており，登校していないことにこだわっているので，それを他者から指摘されたりすると，いたたまれなくなって容易に家庭内暴力や自傷などの行為化を生じる．原則として非行には走らない．登校拒否とか学校逃避[2]とよばれているものに相当する．

3．無気力不登校（school dropout）

明確な理由も言わずに学校へ行かず，学校生活に意義と目的を見いだせず，学校へ関心がもてず，登校への意欲がなく，そんな自分自身にこだわることも

なく，いつとはなしに学校へ行かなくなっているもの．かといって，非行に走るわけでもなく，将来について考えることもなく，無為に日々を送っている．統合失調症の破瓜病型の症状もみられない．もちろん家庭から離れることに不安はないが，登校せずに下宿などでごろごろしていて，学校の在籍期間が迫ってきたため，心配した保護者が連れて帰ると，家から離れる気持ちもない．問いかけても生返事ばかりである．そのような状態が20歳半ばを過ぎても続いている．学校脱落とか無気力不登校とでも表現されるものである[16]．

無気力不登校は大学生に多くみられ，student apathy[17]と共通するところがある．高校生にも多く，時に中学生にもみられる．米国だけでなく，わが国においても無気力不登校は急速に増えつつある．

◆ 公的統計（学校基本調査報告書）にみる不登校の推移

文部省は1952年から不登校統計を，中断した時期もあったが公表している．当初は学校嫌いと表現していたが，1990年すぎごろから登校拒否，さらに近年は不登校と名称を改めている．文部省のいう学校嫌い・登校拒否・不登校と精神科医がいう不登校の概念とはほぼ一致していると考えてよいと思われる．

文部省（現文部科学省）報告によると[6,7]，図1に示すように，過去30年間に不登校児童生徒は増加し，とくに中学生の増加が著しい．高校生の不登校については長らく調査がされなかったが，2004年度について初めて全国の国公私立高校について調査がされ[8]，高校生の不登校は在校生の1.8％と中学生と似たような出現率であった．

1950年代から1970年代中ごろにかけて小学校・中学校共に不登校は一時的に減少している．この間は，高等学校進学率が50％から90％を超えるまで増加したときであり，一方では青年の自殺率が世界に類をみないくらいに増加したときでもある．また精神科医にとっては忘れられない赤面恐怖症や「あがり」を訴えてくる思春期青年期の青少年が急速に減少した時期である．その後に，これらと入れ替わるように不登校や摂食障害が増加してきた．これらの現象は戦後60年あまりの間に児童期・思春期・青年期の精神構造の変化を暗示しているように思われるが，ここではこれ以上述べることは避けたい．

近年の文部科学省統計において一つ指摘しておきたいのは，不登校に陥る直接のきっかけとして13項目があげられているうちで「極度の不安や緊張，無

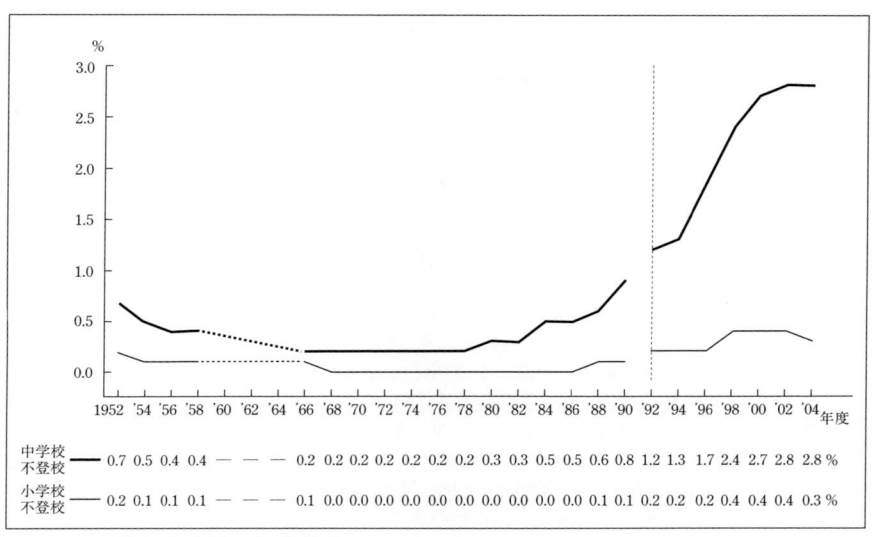

図1　不登校児童生徒の年次推移

1952～1958年：長期欠席児童生徒調査．文部省，1958[6]．
1966～2004年：学校基本調査報告書．文部省・文部科学省，1966-2006[7]．
1990年までは年間50日以上欠席
1991年以降は年間30日以上欠席
％：在籍児童生徒数に対する不登校児童生徒数の割合（百分率）．

気力等で他に特に直接のきっかけとなるような事柄が見当たらない」が最も多いことである．ここにおいても無気力が不登校のきっかけとしてあげられており，高校不登校においてとくにその傾向が強い．

文献

1) Hersov LA. Persistent non-attendance at school. J Child Psychol Psychiatry 1960 ; 1 : 130-136.
2) Hersov LA. Refusal to go to school. J Child Psychol Psychiatry 1960 ; 1 : 137-147.
3) 堀要（司会）．思春期心性と精神障害．精神経誌 1966；68：184.
4) 北村陽英．中学生の精神保健．東京：日本評論社；1991.
5) 北村栄一，北村陽英，西口俊樹ほか．一公立中学校における過去15年間の不登校の実態．児精医誌 1983：24：322-336.
6) 文部省．長期欠席児童生徒調査．1958.
7) 文部省．学校基本調査報告書．1966-2006.

8) 文部科学省．生徒指導上の諸問題の現状について（概要）．http://www.mext.go.jp/bhoudou/17/09/05092704.htm 2005.
9) 清水将之．精神医学の領域で，思春期はどのように扱われてきたか．辻悟，編．思春期精神医学．東京：金原出版；1972. p.6-12.
10) 高木隆郎．登校拒否の心理と病理．内山喜久雄，編．登校拒否．東京：金剛出版；1983. p.11-58.
11) 高木隆郎，川端利彦，田村貞房ほか．長欠児の精神医学的実態調査．精神医学 1959；1：403-406.
12) 高木隆郎，川端つね，藤沢淳子ほか．学校恐怖症の典型像(1)．児精医誌 1965；6：146-156.
13) 玉井収介，湯原昭，山崎道子ほか．いわゆる学校恐怖症に関する研究．精神衛生研究 1964；13：41-85.
14) 辻悟，編．思春期精神医学．東京：金原出版；1972.
15) 和田慶治．不登校．辻悟，編．思春期精神医学．東京：金原出版；1972. p.103-114.
16) 和田慶治．無気力不登校の特徴と背景．少年補導 1979；24(6)：20-26.
17) Walters PA Jr. Student apathy. In : Blaine GB Jr & McArthur CC, editors. Emotional Problems of the Student. New York : Appleton-Century-Crofts；1961.
石井完一郎，岨中達，藤井虔監訳．学生の情緒問題．東京：文光堂；1971.
18) 鷲見たえ子，玉井収介，小林育子．学校恐怖症の研究．精神衛生研究 1960；8：27-56.
19) 山本由子．いわゆる学校恐怖症の成因について．精神経誌 1964；66：558-583.
20) 山崎道子．学校恐怖症児に対する早期の働きかけの意義とその方法．精神衛生研究 1970；18：71-86.

［北村　陽英］

II章

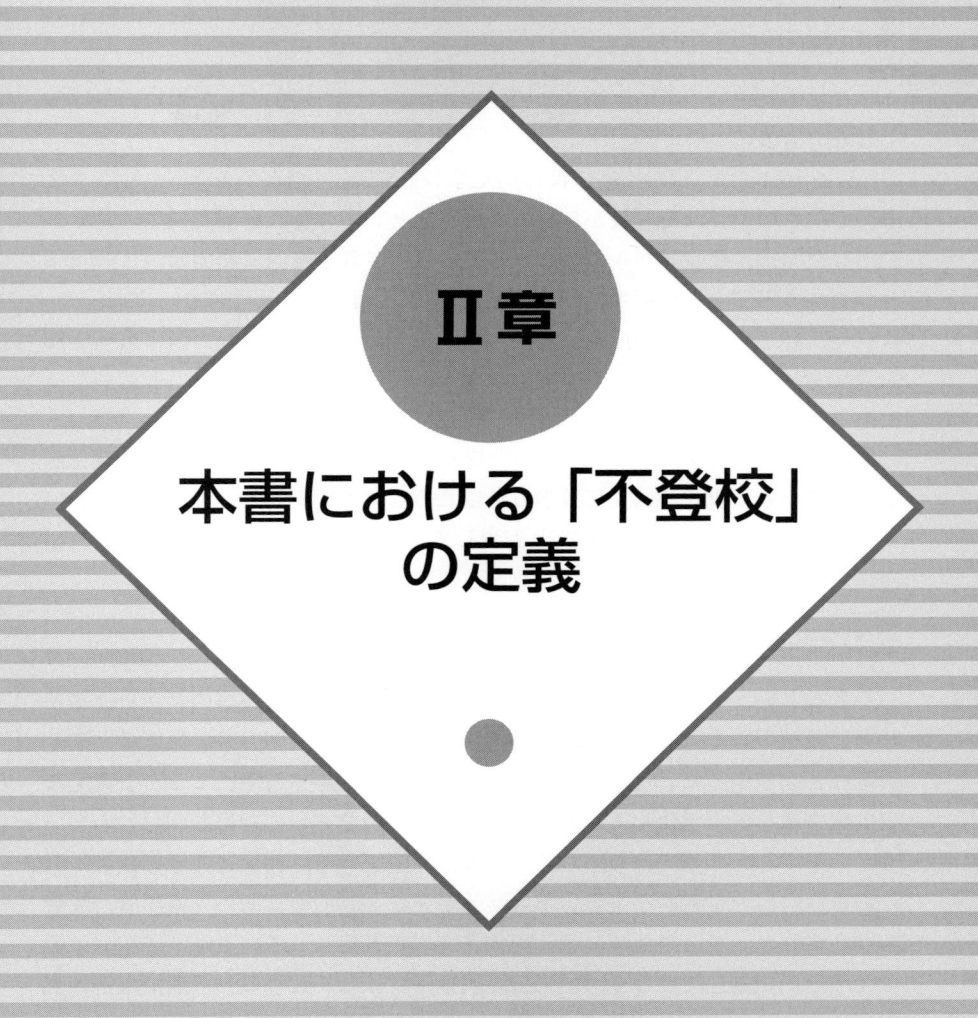

本書における「不登校」の定義

定義の変遷

不登校の歴史はⅠ章で解説されているので，ここでは主として本書における不登校の定義について検討する．

Johnsonによって1941年に世に出た学校恐怖症（school phobia）という疾患概念は，提唱された直後からその疾患概念としての意義を疑問視する意見が続出した結果，症状レベルの概念として一般化される方向に展開し，この現象を表現する用語も登校拒否（school refusal）が汎用されるようになっていった．こうした論争史を追いかけるように，1950年の後半になってわが国にも「学校恐怖症」の概念が紹介されたが，その後1960年代の初期から30年ほどにわたって，この現象は主として「登校拒否」という用語で表現されてきた．しかし，1990年代に入るとわが国では，「不登校」という用語の使用を推奨する意見が広まっていき，現在では文部科学省をはじめとする関係者も，学校へ行かないという行為もしくは状態を漠然と表現しているとしか感じられない「不登校」を，登校拒否に替わる標準的な用語として用いている．

定義の現状

不登校という用語は，学校もしくは登校をめぐる激しい葛藤の存在を前提とした登校拒否概念に縛られずに，非行や怠学としての欠席，経済状態やネグレクトなど家族要因による登校不能状態である欠席，身体疾患によるやむをえない欠席などを広く包含しようとする積極的な意図をもって採用されたのかというと，必ずしもそうではないらしい．森田[5]のように，教育社会学の観点からこのような広い包括的な定義を使い勝手が良いとして積極的に支持する研究者も存在するが，専門家とユーザーの両者で現在汎用されている「不登校」はそのような広い概念ではなく，従来の登校拒否とほぼ一致する枠組みで理解されているようである．たとえば文部科学省の「学校基本調査」および「児童生徒の問題行動等生徒指導上の諸問題に関する調査」では，不登校を「何らかの心理的，情緒的，身体的あるいは社会的要因・背景により，登校しないあるいはしたくともできない状況にあるため年間30日以上欠席した者のうち，病気や経済的な理由による者を除いたもの」と定義して調査基準としている[4]．この定義は，何らかの心理的・情緒的な要因の存在，すなわち登校をめぐる強い葛

藤の存在に特徴づけられた欠席状態を定義の中心に据えており，まさに登校拒否概念の延長線上におかれた定義であることがわかる．

医療の立場としての定義

　以上のような定義をめぐる歴史と現状を理解したうえで，本書では登校拒否概念を継承した葛藤の強い欠席状態に限定して，不登校概念を定義しておきたい．医療の立場としては，不登校概念をあくまで医療的治療・援助を必要としている子どもに限定して適応するという姿勢を保持するほうが現実的だからである．その際留意しておくべきは，登校をめぐって葛藤的であるということが，不安や抑うつをはじめとする葛藤に伴う症候を明瞭に示している状態だけを必ずしも意味していないということである．葛藤が活性化させる無意識的で自動的な心理的防衛機制は，しばしば葛藤の存在を本人（意識）と他者の目から隠蔽することに成功するからである．このことに評価者が自覚的であれば，葛藤量が登校をめぐる家族や学校の姿勢と相関することを念頭において不登校中の子どもの「明るくこだわりのない生活ぶり（登校を強いれば葛藤はすぐに顕在化する）」を評価できるし，自立性を脅かされることへの怒りが徹底した自己否定的不従順（叱咤激励すればするほど動かなくなる）を引き起こすことも理解できるのである．そのような視点がないと，これらの状態像は容易に「怠け」と評価されてしまう．

　文部科学省が採用した定義の意義の一つは「年間30日以上の欠席」という数字上の指針を明確にした点にある．これは平成2年（1990年）までは年間50日という欠席日数を判断のカットオフ・ポイントとしていたものを，年間30日に引き下げることでより広範に不登校を定義したという意義がある．しかし，30日以上という基準はあくまで恣意的なものにすぎず，臨床的には日数よりは欠席状態の様態を判断の指標とすべきであるが，さまざまな不登校に関する調査等ではこの「30日以上」という基準は使い勝手が良い定義であることも事実といえよう．

　定義をめぐる議論で欠かすことのできない既存の定義に英国のBerg[3]のものがある．もちろんそれは登校拒否という用語の定義として作成されたものであるが，非常に簡潔なその定義は不登校の定義としても十分に使用可能である．Bergは，①たいていは遷延化した欠席状態に至るほど深刻な登校の困難さを

表1　本書における不登校の定義

学校に参加することに恐れや拒否感，あるいは怒りとともに強い罪悪感をもち，家庭にひきこもる生活は総じて葛藤的であるといった状態像を伴う長期欠席を不登校とする．非行との関連が深い「怠学」は原則として不登校には含めないが，その鑑別には慎重でなければならない．欠席日数については必要条件とはしないが，「年間 30 日以上」の欠席とした文部科学省の基準を参考値としておく．

示している，②登校を予測した際に深刻な情緒的混乱（過剰な恐怖，はなはだしい癇癪，苦悩，器質因のない身体的愁訴など）を生じる，③登校すべき時間に親も承知のうえで家庭にとどまっている，④盗み，うそ，放浪，破壊行動などの深刻な反社会性障害が存在しない，という 4 条件をすべて満たすものを登校拒否とすると定義している．①②が現象としての登校拒否を明示し，③は怠学との鑑別点を示したもので，親の承認のもとで家にとどまっていることを条件とし，④は非行行動が主であるものを除外する項目となっている．

Berg のこの定義を意識して，本書では不登校の定義を**表1**のように定めた．「学校に参加することに恐れや拒否感とともに強い罪悪感をもち，家庭にひきこもる生活は総じて葛藤的である」ことを長期欠席に伴う必須の状態像として定義の中心におくとともに，この「葛藤的である」ことが時に見えにくいことがあり，怠学（怠け）との鑑別が微妙なものとなることに注意を喚起している．この定義では精神病性疾患について規定していないが，もし統合失調症の症状に影響された長期欠席であるなら，当然不登校という観点からとらえるべきではない．しかし，精神病性疾患の初期には長期欠席だけが前景に立ち，不登校というとらえ方をされていることもまれならず存在するため，不登校の枠内に精神病性疾患の子どもが含まれている可能性を加味した枠組みとした．また，発達障害各疾患についての規定も行っていないのは，発達障害の子どもにおける長期欠席も不登校ととらえるべきであると本書は考えているからである．長期欠席の日数の規定については文部科学省の定義を参考として付加した．

最後に，不登校は疾患概念ではなく，「さまざまな精神力動を背景として発現してくる一般的な症状」という Atkinson ら[1,2] の指摘を示すことで，本書では不登校をあくまで現象ないし症状の概念として用いていることを強調しておきたい．

文献

1) Atkinson L, Quarrington B. School Refusal:The heterogeneity of a concept. Am J Orthopsychiatry 1985 ; 55 : 83-101.
2) Atkinson L, Quarrington B, Cyr JJ, et al. Differential classification in school refusal. Br J Psychiatry 1989 ; 155 : 191-195.
3) Berg I. School refusal in early adolescence. In : Hersov L, Berg I, editors. Out of School. Chichester : John Wiley & Sons ; 1980. p. 231-249.
4) 文部科学省．平成 16 年度児童生徒の問題行動等生徒指導上の諸問題に関する調査．2006．(web 上に公開：http://www.mext.go.jp/b_menu/houdou/17/09/05092704.htm)
5) 森田洋司．「不登校」現象の社会学．東京：学文社；1991.

［齊藤 万比古］

Ⅲ章

わが国における不登校の現状とその意義

不登校の現状

◆ 小中学生の不登校

　現在，わが国において最も一般的な子どもの非社会的問題行動の一つが不登校であるという点について，異議を唱える者はいないであろう．文部科学省の発表によれば不登校が小学生の約0.3％，中学生の約3％に生じているというこの5年ほどの現状は，年間欠席が30日以上という基準で集計を始めた1991年と比べても小学生で2倍，中学生で3倍近くという不登校発現率であり，その増加ぶりには目を見張るものがある．図1は1980年（昭和55年）から2005年（平成17年）の小中学生における不登校率の変化を示すグラフである．この文部科学省による調査は1991年に不登校の欠席期間による判定基準を「年間50日以上」から「年間30日以上」へと修正しているが，それでもこのグラフからは不登校の右肩上がりの増加ぶりがよく見てとれる．とくに，1990年ごろからの増加率の急激な上昇がグラフの傾斜の変化によってはっきりと示されている．

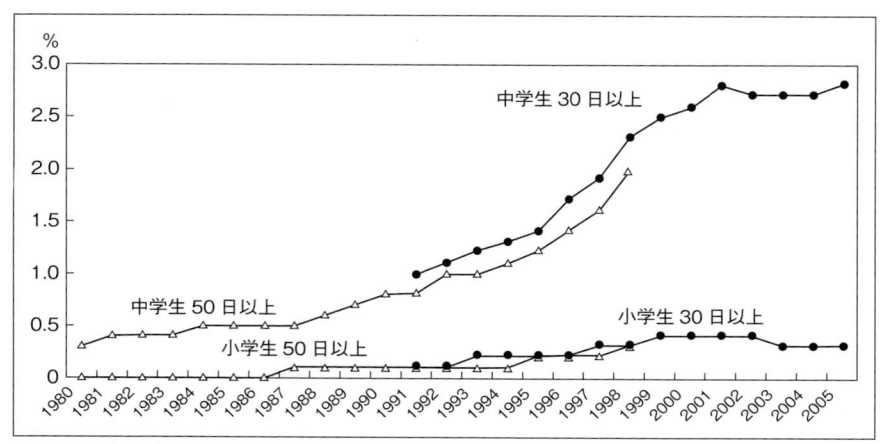

図1　小中学生の不登校率の推移
（文部科学省「児童生徒の問題行動等生徒指導上の諸問題に関する調査」資料より作成）

◆ 不登校の発現しやすい学年

不登校はどの学年で多く発現するのかという点に関しては，義務教育期間に限局してみるなら，10歳すぎからその発現が増加していき，中学生で発現数の頂点を迎えるということが以前から指摘されてきた．文部科学省「平成16年度児童生徒の問題行動等生徒指導上の諸問題に関する調査」[1] の結果をみると，図2のように小学生の間は学年につれて不登校児の数は漸増していくが，中1になると小6の3倍近くの生徒が不登校を示すようになり，中2でさらに大きく増加し，中2から中3にかけては漸増という増加曲線を描いており，不登校が中学生を中心に出現する現象であることが理解できる．

◆ 高校生の不登校

高校生の不登校について，文部科学省の同じ調査の結果をみると，2004年（平成16年）における全国の長欠高校生は110,287名で，この年の全高校生の2.97%にあたる．この長欠高校生全体から経済的理由や病気による欠席を除いた，文

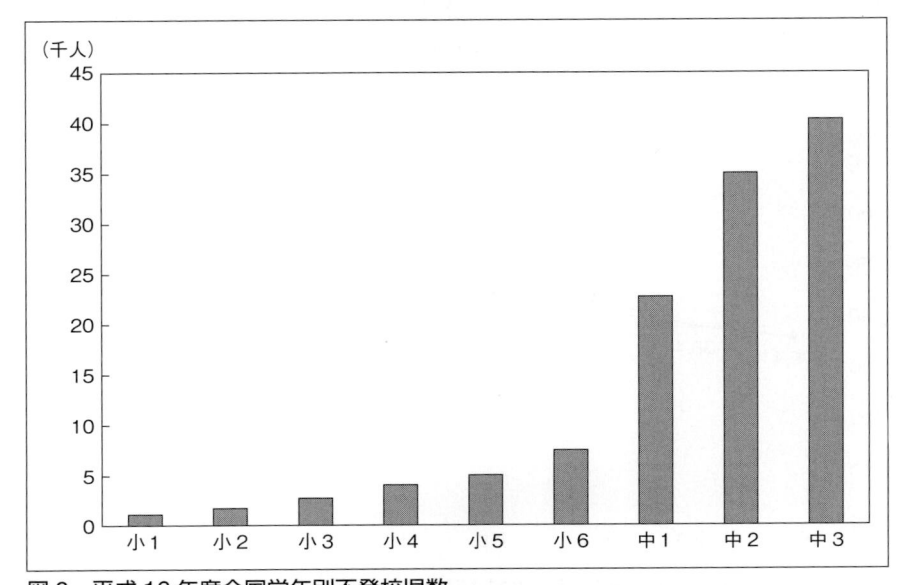

図2　平成16年度全国学年別不登校児数
（文部科学省「平成16年度児童生徒の問題行動等生徒指導上の諸問題に関する調査」資料より作成）

部科学省の定義による不登校生徒は 67,500 人，全高校生の 1.82％であった．ちなみに，同じ年の小学生の不登校率は 0.32％，中学生は 2.73％であり，小学生，高校生，中学生の順に不登校率は上昇する傾向にある．一方，平成 16 年の全国高校における中途退学者は 77,897 人であり，中途退学率は 2.1％である．この中途退学者のうち不登校であった者は 24,725 人となり，中途退学者全体の 31.74％を占めている．さらに，不登校生徒のなかでの中途退学率は 36.6％に及ぶのに対し，不登校生徒を除いた高校生の中途退学率は 1.46％にすぎないことから，高校生に不登校が発現した場合には，その約三分の一という高い確率で中途退学に結びついてしまうことがわかる．

◆ 不登校の前年からの継続

不登校の持続期間についての信頼できる統計調査はみられないが，文部科学省の「平成 16 年度児童生徒の問題行動等生徒指導上の諸問題に関する調査」[1]のなかに不登校児童・生徒における前年からの不登校の継続に関する集計が掲載されている．前年からの継続率が高くなるということは平均不登校継続期間が長くなることとほぼ同じ意味ととらえることができる．図 3 は平成 16 年度の小中学生の不登校における前年から不登校が継続していた者の比率を学年ご

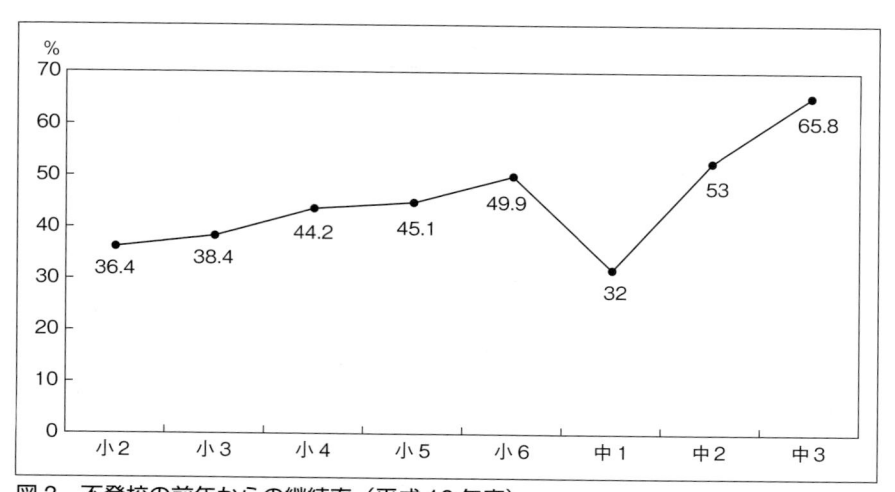

図 3 不登校の前年からの継続率（平成 16 年度）
（文部科学省「平成 16 年度児童生徒の問題行動等生徒指導上の諸問題に関する調査」資料より作成）

とに示したグラフである．小2の36.4%に始まり小6の49.9%まで徐々に継続率が増えていくことから，小学生の間は学年が上がるにつれて不登校継続期間が徐々に長くなる傾向を示しており，小6ではついに不登校児の約半数が前年度から継続した不登校となっている．

中1で前年からの継続率は32%に落ち込んでいるが，これは小6の後半から中学校入学にかけての時期が，不登校から離れ学校に復帰するという現象が比較的多く生じる，いわば学校復帰への上昇気流が強く吹いているときであることを示唆している．そのため，急激に発現数が増加する中1の不登校生徒は，その実に三分の二が中1で新規に不登校となった生徒ということになる．ところが，中2以降は再び前年から不登校の継続している者が半数を超え，中3では65.8%という高い割合にまで増加しており，中学生の不登校は小学生より長期化しやすいようである．

同じように高校年代の不登校について以前からの継続率をみると，図4に示した高校での不登校生徒のうち中学生年代で不登校であった者の割合が参考資料となる．図4のように中学生で不登校だった高校不登校生徒の割合は不登校全体の17.4%であり，中学生の不登校継続率に比べ大まかではあるがかなり少ないことがわかる．これは中学校年代の不登校から立ち直って高校では不登校とならずに過ごしている高校生が多いことを意味している可能性とともに，中

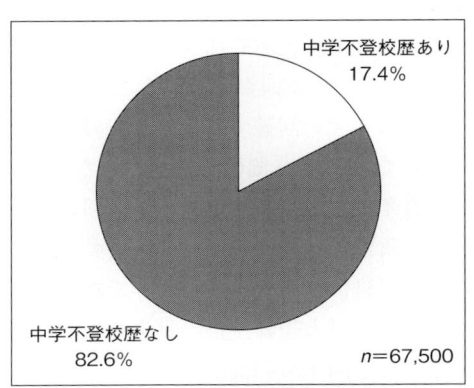

図4 平成16年度全国高校不登校生徒の中学校における不登校経験

（文部科学省「平成16年度児童生徒の問題行動等生徒指導上の諸問題に関する調査」資料より作成）

学での不登校経験者が高校進学に苦闘し，正規の高校を利用できずにいる若者が少なからず存在している可能性も意識しておかねばならない．高校年代での不登校による中途退学者と，高校進学をスムーズに果たせなかった若者の存在は，ともに青年の社会的ひきこもりとの関連からも注目すべきである．

不登校の現状が意味するものとは何か

　以上で示してきたような近年における不登校出現の急激な増加にはさまざまな要因が関与しており，決して一つの原因論だけで説明できるものではない．よくいわれるような学校の問題や家族の問題も，当然ながら不登校発現の推進要因として大切である．たとえば現在注目されている「いじめ」問題のように，学校が子どもに多様なストレスを与える場であることはいうまでもない．今も昔も，学校は支持的であるとともに抑圧的でもあるという矛盾を必然的にもっているのである．その一方で，家庭もまた子どもを生み育む場であるとともに，しばしば親の事情などによって子どもを攻撃し踏みにじる場になってしまうことは，今に始まったこととはいえない．近年におけるネグレクトをはじめとする児童虐待の増加は不登校増加の一角を支える重要な要因となっていることを忘れてはならない．

　しかしながら，子どもを支える機能が弱化しているから子どもは不登校になりやすくなったということだけに，その増加の原因をみようとするのはあまりに片手落ちであり，またいくぶん被虐的にすぎるように感じられる．子どもを「不登校に追いつめる」ストレス要因が増加したという側面だけではなく，子どもにとってそのストレス要因を回避する策としての不登校があり，その「不登校を選択しやすくなった」という側面を無視できないのではないだろうか．どの時代にも子どもや青年が選択しやすいストレス回避法があって，ある時代にはそれは他者へ向かう攻撃性（校内暴力，政治運動など）であり，別の時代には自己へ向かう攻撃性（自傷行為，自殺など）であり，そしてまたある時代には対人的自己意識の過剰（対人恐怖，自己臭恐怖など）であった．そして現在は，それが社会的な上昇志向からの脱落と家庭へのひきこもりを構成要素とする不登校なのではないだろうか．

　この不登校というストレス回避法は言い換えれば「棚上げにする」という方法である．いずれは，このストレスに対する対処法を獲得しなければ生きてい

けないのであるが，今は向かい合えそうもないから，やりなおしができるときまで不登校という繭をかぶっていようというわけである．このストレス回避法の優れたところは，自分の存在価値と能力を完全に否定することからさしあたり防衛できる猶予期間を得るという点にある．この猶予期間の間に少しずつではあるが，同じストレスと今一度向かい合う能力を高めていくことができる，すなわちやりなおしができるときまで猶予されるというポジティブな意義が不登校のもつもう一つの側面ではないだろうか．

　不登校の子どもを受容し支え，彼らの心の発達と社会性の展開を援助しようとする治療・援助者は不登校のこの2つの側面をともに意識し，しかも一方に偏りすぎないバランス感覚を求められている．加えて，不登校から社会との再会へと展開していくまでの長い経過を冷静で，かつ暖かい，子どもの伴走者となり，子どもの不登校に傷ついた親の支援者となり，そして学校との穏やかな連携対象となるという難しい役割を求められているのである．

文献

1) 文部科学省．平成16年度児童生徒の問題行動等生徒指導上の諸問題に関する調査．2006.（web上に公開：http://www.mext.go.jp/b_menu/houdou/17/09/05092704.htm）

〔齊藤 万比古〕

IV章

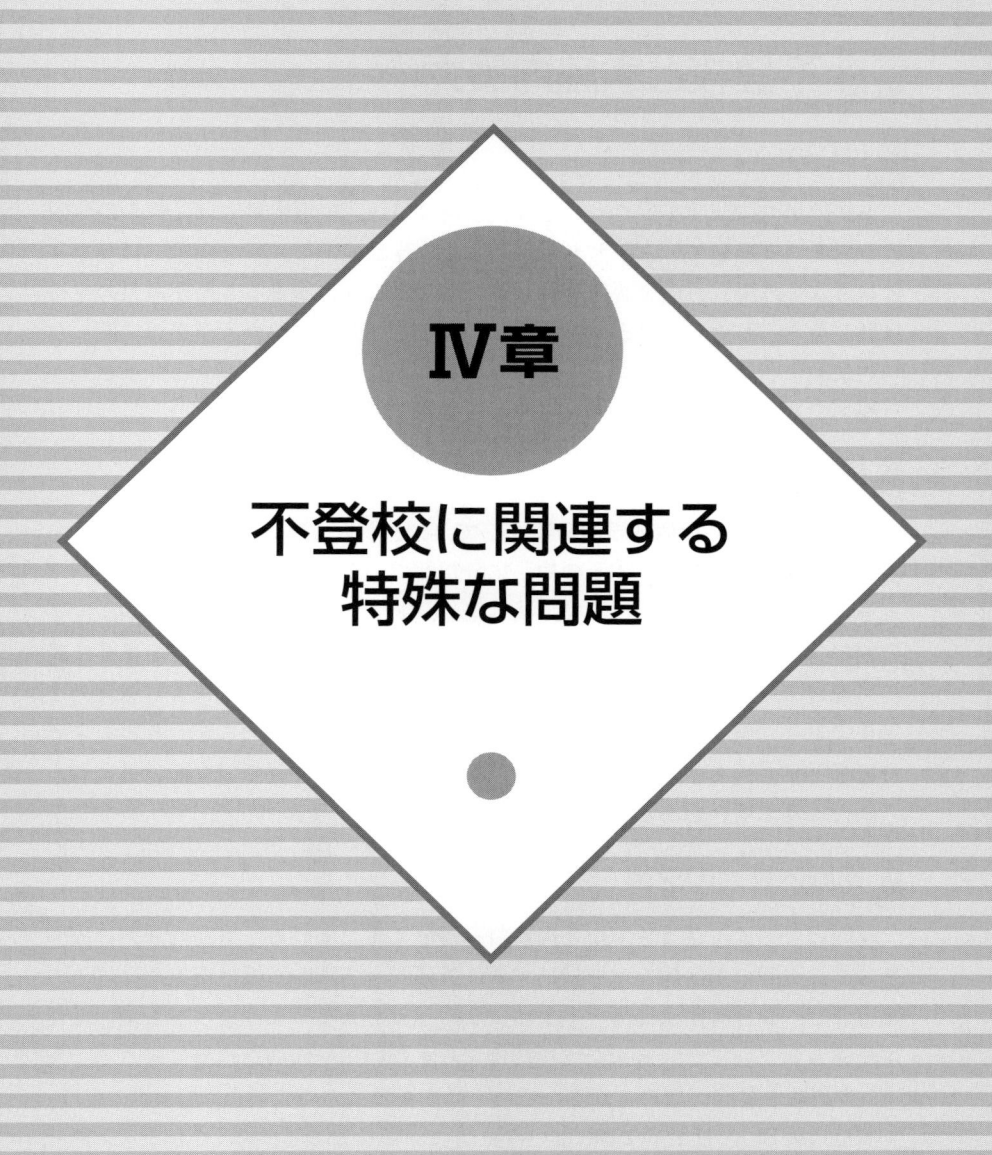

不登校に関連する特殊な問題

1 不登校と家庭内暴力

はじめに

　家庭内暴力の問題を併せもつ不登校事例は多い．家庭内暴力は，何らかの困難な状況に直面している子どもが示す一つの症状である．家庭内暴力に及ぶメカニズムを理解し，発達課題を乗り越えられるように支えることが最大の支援目標となる．しかし，暴力が激しい場合には，強力な法的介入が必要になったり，長期にわたって困難な局面が続くことも少なくない．本項では，子どもから親への暴力の成因と，その具体的な支援についてまとめてみたい．

家庭内暴力の分類

　家庭内暴力の精神病理学的分類として，稲村[2]は①神経症型，②精神病型，③思春期挫折症候群型，④その他，に分類している．また皆川[4]は，病態水準と予後によって，①反応性障害，②神経症，③青春期境界例，④精神病，⑤その他の精神疾患，の5群に分類している．皆川は，「その他の精神疾患」に精神発達遅滞や脳性麻痺など，発達上のハンディキャップをもつ子どもを含めて考えており，思春期の発達課題の通過に困難を経験する子どもが，救いを求める信号として，あるいは自己の力を確認する試みとして親や年少の兄弟に対して暴力に及ぶ場合があることを指摘している．

家庭内暴力の成因

　家庭内暴力は，さまざまな要因が絡み合って生じている．家庭内暴力の成因として，母親の過保護などを指摘する先行研究もあるが，慢性疾患や発達上の障害など，養育者が過保護・過干渉にならざるをえないような子ども側の条件が見逃されていては，適切な支援にはなりえない．一面的な理解に陥ることなく，多角的な視点が求められる．稲村[2]は家庭内暴力の成因を，①本人の要因，②家庭の要因，③社会の要因，という三つに分類しており，本項でもこれに沿って整理してみたい．

◆ 本人の要因

まず，稲村，皆川らが示したような個人精神病理学的な鑑別が重要である．また本城[1]は，家庭内暴力の伴う登校拒否児の特徴として，①言語的表現能力の貧困さ，②断念不能性（強迫的性格傾向），③対人関係の拡がりの乏しさ，④迫害的な内的対象イメージ，を指摘している．こうしたアセスメントのためには，精神医学的現症のほか，生育・発達をめぐるさまざまな情報を収集・整理する必要がある．

神経症メカニズムを背景とする事例では，親からの心理的な自立や友人関係を深めていくという発達課題に直面した子どもが，分離・自立をめぐる不安や仲間集団において体験するさまざまな葛藤を内的に処理しきれずに，母親への退行的な密着を試み，支配しようとしたり，親に対する他罰的・被害的な感情から，その報復を果たそうとする場合などがある．

◆ 家庭の要因

家庭内暴力が家族関係と密接に関連していることはいうまでもない．特徴的な両親像についてもすでに多くの研究があり，たとえば稲村[2]は，暴力の対象とされている母親の性格傾向として，過敏，心配性，完全主義，勝ち気で負けず嫌い，潔癖で強迫思考が強いなどをあげ，子どもと心理的な距離をとれずに，密着性や過干渉という関わりが生じていることを指摘した．父親の性格傾向については，本城[1]が，①強迫的傾向（几帳面，真面目），②衝動性，爆発的傾向，③決断（責任）を回避する傾向の3点に要約している．母親の過期待・過干渉，放任的・逃避的な父親といった養育態度の問題もしばしば指摘されることである．

ただし，養育者にこうした問題を指摘するだけでは有効な支援にはつながらないし，家庭内暴力の成因を両親の性格や養育態度ばかりに見いだそうとするような態度も控えるべきである．

◆ 社会の要因

核家族や少子化の進行は，子どもがさまざまな人間関係を体験する機会を減少させ，自立性を獲得することを難しくさせているといわれている．また，家

族内の世代間境界を曖昧にし，家庭内秩序を構成することが困難になっていることも指摘されている．さらに，学歴を偏重する現代の社会・学校システムのなかでは，学業でのつまずきが，本人や親にとって実際以上に大きな挫折として体験されることが多くなっているように思われる．暴力を容認するかのような文化・社会的な風潮も，子どもたちの暴力への親和性を高めていることが指摘されている．

▎母親への暴力にみられる二つの精神力動

家庭内暴力，とくに子どもから母親に向かう暴力の精神力動には，大きく分けて二つの側面がある．一つは，「支配的・侵入的な母親に対する反抗，あるいは自立しようとする子どもの行動の現れとしての暴力」[5]であり，もう一つは，母親との心理的境界を否認し，原初的な一体感を取り戻そうとするような支配的様相の強い暴力である[3]．

本城[1]は，母親との密着した関係を打ち破り，自立へと向かおうとする方向と，暴力によって母親を操作し支配することによって，これまでの母親との密着した関係にしがみつこうとする，二つの意味方向があることを指摘し，家庭内暴力に含まれる意味内容として，①抗議としての家庭内暴力，②自立の試みとしての家庭内暴力，③操作の手段としての家庭内暴力，④共生関係の再構築の試みとしての家庭内暴力，という観点を示している．

▎支援について

家庭内暴力のケースでは，子ども自身が相談に訪れることはまれであり，家族相談が中心になる．以下，下坂[6]がまとめた両親面接の要領を参考にしながら，家族との面接の留意点をあげてみたい．

面接ではまず，暴力により疲弊した状態にある家族に対して，状況を詳細に聴き，丁寧に労うことが重要である．暴力が起こる状況や内容を明らかにし，両親のそれぞれの対応を確認していく．家族にとっては，状況を詳細に話すことによって，支援者に家族の大変な状況を共有してもらえている安心感や信頼感がもてるようになる．また，暴力がどんな言動や状況で引き起こされやすいのか，両親のどんな対応が暴力を鎮めたり，エスカレートさせているのか，その相互的な行動パターンを明らかにしていく．暴力が生じたり，エスカレート

していく行動パターンを家族とともに確認することにより，家族は具体的な対応の方法を見いだすことができるようになる．

このほか下坂は，親のこれまでの態度や子どもへの関わり方に対する恨みごとに対しては謝罪しない，物を壊すなどの行為に対しては自分が責任をもって片づけることを促す，身体的な暴力に対しては両親が協力して対応すること，「母（父）に手を出してはいけない．物に当たってはいけない．自分を傷つけてはいけない」と父親が繰り返して諭すこと，などを強調している．

身の危険を感じるような激しい暴力に変化がみられない場合には，家族が一時的に家から離れたり，本人の入院を検討する．警察の介入を要請することも想定しておく．ただし，こうした緊急対応や強力な介入の際には，家族は本人に対して，これらの対応が必要な理由や，「暴力が静まれば，また一緒に暮らせる」といった目標を明確に伝えることが望ましい．

家庭内暴力のケースでは，両親が相互に根深い不信感を抱いていたり，長年に及ぶ深刻な不和が続いていることもある．両親の不和は，しばしば子どもと母親とが退行的に密着した関係から抜け出せなくなっていることと表裏の関係にあるので，支援者は両親の関係改善を目標に働きかけることになるが，実際には夫婦関係の改善が困難であり，とにかく子どもの暴力に対してだけは協力して立ち向かえるような体制を整えるといった程度の目標が現実的な場合もある．

緊急的な介入を要するような事態を脱し，多少落ち着いた段階では，子どもの不登校や親に暴力をふるう意味などを，家族が理解しやすいように説明する．家族が子どもの心情を理解できること，家族の対応や家族関係に変化がみられるようになることをめざす．

症例 1

17 歳・男性

症例の概要

中学校 1 年生のとき，「友だちが自分の悪口を言っているのではないか」という不安感から不登校となった．その後，些細なことで母親に暴力をふるうようになり，次第にエスカレートしてきたため，両親が来談した．

発達歴と相談に至る経緯

乳幼児期の発達には目立った遅れや偏りを疑わせる所見はない．自己主張しない，おとなしい子だったという．中学1年の夏休み以降，友人との関わりを避けはじめ，不登校となった．次第に母親に対して，食事の献立や自分を苛立たせないような対応の仕方など，あれこれと要求するようになり，要求が通らないと，たたく，蹴るなど，母親に暴力をふるうようになった．この時期，両親が心療内科に相談し，一度はA男本人も受診したが，帰宅後，「おれを病人扱いするのか」と怒りだし，それ以降，A男は受診していない．中学校の担任から精神保健福祉センターを紹介され，母親だけが来談した．母親は子どもへの対応の仕方について，些細とも思われるようなことまで細かく確認し，how to 式の具体的な助言を求めた．数回の面接後，「だいぶ落ち着いてきました」という報告とともに，相談は中断した．

その後，A男は実力以上の高校進学を志望していたようであった．結局は両親の勧めた高校に進学したものの，ほとんど登校しようとしなかった．A男は，登校する代償として，ゲームやオーディオ機器，バイクなどを要求するようになり，両親は要求されるままに，それらを買い与えるようになった．父親が単身赴任になったこともあり，母親への要求がエスカレートし，支出は高額化していった．要求に応じないと包丁を突きつけられて脅されるようになり，再び母親が精神保健福祉センターに相談に訪れた．

家族相談の経過

母親は，不登校になった子どもに何もしてやれなかった，自分が口やかましく言いすぎたといった漠然とした後悔や，夫が非協力的で何もしてくれないという不満をとりとめなく話し続けるだけであった．このとき支援者は，A男の退行に歯止めを効かせるだけの強力な介入が必要であると考えた．母親の話を傾聴しているだけでは，どのような経緯で口論から暴力に発展するのかが把握できず，母親と一緒に途方にくれるだけで終わってしまうように思われたため，まずは，積極的にインタビューするような感覚で，些細な口論から激しい暴力に至る過程を逐語的に聴き取ることを試みた．これにより，これまでの子どもとのやりとりのうち，どの部分を，どのように変えてみるかを具体的に検討・助言できるようになった．また，毎月の小遣い制を復活させ，要求のままに物品を買い与えることをやめること，父親が今後の進路について本人の意向を根気よく聴き出し，実現に向けて支援することなど，密着した母子の二者関係を三者関係に移行させることや，本人の自律性を回復させることを意図した介入を続けた．A男は少しずつ父親の助言に耳を貸すようになり，父親の単身赴任先に生活拠点を移し，高校編入をめざすことを選択するようになった．

おわりに

　家庭内暴力を伴う不登校事例では，子ども自身が相談に来所することはまれである．家族も，激しい暴力が軽減すれば相談を中断し，暴力が再燃すれば慌てて予約外の面接を求めてくるといった具合で，安定した相談・治療の枠組みを維持すること事態が容易ではない．子どもが親からの心理的な自立を果たすという重要な発達課題が家族相談を通して達成されるためには，支援者は，家族から報告されるそれぞれの局面を的確に理解し，家族が「これならできる」と感じられるような具体的な対応方法をもって帰ってもらうなど，家族が相談・治療に意欲と動機づけを持ち続けられるように留意することが必要である．

文献

1) 本城秀次．登校拒否に伴う家庭内暴力の治療．精神科治療学 1989；4(6)：699-707.
2) 稲村博．家庭内暴力の病理と治療．精神科治療学 1989；4(6)：691-697.
3) 近藤直司．ひきこもり青年にみられる暴力と「境界」の問題について．こころの臨床ア・ラカルト 1999；21(1)：51-55.
4) 皆川邦直．家庭内暴力．馬場謙一ほか，編．青年期の精神療法．東京：金剛出版；1982．p.17-39.
5) 成田善弘．境界確立の努力としての「家庭内暴力」．思青医誌 1995；5：183-190.
6) 下坂幸三．「家庭内暴力」に対する応急の対応について．家族療法研究 1999；16(2)：63-67.

［宮沢　久江，近藤　直司］

2 不登校と非行

はじめに

　不登校と非行には，以下のような関連性がある．第一に，怠学型不登校とよばれる不登校事例のなかに，不登校と非行を併せもつ児童生徒がいる．文部科学省『児童生徒の問題行動等生徒指導上の諸問題に関する調査』によれば，平成16年度の小中学校の不登校児童生徒のうち，「あそび・非行」によるものが8.6％を占めている．第二に，数は少ないものの，それまで明らかな非行はみられていなかった不登校の児童生徒が，突発的に重大事件を起こすという問題がある．重大事件を起こした少年の背景を調査した『重大事犯少年の実態調査』（犯罪白書2005）によると，非行前にみられていた問題行動歴のうち学校生活に関連したものとしては，校内暴力歴やいじめ被害歴に比べ，不登校歴が最も多い．

　本項では，まず先行文献を参考にしながら少年非行の問題について概括し，現代の非行少年の特質について述べる．また，上記のような不登校と非行の関連性に注目し，両者に共通する支援課題についても考えてみたい．なお本項では，少年法により規定された「犯罪少年」「触法少年」「虞犯少年」を「非行少年」とよぶこととする．

少年非行の動向

　現代の非行少年の特質を明らかにするために，まず，戦後から現代までの少年非行の動向を整理しておく．石川[2]，生島[6]の区分をもとに戦後の少年非行の動向を要約すると，以下のようになる．

(1)　第1期（昭和20年～34年の戦後の混乱期と復興期）

　①18, 19歳の年長少年が中心，②窃盗の割合が高い，③親を欠いた家庭や貧困家庭が多い，など「生活型」「古典型」が多いことが特徴であった．

(2)　第2期（昭和35年～47年の経済回復期から高度経済成長期）

　①16, 17歳の中間少年以下の低い年齢層が中心，②粗暴犯の割合が増加，③両親健在で中流家庭出身の少年の割合が増大，など非行の「一般化」が指摘された．

（3） 第3期（昭和48年〜平成7年のバブル経済時期と崩壊後の時期）
　　①14,15歳の年少少年が中心，②万引，自転車盗などの軽微な一過性の非行の急増，シンナー乱用などの非社会型非行，暴走族の増加，③女子少年の割合の上昇，など「初発型」と「非社会型」の増加がみられた．
（4） 第4期（平成8年〜現在まで）
　　①年少少年と中間少年が中心，②窃盗，詐欺，横領などの財産犯の割合が高い，③「ふつうの家庭」「ふつうの子ども」が，動機の了解できない凶悪な非行を突発的に起こす，いわゆる「いきなり型」の増加，などが特徴的である．

非行の分類

　次に，非行問題の背景分類についてまとめてみたい．水島[3]は，少年非行の臨床場面では，個々の非行行動のみならず，非行的傾向（非行性），その力動的特性，人格特性，さらには環境負因の大要をも含めて全体的な考慮が必要であるとし，①急性非行（集団情況性非行），②人格性非行（精神病質非行），③神経症的非行（強迫非行），④不適応性非行（情動的不適応の機制が主要因を占める慢性非行），⑤感染性非行（不良環境親和），⑥習慣性（高次）非行（職業的非行），という六つに分類鑑別している．
　また藤岡[1]は，①人格型非行，②神経症型非行，③集団型非行という三分類，中村ら[4]は，①社会化非行，②性格非行，③神経症性非行，④精神病性・神経心理学的非行といった四分類を提唱しており，いずれも非行少年の支援を検討していく際に有用性の高い分類である．

現代の非行少年の特質

　平成17年版犯罪白書では，非行少年の質的分析として，「人の痛みに対する理解力に欠けるなどの資質面の問題，対人関係を築いていく力が弱いなどの対人関係面の問題，指導力に問題のある保護者の増加等の保護者の問題」があげられている．同様の視点から生島[7]は，今日的な非行少年が，意欲をもって自立した生活を維持し，管理する能力の障害（生活能力障害）と，他者とのコミュニケーションが円滑に行えず，衝動的な攻撃性をコントロールできない障害（対人関係障害）をかかえていることを指摘している．

また，近年の不登校児童生徒のなかには，不安や悩みなどを自分の内部にかかえることができず，その結果として，内的な葛藤が生じていないケースがある．暴力行為を起こした非行少年が頭痛や腹痛などの身体化症状を示していることもあり，自分の問題を自覚できる程度の自我機能が成熟していない，自分の内面を他者に語れるほどの言語表現能力や対人関係スキルを獲得していないという点で，不登校と非行は本質的に近接性の高い問題であるように思われる．

非行少年への支援

したがって，現代の非行少年への支援を考える際には，対人関係が希薄で，他者と深く関わりをもちにくい子どもとの間で，どのように信頼関係を築いていくのか，あるいは，自分の問題を客観的にとらえられるような自我機能が成熟していない子どもに，自己の内面や他者との関係性をどのように考えさせていくのかが，しばしば重要なポイントになる．

生島[5]は，非行少年に対する面接技法の基本として，①支援関係を構築するために，面接の目的や手順・方法を明らかにすること（インフォームド・コンセントが大切），②対象者の体験の子細を明らかにし，それを本人および家族に確認していく作業を心がける（言語的確認），③ことばの表裏を読み込む（表面化していないアンビバレントな感情にあえて言及し，"悩みを抱え込ませる"），④教え，教わることの重要性，を指摘している．

ただし，言語表現が極端に苦手な子どもの場合には，こうしたアプローチが面接に対する抵抗感を強め，中断に至るようなこともある．支援関係を維持するための支援者側の粘り強い努力に加え，言語による面接と併せて，とくに導入期には，子どもの得意な面に焦点化できるような活動内容を取り入れることが有効な場合もある．

家族支援

非行臨床では，家族関係への支援を併せて行うことが重要である．とくに，家族が夫婦の不和や子どもへの虐待など深刻な問題をかかえている場合，小学校低学年などの早い時期から子どもの非行化が問題になるケースが多く，こうした場合は，家庭の養育力を高めるようなアプローチが必要になる．

また，思春期に至った子どもの非行問題によって，それまで家庭内に潜在し

ていた葛藤が初めて顕在化することがある．こうしたケースの特徴としては，家族内の情緒的なコミュニケーションの不足や子どもに対する親の期待の高さ，子どもは常に親の期待に沿うように良い子として行動してきたものの，潜在的には常に不満感を抱き続けてきたことなどがあげられる．

　家族支援における最も基本的なアプローチは，家族のもつ養育力や家族内力動についてアセスメントし，支持的・関係調整的に支援することである．この際，子どもに共感するあまり，親の養育不備を一方的に責めてしまったり，親と対立してしまうことは絶対に避けなければならない．それぞれの家族がかかえている事情を十分に汲み，家族がかかえるニーズに沿って支援していくことが原則である．

おわりに

　非行少年への支援課題としては，まずはとにかくケースを"つなげる"こと，時間をかけ，粘り強く信頼関係を築くこと，その関係性のなかで，子どもが自分の内面に向かえるように働きかけることが重要である．また，子どもの更正に向けて意欲をもって取り組めるように家族を支え，支援していくことが必要である．こうした家族支援の重要性は，非行問題ばかりでなく，現代の児童・思春期問題全般に求められる共通の視点でもある．

文献

1) 藤岡淳子，小西聖子，田中康雄．青少年の被害体験と加害行動をめぐって．こころの臨床 2002；21(1)：4-16.
2) 石川義博．青年期と非行．臨床精神医学 1990；19(6)：805-815.
3) 水島恵一．増補非行臨床心理学．東京：新書館；1971．p.160-210.
4) 中村伸一，中村紀子．非行臨床におけるわれわれの理解枠．生島浩ほか，編．非行臨床の実践．東京：金剛出版；1998．p.43-53.
5) 生島浩．非行臨床における心理的援助の方法．生島浩ほか，編．非行臨床の実践．東京：金剛出版；1998．p.28-41.
6) 生島浩．非行臨床の今日的課題．こころの科学 2002；102：16-21.
7) 生島浩．非行臨床の焦点．東京：金剛出版；2003．p.33-35.

［宮沢　久江，近藤　直司］

V章

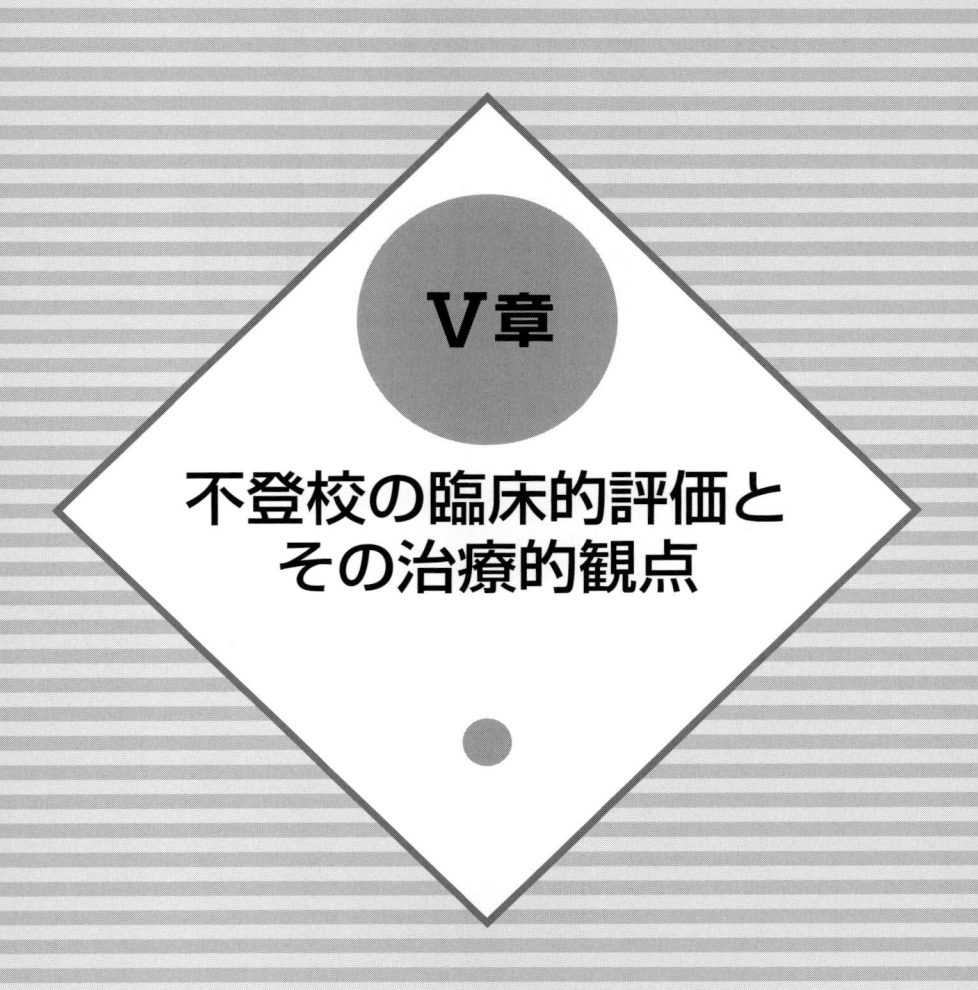

不登校の臨床的評価とその治療的観点

1 不登校の多軸評価について

はじめに

　不登校が児童期と思春期・青年期を通じて比較的よく出会う一般的な社会現象であることはすでに述べられているとおりである．この不登校をひとくくりにして，ある精神病理や社会病理の枠組みで理解しようとしたり，ある精神疾患概念にはめこもうとしたりといった，これまで繰り返されてきた試みは，いずれも不登校という現象の一端を言いあてているにすぎないことが現在では明らかである．どのような現象を示し，あるいはどのような症状を訴えている子どもの診断・評価であっても，それが個々の子どもの特性や事情に適合したテーラーメードな治療・援助法を組み立てるために行われるものであるなら，治療に役立つさまざまな評価軸に従って多軸的に行われることが望ましい．もちろん不登校の子どもに対する診断・評価も，いくつかの適切な評価軸に従った多軸診断であるべきである．

　本来この評価軸の設定は各主治医が自らの治療・援助体系に則して行うべきであろうが，評価法があまりに複雑すぎるのも使い勝手が悪いと思われるので，本書では**表1**のような5種類の多軸評価を選択した．

表1　不登校の多軸評価

第1軸	背景疾患の診断
第2軸	発達障害の診断
第3軸	不登校出現過程による下位分類の評価
第4軸	不登校の経過に関する評価
第5軸	環境の評価

第1軸：背景疾患の診断

　第1軸は「背景疾患の診断」の軸であり，不登校の子どもの精神状態や精神機能が病理的といえるか否か，病理的であるならばどの疾患概念が適用されるべきかを評価し，その結果を"診断"として明確にすることを求められている．これは，不登校とそれ以外の病理現象や問題行動などを並列的に並べ，その各々の時間系列での出現順，各々の出現における因果関係の有無（独立した現象か，

あるいはある疾患の連続的なプロセスか），そして各々の現象の深刻度などを評価しつつ，これらの諸側面が合致する，ないし矛盾しない疾患概念を特定する作業にほかならない．

第2軸：発達障害の診断

第2軸は「発達障害の診断」の軸で，注意欠陥/多動性障害（AD/HD），Asperger障害や特定不能の広汎性発達障害など広汎性発達障害の高機能群，そして学習障害といったいわゆる軽度発達障害の有無を診断・評価することを求められる．軽度発達障害をもつ子どもたちの間での不登校出現の可能性は，発達障害をもたない子どもよりもかなり高そうであることと，発達障害をもつことにより増加する不登校への脆弱性に対応した治療技法や援助システムの修正が必要であることを考慮すると，不登校の評価・診断過程における発達障害を診断することの意義は大きい．

第3軸：不登校出現過程による下位分類の評価

第3軸の「不登校出現過程による下位分類の評価」は，不登校を子どもが家庭から家庭外の社会へと活動の場を拡大していく社会化過程と，親から独立した存在としての自己の確立へと向かう個人化過程という二つの発達課題にわたる危機と仮定し，子どもが不登校へといきづまっていく過程にいくつかの類型があり，それを同定することで個々の不登校の特性によりいっそう適合した治療・援助策の構築が可能となる．

第4軸：不登校の経過に関する評価

第4軸の「不登校の経過に関する評価」は不登校の切迫から出現へ，そしてさらには出現した不登校状況の最盛期からその解消ないし遷延化へといった，時間の流れに沿って不登校の展開を定義した各段階を特定する軸とした．治療・援助の対象となった子どもが不登校のどの段階にあるのかを評価することは，治療・援助法の組み立てや介入姿勢を決定するうえで，きわめて有益な情報を与えてくれるはずである．それは不登校の各段階には特有な心性や他者との関係性があるはずであり，それに応じて援助者の介入姿勢や介入法は工夫されるべきであるという発想に根拠を置いている．

第5軸：環境の評価

　第5軸は「環境の評価」であり，家族，学校，地域社会といった子どもをとりまく環境の質と量の評価を行う軸である．子どもを支え，育み，教える支持的で発達促進的な機能が期待される環境は，しばしば不登校の出現に深刻な影響を与えるストレス源でもあることは明らかである．しかも環境とは一筋縄ではいかない複雑な相互の絡み合いを示しているのが常であり，その評価にあたってはあくまでも注意深く繊細な姿勢と洞察力が求められる．そのような姿勢で環境の諸要因を評価し，不登校へと追いつめるストレス要因をいかに減少させ，また不登校を超えていく心性の促進要因としての環境をいかに整備していけるかは，不登校の治療・援助策を構築するうえで常に中心的な課題であるだろう．

まとめ

　以上の5軸にわたる多軸評価はあくまで評価の基本的な切り口を示しているにすぎず，各評価者により，たとえば脳の機能障害の有無やその程度を評価する軸（脳波異常の有無など）のように，これら5軸以外の評価軸を追加することは認められる．各医師が個々の不登校児の状況と課題を深く理解し，適切な治療や援助をタイミングよく提供できることに寄与するような診断・評価システムであることがこの多軸評価の目標といってよいだろう．

　なお，このような診断・評価は1回の診断面接によって完成するものとはいいがたい．常に流動し続ける，文字どおり生きている不登校状況を把握するために，このような多軸評価は，治療的に関わりながら，繰り返し反復されるべき作業である．

〔齊藤　万比古〕

2 第1軸：背景疾患の診断

2-1 はじめに

▶ 精神疾患の診断

　本書では，不登校という現象あるいは症状を生じさせる精神疾患の診断を不登校の多軸診断・評価の第1軸として設定した．

　不登校を主訴に受診してきた子どもとの精神医学的診察における診断・評価の側面に焦点を当てるなら，その診断・評価過程とは本書で推奨する多軸評価を進めていくことにほかならない．そしてその最初の作業が主訴，すなわち受診の動機となった子ども自身あるいは家族が最も困っている症状の聴取と，生育歴や現病歴の聴取を通じて得られた自覚症状と客観的徴候のリストの作成である．このリストアップした各症状および徴候の出現様式とその後の時間的経過を評価し，さらに各症状・徴候間の相互関係について評価しなければならない．

　以上のような問診に加え，必要性をいささかでも感じる症状と徴候を見いだしたり，気がかりな経過と感じたりしたら，脳波，脳画像検査，その他の身体的機能検査（心電図，血圧など），血液検査，心理検査などを迷わず実施すべきである．

　以上のような診断のための問診と，それに続く初期の診療過程で拾い出した心身にわたる症状と徴候，そして検査結果から米国精神医学会（APA）作成の「精神疾患の診断・統計マニュアル第4版（DSM-Ⅳ）」や世界保健機構（WHO）作成のICD-10の診断基準に従って何らかの精神疾患が診断できる場合，それが第1軸の精神疾患ということになる．

◆ DSM-Ⅲ以降の診断概念

　1980年にDSM-Ⅲが世に出た際に，「分離不安障害」が登校拒否（school refusal）をほぼ説明できる疾患概念として位置づけられていた．しかし，わが国の不登校の子どもをみている限りでは，不登校の背景疾患を分離不安と診断できる比率は特別高いわけではない．

DSM-Ⅲの時代にわが国の不登校の子どもに対する精神医学的診断を検討した栗田[2]や星野[1]は，適応障害，小児期または思春期の回避性障害（DSM-Ⅳの社会不安障害），分離不安障害，過剰不安障害（DSM-Ⅳの全般性不安障害），同一性障害（DSM-Ⅳではなくなった概念），強迫性障害，各種人格障害，気分変調症（DSM-Ⅳの気分変調性障害）などを不登校の子どもに診断できたとしている．欧米ではわが国の資料に比べると高い比率でうつ病性障害が見いだされたとの報告が多いが，気分変調症はともあれ，大うつ病性障害に関してはわが国ではまだそれほど多く診断されてはいない．これは，わが国で大うつ病性障害が欧米より少ないということを必ずしも意味しているわけではない．むしろわが国では，子どもの大うつ病概念に関するコンセンサスが十分に成立していないこと，不登校を有害なストレスに対する防御反応という文脈で解釈することが多いことなどから，抑うつ状態が前景に立った不登校に対して「抑うつ気分を伴う適応障害」と診断する傾向が強いことと関係している可能性もある．

表2 不登校を主訴とする子どもの精神疾患（DSM-IV）

$n=106$

適応障害	43%
抑うつ気分を伴う適応障害	16人
不安を伴う適応障害	8人
不安と抑うつ気分の混合を伴う適応障害	5人
その他の適応障害	16人
不安障害	35%
全般性不安障害（小児の過剰不安障害を含む）	15人
社会不安障害	10人
分離不安障害	8人
その他の不安障害	4人
身体表現性障害	12%
転換性障害	7人
心気症	4人
その他の身体表現性障害	2人
その他の疾患	10%
選択性緘黙	3人
反抗挑戦性障害	2人
その他	6人

（齊藤万比古，2000[3]より改変）

表2は筆者[3]の行った調査で不登校を示した子ども106人におけるDSM-IV診断概念の分布である．やはり各種の適応障害が最も多く40％以上を占め，続いて不安障害35％，身体表現性障害12％，その他の疾患（選択性緘黙，反抗挑戦性障害など）10％と続いていた．うつ病性障害は適応障害の抑うつ的な群を除くと，ここには気分変調性障害を含め全く登場してこず，不登校の一般的な背景疾患とはいえないのではないかと思われる．しかし，うつ病性障害の子どもが不登校を示すことがあるのは明らかであり，第1軸評価にあたって常に意識しておくべき疾患群である．

不登校の評価における精神病性疾患の取り扱い

第1軸評価を進めていくうえで忘れてならないことは，精神病性疾患の取り扱いである．統合失調症にしろ，その他の精神病性疾患にしろ，精神病性疾患は不登校概念からは明確に分けて考えることが原則といえる．それは，不登校を意識する以前に，薬物療法をはじめとする精神病性疾患に固有の医学的治療を開始することが必要だからである．しかしいかなる精神病性疾患もいつも最初からそれと同定できるわけではなく，当初は精神病症状が明らかでないまま，不登校という一般的な症状が前景に出てくる経過も少なからず存在する．したがって，不登校を主訴に受診した子どもの診断・評価にあたっては，常に精神病性疾患の可能性を念頭において評価を行うべきである．

以上は身体疾患，とくに神経疾患においても全く事情は同じであって，当然ながら不登校の子どもの背景に何らかの身体疾患が関与している可能性も織り込んだ評価過程を踏んで，第1軸評価の診断に到達すべきである．

文献
1) 星野仁彦，新国茂，金子元久ほか．登校拒否におけるDSM-III多軸診断の試み．福島医学雑誌 1985；35：401-411．
2) 栗田広，太田昌孝，清水康夫ほか．DSM-III診断基準の適用とその問題点―その15．"登校拒否"の診断学的分類．臨床精神医学 1982；11：87-95．
3) 齊藤万比古．不登校の病院内学級中学校卒業後10年間の追跡研究．児童青年精神医学とその近接領域 2000；41(4)：377-399．

［齊藤 万比古］

2-2 適応障害

はじめに

　適応障害は1980年にDSM-Ⅲ[1]によって，わが国の精神科臨床の場面に登場した精神障害である．適応障害は，従来の精神疾患のような精神病理学的な側面はもち合わせておらず，気分障害や不安障害，もしくは破壊的行動障害などの診断基準は満たさない情緒および行為の問題がストレス誘因を契機に出現した疾患と規定されている．

　筆者は児童・思春期の適応障害について語るときに，不登校との関連が欠かすことができないものと考えている．実際に臨床の現場では，いじめを契機とした不登校の児童と出会うことがよくある．とくにいじめから抑うつ，不安症状が出現して，不登校に加えて反抗や家庭内暴力にまで至るケースを臨床家の多くが経験しているのではないだろうか．われわれ医療者はいじめなどによって不登校となり，悩み苦しんでいる子どもたちに共感的に接し，彼らの状態像の改善と思春期の自立志向的な活動を支えていくことに努めていかなくてはならない．そこで本項では児童思春期における適応障害の臨床像について述べたい．

適応障害の疾患概念

　適応障害は米国精神医学会の診断基準（DSM-Ⅳ-TR）[2]やICD-10[3]などの操作的診断基準では，下位分類に抑うつ気分や不安，行為の問題といった多彩な症状が規定されている（表3）．しかしながら，適応障害は気分障害，不安障害，破壊的行動障害といった診断カテゴリーから別に分類された独立した疾患概念である．とくに気分障害と不安障害が鑑別疾患になることはあっても，併存障害とならないと診断基準に規定されており，留意しておく必要がある．

　適応障害の診断基準のなかで最も特徴的な項目はストレス要因と症状に関する時間的基準である．実際にはストレス要因の発生から1か月以内の発症を認め，持続期間は（その要因の集結から）6か月を超えないとされていると規定されている．この点は適応障害の診断をする際には，常に留意しておかなくてはならない．

表3 適応障害の診断基準（DSM-Ⅳ-TR）

A はっきりと確認できるストレス因子に反応して，そのストレス因子の始まりから3か月以内に，情緒面または行動面の症状の出現.
B これらの症状や行動は臨床的に著しく，それは以下のどちらかによって裏づけられている．
　(1) そのストレス因子に暴露されたときに予測されるものをはるかに超えた苦痛．
　(2) 社会的または職業的（学業的上の）機能の著しい障害．
C ストレス関連性障害は他の特定の第1軸障害の基準を満たしていないし，すでに存在している第1軸障害または第2軸障害の単なる悪化でもない．
D 症状は，死別反応を示すものではない．
E そのストレス因子（またはその結果）がひとたび終結すると，症状がその後さらに6か月以上持続することはない．

急性：症状の持続時間が6か月未満の場合．
慢性：症状の持続時間が6か月以上の場合．定義により，症状はストレス因子またはその結果が終結した後6か月以上持続することはない．したがって，慢性という特定用語は，慢性のストレス因子またはその結果が長く続くようなストレス因子に反応して，その障害が6か月以上持続している場合に適応される．

　適応障害の診断基準にはDSMとICDのどちらも症状の表現形だけでとらえる立場をとっており，その内面には一切触れられていない．診断基準では，抑うつ気分，涙もろさ，絶望感，神経質，心配，過敏，怠学，破壊，無謀運転，けんか，法的責任の不履行，身体的愁訴，社会的ひきこもり，職業上もしくは学業上の停滞などを例としてあげている．児童・思春期に関する症状として唯一，不安症状のなかで，「子どもの場合には主要な愛着の対象からの分離に対する恐怖などの症状」をあげているのである．

　ここまで適応障害の診断基準について述べてきたが，注意しなくてはならないことがある．それは従来の神経症概念は内的な葛藤が症状に置き換わることを表しており，このような観点からはすべての精神障害がストレス因子に起因した状態像だけで診断を下す適応障害という疾患概念に含まれることになってしまう．無論，理解可能な離別や環境の変化への反応は，適応障害として診断されないのだが，臨床上重要なのは「ストレス関連性障害は他の特定の第1軸障害の基準を満たしていないし，すでに存在している第1軸障害または第2軸障害の単なる悪化でもない」という診断基準であり，先にも述べたように時間的な診断基準であるといえる．

適応障害と不登校

　適応障害と診断される不登校の子どもは，いじめ，家族の病気や死，過度な学校（勉強）活動，両親の不仲や離婚，大災害，事件の被害者，など明らかな誘因（ストレス因子）に続いて生じた抑うつや不安によって不登校に至った子どもである．誘因となった出来事や状況に対しての反応と理解できる抑うつ，不安，行為の問題（自傷行為，非行など）の出現はこの疾患概念の中核である．それゆえ，適応障害は不登校の最も一般的な原因疾患であるが，その回復には手間どることも少なくない．繰り返すが，適応障害はストレス因子の終結後6か月以上続かないという時間的な診断基準があり，それゆえに不適応となった環境が改善すれば，症状は速やかに消失するはずである．ところが，誘因となった状況の改善後に症状が長期にわたって持続するような場合を少なからず認めることがある．この場合には適応障害から全般性不安障害やうつ病など他の精神障害への移行が生じていることも想定し，診断について再検討する必要がある．とくに思春期年代の子どもにとって不登校は，同世代集団への離別を意味しており，それは自立を希求する思春期心性に逆行するものである．すなわち，不登校を続けること自体が，友人との関わる機会を失い，仲間の話題についていくことができず，勉強の遅れを促進させる．そのためにいじめなどの問題が解決したとしても，一度不登校になった子どもが再び登校することがよりいっそう困難なものになることがよくある．加えて，子どもの不登校や自宅での退行的な態度に対して親は苛立ちや不安を高め，子どもの自立を阻害する状況に陥りやすいといえる．

鑑別診断と併存障害

　DSM-Ⅳ-TRでは適応障害と診断された子どもが主症状以外の問題行動や症状がある診断基準を満たす際には，重複診断として，これらを併記することを認めている．ここでは適応障害以外の重複診断をすべて併存障害（comobility）とよぶことになるが，適応障害にも多くの併存障害が存在することが知られている．DSM-Ⅳ-TRの診断基準にも記載されているが，気分障害，不安障害は適応障害の併存障害にはならないが，たとえば広汎性発達障害，注意欠陥/多動性障害（AD/HD），チック障害，精神遅滞などは児童思春期における併存障

害としてあげられる．それら障害の特徴から学校生活などでの不適応に至ることをしばしば経験する．さらに，行為の問題を適応障害という疾患概念は含んでいるが，AD/HD，反抗挑戦性障害，行為障害を含む破壊性行動障害は併存障害として考えることができる．とくにいじめなどを契機に不登校となった子どもが，仲間集団との破綻から自立をめぐる葛藤が高まり，自宅で親に反抗し時に暴力に至ることを筆者はしばしば経験する．このように子どもたちが自立への不安から最も大事な対象に対して反抗するといった両価的行動をとることがあり，このようなときには反抗挑戦性障害や，暴力の程度によっては行為障害の診断基準を満たすことも考慮しなくてはならない．とくにICDでは家庭内限局性行為障害という診断基準もあるので注意が必要である．

治療，予後

われわれは適応障害と診断された児童の治療を行う際に，操作的診断基準に定められた症状に加えて，子ども自身の精神発達の水準，病態水準，発達障害の有無，環境要因，親機能，など多岐にわたる要因について評価・理解していかなくてはならない．そして，その予後を規定する因子については，適応障害の診断概念上から環境要因が最も重要な因子であり，同時に本人の病態の変化に注目して考えていく必要がある．

DSMの適応障害の定義をそのまま理解するならば，症状は6か月以上継続してはならず，環境要因が改善すれば速やかに症状は消失することになっている．すなわち，予後は環境要因の改善に大きく左右されることになる．このことは適応障害の治療においても重要である．適応障害と診断された児童の治療は，そのストレス誘因，たとえばいじめを引き起こした学校での集団力動の理解から始まる．学校との連携などによっていじめなどの環境問題が改善し症状が消退すると疾患概念が規定しており，治療に関してはまずは環境調整が第1選択肢になるだろう．だが，同時に適応障害として出現した情緒もしくは行為の問題が環境調整の是非にかかわらず，長期に継続していき，気分障害や不安障害などの他の精神疾患へと展開していくことも想定しておかなくてはならない．

実際の治療場面においては，個人療法，薬物療法，認知行動療法，親や家族へのアプローチ，地域での他機関（学校など）との連携，などさまざまな治療

技法が組み合わされて行われ，環境要因へのアプローチと個人へのアプローチが同時に行われるべきである．適応障害の特徴から環境調整は必須であり，適応障害を誘発したストレス因子の改善をめざさなくてはならない．とくにいじめを契機とした不登校の子どもへのアプローチでは，学校との連携が重要となるだろう．再び仲間集団のなかに傷ついた子どもを迎え入れるためにも，教師を中心に医療機関との連携は必須といえるだろう．また，親へのガイダンスは不登校に陥った子どもへの治療を行う際に非常に重要なアプローチとなる．いじめなどのストレス因子によって抑うつや不安などの症状をかかえて不登校になった子どもに対する焦りに共感しつつも，適応障害と診断される子どもであるならば本人への支持的なサポートとストレス要因となった環境の調整へと親の目線を移させることが大事である．

一方で患者個人に焦点をおけば精神療法や薬物療法が主な治療となる．精神療法に関しては，言語的な交流が可能な思春期年代になれば支持的な精神療法を行うことが有効である．最初は子どもとの関係づくりが重要であり，いじめや家族の不和などのストレス因子によって傷つき悩んでいる子どもに対して，共感的に接していかなくてはならない．その際に治療者は子どもが時折みせる「どうせ大人はわかっていない」といった拒否的な態度や過度な消極性に耐え抜き，その裏に潜んでいる子ども自身の「助けてほしい」「どうしたらいいのかわからない」というメッセージを感じとらなくてはならない．本当に治療者が子どものメッセージを受けとることができたのならば，その後の治療は大きく展開していくだろう．治療者や教師などの親以外の第三者の大人の助けを利用して，学校などの同世代集団への参加，仲間集団の形成といった自立志向的な活動を再活性化することができるといえる．ただし，学童期年代においては言語的なやりとりが不十分な年代であるために，積極的に遊戯療法を治療に取り入れていくことが望ましく，その治療的効果が期待される．

もう一つ重要な治療である薬物療法については，抑うつや不安症状など多彩な症状を示す適応障害に対して，薬物療法を選択した際には，標的症状の選定が重要である．そして環境要因の変化にも注目して薬物療法の効果を判定していくことが適応障害の薬物療法には重要であるといえる．

症例 1

初診時中学校3年生（14歳）・女子

主訴：いじめを受けてから不登校が続いている．

現病歴：同胞2人中第1子．精神運動発達に遅れは認めなかった．幼少期から明るく，親の言うこともよく聞き素直であった．小学校に入学し友だちもたくさんいた．X−5年（小学校4年生）のときにクラス替えがあった．新しい男性担任教師は勉強に厳しく，本児はなかなかついていけないと感じていたが，友人たちのなかではリーダー的な存在であった．卒業のときには6年間休まずに精勤賞をもらったが，仲のいい子たちは受験してしまった．

中学校に進学し，卓球部に入った．X−1年中学校2年生になってコーチとあわないために部活をやめた．そのことを契機に友だちから嫌がらせを受けるようになった．担任教師に相談したこともあったが，いじめは変化しなかった．X−1年12月に卓球部の子たちに呼び出され，数人から罵声を浴びせられた．以後朝になると不安が強まり，体のだるさや頭痛などを訴えて休むようになった．母親は学校に対応への不満をぶつけ，父親はA子に"負けずに戦え"とA子を叱ったが，その後も不登校は続いた．そのためX年（中学校3年生）4月に当院を初診した．

治療経過：初診時母親とともに受診した．学校に関する質問以外には淡々と答え，雑談にも応じた．しかしながら，学校に関する質問になると一転して下向きになり泣き始めた．初診時に抑うつ気分，不安，不眠を認め，主治医はDSM−Ⅳ−TRにおける「適応障害，抑うつ気分および不安を伴うもの」と診断し，学校でのいじめをストレス因子と考えた．

本人および両親に対して環境の調整の必要性を説明した．具体的には本人に学校を離れて自宅休養すること，昼夜の生活リズムを整えることから始めてもらうことにした．両親には同世代集団のなかで傷ついたA子自身が休養によって回復してくるまで「待つ」ことと，登校再開や仲間関係についてはA子自身の自主性を尊重していくことが思春期には大切であると強調して説明した．

2週間後の外来ではA子は自宅で静養を振り返り，「ドクター・ストップって感じで，少し休めた．でも，やっぱり学校は不安．友だちを見ると避けたくなる」と訴えた．その後も不登校は続いたが，X年5月ごろから「将来のことが心配」と話し始め，A子は誰も級友のいない塾に通い始めた．送り迎えは常に母親が同伴し，同年代の子どもを見ると母親の陰に隠れた．X年7月なると「なんとか高校生になりたい．いじめられたことは忘れられないけど，やっぱり受験して高校生になりたい」と話し始めた．そこでA子，母親，主治医，担任教師と集まって，学校でのA子の対応について協議した．他の生徒と顔を合わせないように登下校時間に配慮して，市の教育センターにある適応指導教室への登校を試みることになった．

不安や緊張するときにロラゼパム 0.5 mg を内服することをA子と母親に提案したところ，二人とも同意した．A子は学校に行く直前に内服し，適応指導教室への登校を始めた．「薬を飲むと少し不安がなくなるかも．でも気のせいかな」と笑って話し，1週間に1度だが継続して通えるようになった．X年9月なっていじめた子どもからの謝罪のメールが本人に届き，「本当かなって疑ってしまう．すこしは楽になるけど，でもまだ顔は合わせられない」と話した．

その後，徐々に適応指導教室へ登校する頻度を増やしていき，週に3回まで通えるようになった．X年11月に「このままでは高校に通えないかもしれない」と本人の希望で別の中学校に転校することになった．転校先では「誰も不登校だったことも聞いてこないし，拍手で迎え入れてくれた．うれしかった」といい，その後は薬を飲むこともなく順調に通学した．X＋1年1月にA子が自ら選んだ私立高校へ受験し合格し，安定した高校生活を送っている．

考察：いじめをストレス要因とした適応障害の事例である．受診時には抑うつ，不安を認め，数か月にわたり不登校であった．治療者は思春期年代という自立志向的な活動を理解しながら，不登校によって失っている同世代集団への参加をゆっくりと促していくことをめざして，主に学校との交渉や親ガイダンスなどA子の環境調整を行いながら支持的に接していった．そうしたところA子は不安障害や気分障害へと展開することなく症状は軽減していき，同世代集団への再開を果たしていったといえる．薬物療法は一時的で対症療法的なものであったが，緊張や不安などA子の苦痛を軽減し集団参加を促していくことに有効であった．

文献

1) American Psychiatric Association : Diagnostic and Statistical Manual of Mental Disorders. 3rd edition. Washington DC : American Psychiatric Association ; 1980.
   高橋三郎ほか訳．DSM-Ⅲ精神疾患の診断・統計マニュアル．東京：医学書院；1980．
2) American Psychiatric Association : Diagnostic and Statistical Manual of Mental Disorders. 4th edition. Text Revision. Washington DC : American Psychiatric Association ; 2002.
   高橋三郎ほか訳．DSM-Ⅳ-TR精神疾患の診断・統計マニュアル．東京：医学書院；2002．
3) 融道男ほか訳．ICD-10 精神および行動の障害—臨床記述と診断ガイドライン．東京：医学書院；2005．

［宇佐美 政英］

2-3 不安障害

はじめに

　「不登校」という問題を考えていくうえで不安の病理を切り離しては考えられないであろう．不登校の子どものすべてが不安障害ということはもちろんないが，不安の存在を全く否定できる子どももまた少ないのではないであろうか．では児童思春期の不安障害といった場合に，どの障害を対象とすべきか．やや教科書などによりばらつきがあるように思うが，基本的には分離不安障害，社会恐怖，全般性不安障害，パニック障害，急性ストレス障害，外傷後ストレス障害（PTSD）といった障害が児童思春期の中心的なものと考えてよいだろう．そのように考えると非常に幅広いスペクトラムをもつ障害群とも言い換えられる．各障害の診断と治療の概要を整理してみたいと考える．

児童思春期の不安障害の医学的診断と治療概観

　子どもの不安障害を考える場合に問題となることは，その不安が正常なレベルでの不安なのか，病的なレベルでの不安なのかを判断しなければならないことである．発達成長していくうえで不安を感じることは必ずしも異常とはいえず，時に重要な内的体験ともなりうる．よって苦痛の強さ，機能障害の範囲と深刻度，症状不変性の三つをもって診断していくことが重要であるといえる[4]．それらを適切に評価したうえで，DSM[2]などの評価ツールを用いて診断していくことが望ましいであろう．

　治療としては，不安障害は統合失調症などに比べると薬物療法が第一選択となることは少なく，基本的には薬物療法と精神療法，あるいは行動療法などを合わせて用いることが一般的である．ただし力動的精神療法に関しては，以前「神経症」として不安の病理がまとめられていた時代は中心的な役割を担っていたが，昨今ではかなり限局的な役割となってきている．言い換えれば以前に比べ不安の病理の生物学的側面が注目されるようになるにつれ，力動論から認知行動論に中心が移ってきている．認知行動論的には不安障害は環境における危険への歪んだ認知によって起こると考えられるため，認知行動療法（CBT）による認知の修正は効果的である[5]と考えられている．

また児童・青年期年代では，家族の積極的な治療への参加を重要視する意見があり[7]，親のサポート機能の向上をめざす親ガイダンスや家族病理を扱っていく家族療法などは，子ども個人への治療に勝るとも劣らない治療技法である．また段階によっては積極的に教育機関との連携を図り，同年代の仲間集団への参加を調整していくことも治療の重要な柱といえる．

◆ 分離不安障害

分離不安障害は親や家庭から離れることへの強い恐れが社会的機能を低下させる障害である．ただし子どもが親から離れる際に不安を感じること自体は必ずしも異常とはいえないので，「年齢不相応に過剰な不安である」ことをもって診断はなされる．この障害は児童思春期特有の不安障害であると考えられており，とくに年少者の不登校の子どもをみていくうえでは注意すべき障害といえる．基本的には分離不安障害の出現率は年齢が上がるにつれ下がっていく傾向をもつ[6]．分離不安により子どもは学校を含むさまざまな社会活動への参加が障害されるため，結果として学業の不振，対人関係スキルの未成熟などが引き起こされる．分離不安障害の子どもはしばしば身体愁訴を訴えるともいわれており，さまざまな精神障害との関連を考えていく必要もある．

治療としては上記CBTなどが論じられているが，実際の臨床場面では対象となる子どもが十分な言語能力を有していないことが多いので，両親へのカウンセリングを中心とし，本人に対しては力動的な観点や行動療法的観点などをバランスよく折中した支持的精神療法を行っていることが多いのではないだろうか．力動的精神療法が方法論として一般的であるとの文献は少ないが，経験的には力動的な観点は重要であると筆者は考えている．年少例に対する遊戯療法や箱庭療法，描画療法などもしばしば高い治療効果を得るので選択肢として検討してもよいかと考える．

◆ 社会恐怖

社会恐怖は，自己が他者の注視を浴びているかもしれない状況において持続的な恐怖感をもっており，そのような恐怖刺激により不安反応を誘発してしまい，結果として社会的状況の回避を引き起こしてしまう障害である．またその恐怖が過剰である，もしくは不合理であることを認識していることも条件とな

る（DSMにおいては子どもの場合にはこれらを認めない場合もあるとしている）．すなわち「人前で話す」「公衆便所で排泄を行う」といった恐怖状況下において「緊張する」「手が震える」「赤面する」といった不安反応を引き起こし，結果として「ひきこもり的になる」「人前を極端に嫌う」といった展開をする障害である．時に抑うつ感や焦燥感を併せもちつつも，それらと不安との区分が困難な場合もある．

治療としては系統的脱感作療法を中心とする行動療法やリラクゼーション技法を習熟させていく自律訓練法，加えて薬物療法などがしばしば用いられる．薬物療法に関しては選択的セロトニン再取り込み阻害薬（SSRI）の効果と安全性は実証されており[8]，第一選択薬といえる．抗不安薬に関してはその有効性を述べる文献も認めるが，SSRIの安全性と効果から使用は減少傾向にある．セロトニン・ノルエピネフリン再取り込み阻害薬（SNRI）の効果の可能性を述べる文献は散見するが，その実証は今後の課題といえる．

◆ 全般性不安障害

全般性不安障害は慢性的に漠然とした不安感が続いている障害である．旧来の不安神経症とは一線を画するものの，不安神経症を元型として全般性不安障害は発生してきている．全般性不安障害の特徴としては，明確な原因もなく，動悸，発汗，窒息感，めまい，などといった自律神経症状を呈するところにある．加えて筋のこわばり，筋緊張性頭痛，震え，といった筋肉運動に関する症状も認める．また慢性的な不安感から苛立たしさや集中力の低下を引き起こす．基本的には児童期にこの障害を認めることはまれで，思春期後期ごろから増加してくるといわれている．

治療としては特別なトリガーもなく不安が発生してくるため，暴露法のような手法は用いられにくい．そのため自律訓練法などでコーピングストラテジーを強化していく方法などが一般的には有効である．薬物療法に関しては社会恐怖と同様にSSRIの効果と安全性が実証されているので[8]，やはりSSRIが第一選択薬となるであろう．

◆ パニック障害

パニック障害の特徴は自律神経症状を中心とする発作が突然に出現し，数分

で消失するというところにある．感覚麻痺や現実感の消失，離人症状，死への恐怖といった精神状態に関する症状も認める．患者がそれを身体症状だと感じることがよくあるため，初めての受診科が内科や小児科であったりすることも多い．そのような点からパニック障害は反復した経過を診ていかなければ確定診断は困難であるといってもいいかもしれない．よってパニック障害の診断をする際には安易に確定をするのではなく，身体疾患をしっかりとルールアウトすることが重要であろう．また分離不安障害を幼少期に呈した子どもは後にパニック障害になる可能性が高いといった意見[1]も認め，パニック障害と分離不安障害の関係は深いと考えられているので，他の不安障害との比較も慎重に行っていくべきである．

治療としては暴露法が割合特異的に用いられる．すなわちパニック発作を軽減させるような身体的感覚（たとえば激しい運動など）を積極的に用いて，身体生理学的に対応していく手法である．また他の不安障害と同様にコーピングストラテジーを強化することも効果的であるとも考えられている．薬物療法としては三環系抗うつ薬やSSRI，モノアミン酸化酵素阻害薬，抗不安薬などが用いられている．

◆ 急性ストレス障害，PTSD

ストレス障害は予期しない重大な身体的・精神的外傷を体験した後に生じる不安や恐怖などの精神・生理反応群と定義されている．特徴としては，恐い体験を思い起こして再体験する「侵入」，外界に対する反応性が低下し，感情の麻痺や精神活動全体の麻痺が生じる「回避」，過度の緊張状態が持続する「過覚醒」があげられる．しかしそういった症状は正常の子どもでも起こりうるものであり，その程度が強く現実適応できない場合や長期化しすぎる場合が問題となる．一方でその辛い体験が成長を促すという側面ももっており，あまり悲観的になりすぎないことも重要である[3]．

子どもにおけるストレス反応の特徴としては，身体症状として出やすいこと，過度の罪悪感や無力感をもち，自傷行為を伴うこともあること，退行的なしがみつきが生じ，両親からの分離困難を呈することなどがあげられる．また外傷体験について話すことに苦痛を感じている一方で，親や友人と話すこと自体を苦痛と感じてしまうことが多いため，親が子どもの外傷体験について気づくこ

とができない場合をしばしば認める[9].

子どものストレス障害の治療としては, 心的外傷の受傷直後における治療的介入, 認知行動療法, その他の精神療法, 集団療法, 薬物療法などが用いられているが, その効果が明らかに実証されているものは少ない. 受傷直後の治療的介入はPTSDの予防的効果と同時に急性ストレス障害への直接的な治療的効果をもつ. 子どもは自我機能が未発達なため, 基本的な信頼関係に支えられた環境にないと大人以上に傷つきやすいといわれており, 安全感を保障できるように物理的環境と対人環境を調整する必要がある. トラウマを経験した子どもが複数であった場合は, 集団で問題を扱うことにより感情や体験が整理され, 孤立感や罪悪感を減少させることができる.

症例 2

初診時7歳(小学校1年生)・女児
　　主訴:本人「ママと離れたくない」
　　　　　母親「学校に行けない」
　家族歴:同胞2名中, 第2子.
　　父親:公務員. 穏やかな性格ではあるが, やや心配性な性格.
　　母親:会社員であったが, B子の出産のため退職している. 生真面目な性格.
　　兄:出生後3か月のときに先天性代謝異常により死亡.
　生活史・現病歴:胎生期, 出生時ともに明らかな異常は認めず, 精神運動発達も順調であった. 母親は兄の出産のときは出産・育児休暇にて仕事を続けたが, B子の際には「育児に専念したい」との思いが強く, 退職をすることにした. 小学校就学前は家では元気で明るい子であったが, 外に行くと不安がり, とくに母親のいない場面では泣いて大騒ぎをしてしまうことを繰り返した. そのため幼稚園にはできる限り母親が付き添うようにして対応した.

小学校に入ってからは分離不安がいっそう強まり, 入学当初何回かは登校したものの, 結局は登校できない状態となってしまった. 無理に連れて行こうとした時期もあったが, その際には大騒ぎで母親に噛みついたりもした. 不登校の状態となってからは, 家ではのんびりと過ごしていた. しかし母親としては「育て方が悪いのか」という思いが日に日に強まっていった. 小学1年の9月に母親の友人の勧めで当院を受診した.

　初診時の様子:B子は母親の後ろに隠れ, 主治医が話しかけるとこそこそと母親に耳打ちするだけであった. 母親はそのようなB子の行動にどう対応していいのかわからない様子で, B子の行動するままを受け入れているようであった.

治療経過：B子は初回から5回目の面接までは母親にしがみつき続けていたが，6回目になると母親と主治医が話している間は面接室のおもちゃで遊ぶようになっていった．しかしその際も母親の発言には注意しており，何か言われたくないことを母親が話そうとすると母親の口をふさいだりすることを繰り返した．そのため母親も主治医も表面的な話題しかすることができず，面接は停滞した状況となっていった．

そのため12月に主治医から遊戯療法の導入を提案した．B子は「ママと離れたくない」と泣いて訴えたが，遊戯室を見たり心理士と話したりするにつれ，「やってもいいよ」と受け入れることができた．そこで1月からB子に対して1週間に一度50分の心理士による遊戯療法を実施することとなった．

遊戯療法開始後10回目のセッションまでは遊戯療法場面に母親が同伴することをB子が強く希望したため，心理士，母親，B子の三者での遊びを繰り返した．しかし遊戯療法11回目のセッションでB子が遊びに夢中になっている際に，何気なく母親がトイレにたったところB子が気に留めなかったことをきっかけに，それ以後は母親が入室しなくても心理士と2人で過ごせるようになった．

以後，遊戯療法のなかではB子が自身の能動性を獲得していくような内容が進んでいった．一方で遊戯療法の間，主治医と母親とで話すことができるようになり，そのなかで母親の第一子の死を巡る喪の作業を取り扱っていった．その作業が進むにつれ，「もっとB子を放っておけるようになればB子も元気になるんでしょうね」といった発言を母親がするようになっていった．

遊戯療法，母親面接の展開に応じて，小学校2年の9月からB子は保健室登校をするようになった．以後，段階的にレベルを上げていったところ，小学2年の2月には在籍級に朝から登校できるようになった．小学校3年の7月に遊戯療法を終えたが，その後も問題なく登校できている．

文献

1) Biederman J, Rosenbaum JF, Bolduc-Murphy EA, et al. A 3-year follow-up of children with and without behavioral inhibition. J Am Acad Child Adolesc Psychiatry 1993 ; 32 : 814-821.
2) Diagnostic and Statistical Manual and Mental Disorders. 4th edition. Text Revision (DSM-Ⅳ-TR). Washington, DC : American Psychiatric Association ; 2000.
3) 藤森和美．子どもへの危機介入．金吉晴，編．心理トラウマの理解とケア．東京：じほう；2001. p. 155-171.
4) Klein DF. A proposed definition of mental00 illness. In : Spitzer RL, editor. Critical Issues in Psychiatric Diagnosis. New York : Raven Press ; 1978. p. 41-71.
5) Manassis K, Mendlowitz SL, Scapillato D, et al. Group and individual cognitive-behavioral

therapy for childhood anxiety disorders : A randomized trial. J Am Acad Child Adolesc Psychiatry 2002 ; 41 : 1423-1430.
6) McGee R, Feehan M, Williams S, et al. DSM-Ⅲ disorders in a large sample of adolescents. J Am Acad Child Adolesc Psychiatry 1990 ; 29 : 611-619.
7) Mendlowitz SL, Manassis K, Bradley S, et al. Cognitive-behavioral group treatment in childhood anxiety disorders : The role of parent involvement. J Am Acad Child Adolesc Psychiatry 1999 ; 38 : 1223-1229.
8) Roy-Byrne PP, Cowley DS. Pharmacological treatment of panic, generalized anxiety, and phobic disorders. In : Nathan PE, editor. Treatments That Work. New York : Oxford Press ; 1998. p. 319-338.
9) William Y. Post-Traumatic Stress Disorders. In : Michael R, editor. Child and Adolescent Psychiatry. Oxford : Blackwell Publishing ; 2002. p. 520-528.

〔小平　雅基〕

2-4 強迫性障害

はじめに

　児童思春期の臨床場面において強迫性障害の症状は時に強固かつ激しいものであり，対応に非常に苦慮する可能性のある障害といえる．強迫症状が増悪してきた場合には容易に生活がままならなくなるため，不登校という問題とも非常に親和性が高い．また不登校の子どもが強迫性障害を呈している場合はそうでない場合に比べ，さまざまな介入を必要とすることが多く，不登校という問題を考えていくうえでは強迫性障害への十分な理解が必要といえよう．

児童思春期の強迫性に関する医学的診断

　強迫性障害は頻発する強迫観念と（もしくは）強迫行為によって規定されている．強迫観念とは，不合理な内容の考えが意に反して頭の中に浮かんでくることであり，それらは考えずにはいられず，その結果，正常な思考が妨げられることとなる．強迫行為とはある行動に駆り立てられて，それを行わないと気

がすまないことであり，観察可能であるふるまいの形か，精神活動に転じた形（たとえば「声を出さずに言葉を繰り返す」など）のいずれかである．

強迫観念は一般的にはネガティブな感情を伴っており，強迫観念を無視し，抑圧するために強迫行為を形成すると考えられている．また強迫行為をすればするほど不安は高まり，結果として強迫観念から強迫行為への悪循環を強めていくことも理解されている．

DSM-Ⅳ-TR[2]では強迫観念は現実問題へのただの心配のしすぎではなく，それが自身の心から発生していることを当人が自覚していることを必要としている．またある時期には当人は観念か行為を過度で，「意志に反するもの」「無意味なもの」と認識しなければならない．しかし小児期においては必ずしも不合理なものとして体験されてはいないとしており，不合理さへの洞察は必須の条件ではないというのが現在の考え方である．

成田[5]は強迫性障害を，強迫症状に一人で悩み，他者を巻き添えにしない「自己完結型」と強迫症状の遂行にあたって必ず他者を必要とする「巻き込み型」に区別し，子どもでは成人に比べ「巻き込み型」が多いとしている．この点も小児期の強迫性障害の特徴としてあげられるかもしれない．筆者が国府台病院で過去10年間の児童思春期の強迫性障害を調査したところ2/3が巻き込み型であった．

疫学としては成人の有病率はさまざまな調査で1～3％の範囲にあるものが多い．児童青年期の調査としてはFlamentが14～18歳の高校生を対象に行ったもので点有病率が1％[3]，British Mental Survey（5～15歳を対象）で点有病率が0.25％[4]といった結果を認める．

症状として最もよく認める強迫観念は「汚染への不安」「自分自身もしくは他人への危害を及ぼすことへの不安」「対称性や完全さへの欲動」である．強迫行為では「過剰な洗浄」と「清掃」を先頭として，「確認」「数かぞえ」「繰り返し」の順となっている[8]．多くの子どもは経過のなかで洗浄と確認を認めており，その後時とともに変化していき，最終的に思春期の終わりにはほとんどすべての症状を経験してしまうこととなる[6]．強迫観念だけ，もしくは強迫行為だけという子どもはきわめてまれである．

併存症としてはチック障害，不安障害，行為障害および反抗挑戦性障害，学習障害などがしばしば指摘される．強迫性障害は除外診断ではないため複数診

断がつくことがありうることは意識しておかなければならない．

またわが国ではあまり論じられることはないが，米国を中心に PANDAS (Pediatric Autoimmune Neuropsychiatric Disorder Associated with Strep) という Swedo らの研究グループが 1989 年に報告し[9]新しく規定した概念が存在する．小児期において A 群 β 溶連菌感染後，急性に強迫症状やチックが出現することがあり，その様子が Sydenham 舞踏病に類似していることから，基底核に溶連菌抗体が自己免疫反応を起こすことが関与しているのではないかと推測されているものである．海外では治療として免疫治療（プレドニゾン，血漿交換療法，免疫グロブリン静脈内投与）や抗菌薬による予防などが取り組まれ，治療効果をあげた報告が散見される．いまだ十分なコンセンサスを得られていない疾病病理ではあるが，今後強迫性障害の一つのサブタイプとして規定されていく可能性はあり，急性発症し劇的に悪化した強迫性障害やチックにおいて，A 群 β 溶連菌感染を調べることは意味があるかもしれない．

児童思春期心性からみた強迫性

子どもの強迫性障害においては，発達過程にみられる正常の範疇に属する強迫から強迫性障害とされる強迫までスペクトラムとして理解することが可能[1]であり，児童期にみられる正常レベルの強迫は子どもが発達するために経過しなければならない課題ともいえる側面をもっている．すなわち障害とはいえない強迫症状がありうるということになるので，DSM では「それが悩ましく，長時間続き，社会活動を害していること」をもって障害と特定している．

また身体的変化に伴いリビドーの活動が高まる思春期においては，それにより生じる不安や緊張を，それまでに身につけた肛門期への退行（汚い言葉を言う，母親や他の女性への反抗的・攻撃的態度を示したりする等）により心の平衡を保とうとする．肛門期への退行を起こすことで強迫症状が形成されるという力動論的解釈をあえて用いるならば，子どもが思春期に強迫的な心性を強めることはある程度理解しておくべきである．

児童思春期の強迫性障害に対する治療概要

強迫性障害に陥った子どもに対する治療としては当然であるが，まずは患者・治療者間の信頼関係の確立，本人と保護者に対する疾病に関する教育の二つが

何よりも優先されることは間違いない．多くの場合，子どもは不合理と思っていないまでも「何か変なことが自分のなかで起こっている」とは感じており，その部分を「治療者に共有してもらえている」と本人が治療初期に感じることは後の治療の大きな助けとなる．

そのうえで治療戦略としては多くの研究で示されているように，認知行動療法と薬物療法の併用が基本骨格となる．しかし実際には強迫症状を「何か変なこと」とは思っていながらも，治療への動機づけが乏しい場合が少なくない．よって動機づけが高い子どもには認知行動療法と薬物療法を開始していくが，その導入が困難な子どもに対しては，支持的精神療法，集団精神療法，家族療法といったさまざまな介入が必要となってくる．年代によっては遊戯療法を用いることもある．洞察的精神療法については否定的な研究報告が多く，その効果は実証されていないが，臨床場面では治療のある段階において有意義であることを時に経験する．

また他者を巻き込む行為が止まらず暴力的となってしまっている場合や，あまりに治療への動機づけが乏しく外来治療の限界を感じた場合などは入院治療を導入することとなる．とくに重症例などでは行動制限も含めた intensive な治療構造を設定しなければならないこともしばしば認め，そういった環境のなかで初めて行動療法が可能となるケースもいることは事実である．

▶児童思春期の強迫性障害に対する薬物療法

強迫症状に対する薬物治療としては選択的セロトニン再取り込み阻害薬（selective serotonin reuptake inhibitor：SSRI）が代表的である．成人では複数のSSRIが強迫症状に対する有効性を実証されており，その臨床的根拠を拠り所として小児にも用いられているのが現状である．小児期におけるフルボキサミンの強迫症状に対する効果は海外では実証されている[7]．三環系抗うつ薬のなかで比較的セロトニン再取り込み阻害作用の選択性が高いクロミプラミンもその効果は実証されているが，副作用の頻度がSSRIよりも高く，安全性という点から考えると第一選択薬としてはSSRIが望ましい．

薬物の反応はかなり個人差があるので，その旨を本人と保護者にしっかりと伝えるべきである．おおよそセロトニン再取り込み阻害薬（SSRIやクロミプラミン）単剤の治療では1/3が反応しない．その一方で8〜12週間経過しな

いと効果が出てこない一群もいるので一度投与した場合は8週，可能であれば10週は待つことが重要である．

またこれ以外にもクロナゼパムやハロペリドールとSSRIの併用も効果があるといわれている．全くエビデンスはないが，筆者はハロペリドール，炭酸リチウムの単剤投与により強迫症状自体が改善したケースを何例か経験している．また強迫症状を標的症状としてではなく，強迫性障害の治療経過中に生じてくる「興奮」を鎮静する目的や衝動制御を目的として，抗精神病薬や炭酸リチウム，カルバマゼピンなどの気分安定薬を用いることも時にある．

> **症例 3**
>
> 初診時10歳（小学校4年生）・女児
> 　主訴：本人「いろいろ気になることがあってつらい」
> 　　　　母親「学校に行けない」
> 　家族歴：同胞なく両親との3人暮らし．
> 　　父親：会社員（事務職）．おとなしい性格で家庭に対してはあまり口を出さない．
> 　　母親：主婦．不安が高く，何かというとC子に口を出してしまう．
> 　生活史・現病歴：母親が妊娠晩期に破水，感染の恐れがあるといわれ入院となった．出生は自然分娩で，出生後は注意してみたほうがいいといわれ，2週間保育器に入院となった．とくに問題はないとのことで退院となったが，C子が1歳ごろまで母親が情緒不安定となる時期が続いた．母親は「そのころは育児がつらかった」と振り返った．
> 　その後の精神運動発達に遅れはなかったが，保育園入園当初はよく泣く子で，とくに母親から離れる際に泣いて大騒ぎをすることが多かった．しかし徐々に慣れるに従ってそういった傾向は減少し，元気に過ごすようになっていった．
> 　保育園の年長時に先生が，本児のふけを「シラミかもしれない」と言いだし，他児から引き離し，強迫的に着替えをさせた．親としては非常に不満であったが，C子がとくに行きしぶることはなかったので，経過をみることにした．
> 　小学校では元気に過ごしていたが，どちらかというと周囲に引っ張りまわされ，嫌とは言えない性格ではあった．小学校3年の夏に引っ越しをした際に「友だちと別れるのは嫌だ」と泣いていた．
> 　小学校4年になったころより徐々に手洗いが増えるようになっていった．母親が止めるように注意しても止まらず，時には「止めたいのに止められない」泣きながら手を洗い続けることもあった．小学校4年の9月からは「気になってしまうことがあってつらい」との理由から

学校に行かなくなった．1回の手洗いでボディーソープ1本を使い切るようにまでなり，当院に小学校4年の12月に受診した．

初診時の様子：初診時C子は硬い表情で，「つらいけど止められない」「どうしていっていいのかわからない」と話した．情報を聴取し強迫性障害であることを主治医から伝えると「この病気は治りますか？」と涙を浮かべながら話した．

治療経過：初回から行動療法理論（暴露反応妨害法）の説明をし，C子に「気になること」が起こる「きっかけ」とその際に浮かんできてしまう「考え」，またその考えによって行ってしまう「行動」をリストアップしてきてもらうこととした．またその行動ができない場合にどのくらいの不快を感じるかの「不快指数」も100点満点で付けてもらうこととした．薬物治療に関しては母親が望まなかったため，実施しないこととした．

2回目の受診の際「特定の物をさわる，汚いと思う，何度も手を洗ってしまう，100点」「外に出る，汚れちゃったと思う，服を着替える，70点」「TVを見ると，リモコンを間違えちゃうと思う，触れない，60点」など12個の問題をあげてきた．その中から最も不安の高くないものを取り上げ，「考え」に支配され「行動」してしまわないように宿題を設定した．

しかし3回目の受診の際，C子は「頑張ってやろうとしたら，すごく不安になっちゃった，絶対できないと思う」と話した．母親も「先生の言う行動療法は娘にあわないと思う，かえって悪くなってる」と拒否的な態度を示した．再度説明を繰り替えし，薬物の併用も検討し，パロキセチンを使用することとした．そうしたところ5回目ごろから「だいぶ楽になった，これぐらいなら頑張れるかも」とC子が話すようになった．そのため再度課題を設定したところ，その後一つずつ課題をクリアしていった．改善するにつれ母親も「つい大騒ぎしすぎてしまうんですよね」と振り返るようになった．

その後，何度かリストアップの組み直しをしながら続けていったところ，小学校6年の8月ごろには「ほとんど気にならずにやれている」とC子が話すようになった．母親も「症状は少し残っているが，本人も対処法はわかっている様子」と評価するようになった．

小学校6年の9月からは学校にも登校できるようになり，以後安定して登校できている．

文献

1) Adams P. Obsessive children : A sociopsychiatric study. New York : Brunner/Mazel ; 1973. 山田真理子，山下景子，訳．強迫的な子どもたち．東京：星和書店：1983.
2) Diagnostic and Statistical Manual and Mental Disorders. 4th edition. Text Revision（DSM-Ⅳ-TR）. Washington, DC : American Psychiatric Association ; 2000.
3) Flament MF, et al. Obsessive compulsive disorder in adolescence : An epidemiological study. J Am Acad Child Adolesc Psychiatry 1988 ; 27 : 764-771.
4) Heyman I, et al. Prevalence of obsessive-compulsive disorder in the British nationwide

survey of child mental health. Int Rev Psychiatry 2003 ; 15 : 178-184.
5) 成田善弘．強迫症の臨床研究．東京：金剛出版；1994．p. 35-55.
6) Rettew D, Swedo S, Leonard H, et al. Obsessions and compulsions across time in 79 children and adolescents with obsessive-compulsive disorder. J Am Acad Child Adolesc Psychiatry 1992 ; 31(6) : 1050-1056.
7) Riddle MA, Reeve EA, Yaryura-Tobias JA, et al. Fluvoxamine for children and adolescents with obsessive-compulsive disorder : A randomized, controlled, multicenter trial. J Am Acad Child Adolesc Psychiatry 2001 ; 40(2) : 222-229.
8) Swedo S, Rapoport J, Leonard H, et al. Obsessive-compulsive disorder in children and adolescents : Clinical phenomenology of 70 consecutive cases. Arch Gen Psychiatry 1989 ; 46(4) : 335-341.
9) Swedo SE, Rapoport JL, et al. High prevalence of obsessive-compulsive symptoms in patients with Sydenham's chorea. Am J Psychiatry 1989 ; 146(2) : 246-249.

［小平　雅基］

2-5 気分障害

はじめに

　児童思春期の症例を診察していく場合，気分障害というテーマはかなり重要な位置を占めるといえる．なぜならそれらが自殺企図や重度のひきこもりなどを引き起こす可能性があるから（言い換えれば症状的に重症度が高い障害群であるから）である．不登校という観点からみても明らかな気分障害を認める子どもは少なからず「不登校」の状態となっているため，それらとの関係を考察することは重要といえる．よって児童思春期の気分障害は慎重に評価し，必要と判断された場合には十分な治療を行っていくことが必要である．

児童思春期の気分障害の医学的診断

◆ DSM-Ⅳ-TR による診断カテゴリー

　DSM-Ⅳ-TR[5]を用いて考えるならば，うつ病性障害，双極性障害の二つが主な診断カテゴリーとなっている．各カテゴリーの診断はDSMを用いることで区分されるが，大まかなイメージとしては気分の落ち込みを主体としたうえで，軽躁もしくは躁病エピソードの存在があれば双極性障害のカテゴリーに属することになり，それらが存在しなければうつ病性障害のカテゴリーに属することとなる．

　しかし実際の児童思春期の臨床場面では，軽躁もしくは躁病エピソードを示す双極性障害はある程度障害の輪郭がはっきりしているのに比べ，うつ病性障害はやや輪郭がぼやけている印象を否めない．それというのも児童思春期のうつ病は1970年代までは成人に比べまれであると考えられてきたが，DSM-Ⅲを中心とした操作的診断基準の登場により，児童思春期のうつ病性障害は注目を浴びることとなり，成人のうつ病性障害と同じような症状が児童思春期にも認められ，それまで考えられていたよりも多く存在することが明らかとされてきたという経緯をもつ．言い換えればDSMというルールブックの改定により，うつ病の病像がリフレーミングされ，それに伴って児童思春期のうつ病も形を変えてきたといえる．少し懐疑的な見方をするならば，成人と同じような症状を呈し，操作的診断基準という成人と同様のツールで診断できるからといって，子どものうつ病と成人のうつ病が全く同じ病態を示しているといえるのかという疑問は存在する．しかし現在の治療体系は操作的診断基準に依拠したエビデンスによって構築されているため，それらに則った診断を用いていくことは必要といえよう．そのため，とくにうつ病性障害の診断はDSMなどの操作的診断基準を適切に用いて行っていくことが望ましいであろう．

◆ 疫学

　大うつ病性障害の有病率は児童期においては 0.5〜2.5％，青年期では 2.0〜8.0％であると推定されている[7]．双極性障害に関しては大うつ病性障害の有病率を大きく超えるものではなさそうである．

◆ 症状

　成人の症状に準じて評価されるが，児童思春期特有な理解としてはDSMで述べられているように，大うつ病エピソードにおいて抑うつ気分がイライラとした気分でもよいという点である．子どもは内的な感情を言語化することが苦手であるため，場合によってはそのイライラとした気分すらも語られずに，行動上の問題（たとえば「かんしゃくを起こす」など）だけが観察されることもある．すなわち一見イライラとし，落ち着きがなく見えるだけの子どもでも，その他の症状を詳しく評価していくと，大うつ病エピソードの診断に至ることが起こりうる．よって子ども本人から述べられる内的な訴えの評価に加え，保護者からの行動上の問題の評価を併せて行っていくことが重要であるといえる．

　軽躁病エピソード，躁病エピソードに関しては，DSMにおいてとくに児童思春期における固有の理解はされていないので，成人の診断基準に準じて評価をしていくこととなる．しかし近年，双極性障害としては非定型な経過をたどる，児童期に躁病相で初発するAD/HD症状を合併した一群が，米国を中心に注目されてきており[2]，一応留意しておくべきであろう．また児童期にはうつ病が躁転する割合が高いとの意見[6]があるので，うつ病性障害としたケースであっても双極性障害の可能性は一応考えておいたほうがいいだろう．

◆ 併存障害

　併存障害に関しては，うつ病性障害における行為障害および反抗挑戦性障害，不安障害，注意欠陥/多動性障害（AD/HD）などがしばしば指摘されている[1]．よってそれらの障害に対する評価も必要である．とくに反抗挑戦性障害およびAD/HDは，小児のうつ特有の「イライラとした」様子がそういった症状にみえることがあるので，それらが併存しているのかどうかを評価することも重要である．また当然であるがAD/HDの多動傾向や不注意傾向と軽躁病および躁病エピソードの過活動傾向や注意散漫と区別することも重要である．

▍児童思春期心性からみた抑うつ

　ここでは少しだけ思春期における抑うつについて触れておきたい．実際の臨床場面で子どもに「悲しい気持ち」と述べられた際に，それをDSMの枠の中

に入れようと試みるとどうしても抑うつ気分と評価してしまいがちな傾向がある．これは昨今のうつ病の common disease 化という流れからするとさほど問題はないのだが，こと思春期においては少し注意が必要と思われる．

　Blos[4]によれば思春期においては幼児期に認めた分離個体化のアドレッセンス版といえる新たな個体化過程を歩まなければならない．すなわち思春期の子どもは衝動の増大とともに，それまで慣れ親しんだ「家族システム」から分離し，外界へと分離独立を果たしていかなければならないのである．その際に反抗（すなわち分離・独立への入れ込み）と依存（すなわち過敏な見捨てられ感の出現）の両価性はきわめて亢進してくるといってよい．よって思春期の子どもが見捨てられ感から悲哀感をもつことはある程度正常なことといえる．それゆえに同年代集団への没頭を図るわけだが，そういった外界との関係がうまく機能していない際にはそういった心性が優勢となることは想像に難くない．もちろん精神症状として悲哀と抑うつは一線を画するところであるので，慎重に評価をしていけば混同することはないとは思うが，やはりこの年代の子どもをみていく際にはそういった発達論的な観点を有しておくべきではあろう．

気分障害に対する治療概観

◆うつ病性障害

　うつ病性障害に関しては，一般的には集中力の低下や意欲低下を認めるため，学習や友人との交流が困難となる．成績は低下し，それまで楽しみとしていたことに興味を示さなくなる．成人と同様，焦燥感から無理をして登校しているケースも時に認めるが，多くは不登校となったことで病院を訪れることとなる．

　まず初めに気をつけるべきことは，患者・治療者間の信頼関係を確立することと本人と家族に対する疾病に関する教育を十分に行うことである．そのためには本人が内的な感情を語りやすいような雰囲気を提供することも重要である．

　そのうえで薬物療法や精神療法的アプローチを実施していくこととなるが，薬物療法だけに頼ることは児童思春期の精神科治療においては不十分と考えられている[3]．それは症状評価が十分にされないまま安易に薬物療法がなされることへの懸念もあるが，成長発達段階にある子どもが長期間うつ病性障害にさ

らされている場合は，自己評価や自尊心が障害されていたり，社会的機能の発達が停滞していたりする可能性があるため，精神療法的アプローチは十分に考慮されなければならない．よって認知行動療法，力動的精神療法あるいは家族療法といった精神療法的アプローチを骨格に据えつつ，必要に応じて十分な薬物療法を行っていくということがうつ病性障害に対する治療の基本戦略といえよう．

 ただし精神病性のうつ，重症のうつに関しては早期に薬物療法の使用を検討すべきである．また思春期のうつでは希死念慮が伴いやすいため，自殺企図の可能性が高いと判断し，外来治療の限界を感じた場合は入院治療を検討することも時に必要である．

◆双極性障害

 双極性障害に関しては基本的には成人の治療ストラテジーに準じる．児童思春期の子どもである以上，精神療法的アプローチを必要としていることはいうまでもないが，うつ病性障害に比べ病像の輪郭がはっきりしている分，より成人の治療との格差が少ないといえる．よって軽躁病エピソードもしくは躁病エピソードを認めた場合は，薬物療法の導入を早期から検討すべきである．当然であるが，うつ病相や躁病相の極期では入院治療を図っていくことも重要な選択肢となる．

児童思春期の気分障害に対する薬物療法

◆うつ病性障害

 小児のうつ病性障害に対する薬物療法としては，現在のところ欧米においては第一選択薬が選択的セロトニン再取り込み阻害薬（selective serotonin reuptake inhibitor；SSRI），第二選択薬は三環系抗うつ薬と考えられている．SSRIの副作用の少なさや三環系抗うつ薬を過量服薬した際の死亡の危険性，種々の二重盲検法による研究において三環系抗うつ薬の効果が証明されなかったのに対してSSRIはいくつかの研究でその効果が実証された[8]点などから考えるとSSRIが三環系抗うつ薬よりも望ましいであろう．しかし成人に比べ得られているエビデンスが圧倒的に少ないことは理解しておくべきであり，使用

にあたっては保護者と本人へ十分な説明をすることが重要である．

　実際の臨床場面では SSRI や三環系抗うつ薬を主剤としながら，不安焦燥感が強い場合には抗精神病薬の併用を試みたり，成人の augmentation 療法に倣って炭酸リチウムやカルバマゼピンの併用療法を実施したりすることもあるが，現時点ではその効果は十分に実証されていない．

◆ 双極性障害

　双極性障害に対する薬物療法は気分安定薬として第一選択薬に炭酸リチウムとバルプロ酸ナトリウムがあげられ[9]，他にもカルバマゼピンが用いられる．また躁病相においては成人と同様に抗精神病薬の併用も検討すべきである．

症例 4

初診時 13 歳（中学校 2 年生）・男子
　主訴：本人「困っていることは何もない」「気持ちの悪いのが治れば学校に行けるのに」
　　　　父親「いろいろな身体症状がある」「学校に行けない」「生活リズムが崩れている」
　家族歴：同胞なく父親との 2 人暮らし．
　　父親：会社員（営業職）．D 男に対しては一生懸命ではあるが，話しぶりは一方的なところが目立つ．
　　母親：D 男が中学 2 年の 9 月に乳癌のため死去．
　生活史・現病歴：胎生期，出生時に明らかな異常なく，その後も明らかな精神運動発達の遅れは認めなかった．小学校就学前も同年代の子とよく遊んでおり，とくに問題を指摘されることはなかった．
　小学校ではよく友人と遊ぶ子で，小学校 3 年のときに転校した際もすぐに新しい環境に馴染むことができた．小学校 4 年からは野球クラブにも所属していた．成績も平均的であり，その他学校生活に大きな問題は認めなかった．
　小学校 6 年になった際に母親の乳癌が判明した．父親は病名を D 男に伏せていたが，それ以来，家庭全体が母親の癌治療を中心に動くようになっていった．母親は入退院を繰り返し，2 度目の入院のころから D 男が「勉強が嫌いになった」と話すことが増えていった．
　中学に入ってからは，勉強はあまりしたがらなかったが，部活の野球にはそれなりに没頭し，友人関係もまずまずの状態であった．
　しかし中学 2 年の 6 月ごろから学校を休むことが増えていった．7 月に母親の状態が危うくなり入院となった．その時点で父親から D 男へ母親の病名を告知した．その後，父親は

母親の看病に付きっきりの状態となり，看病で父親が夜家を空けることも少なくないような状態となった．そのころからD男は吐き気を催すようになり，次第に頭痛など他の身体症状も出現するようになった．生活は昼夜逆転となり起きているときも臥床がちに過ごすようになった．そのため中学2年の2学期からは全く学校に行けなくなった．9月中ごろに母親が死去したところ，身体愁訴はさらに強まり「つらい」と訴えることが毎日のようになっていった．そのため10月に大学病院小児科を受診したが，諸検査実施されるも明らかな異常は認めなかった．そのため中学2年12月に当院へ紹介受診となった．

　　初診時の様子：初診時「小児科で精神科へ行けと言われたので来たが，精神科には来たくないと思う」「今困っていることはない」「体さえ治してくれれば学校にも行けるし，ただそれだけ」「体で困っているのは吐き気の発作」といったことを話した．話しぶりはきわめて拒絶的で，何を話しかけても嫌そうな表情をしてはめんどくさそうに答えた．

　　治療経過：その後，関係確立を当面の目標として面接を続けたが，初診時の拒絶的な様子は変わらなかった．また面接場面では，きわめて身体症状に執着的な点と会話の迂遠な点が目立った．そのため当初主治医としては広汎性発達障害の可能性も検討した．しかし父親は「前はこんなんじゃなかった，不登校になってからこうなったんだ」と言い，父親からの情報では発達障害を疑う情報は得られなかった．

　　そのような外来が続き，身体症状もさまざまに変化していったため，初診時から精神科薬を拒否し続けていたD男に対して再度服薬について提案し，話し合いを持っていった．そうしたところ「精神的な問題ではないけど，まあ飲んでみてもいいかな」と受け入れたため，中学3年の5月からフルボキサミンを開始した．

　　そうしたところ6月になりD男が「少し変わった気がする」と言うようになり，父親も「少し外出するようになった」と話したため，フルボキサミンを漸増していった．精神療法としては基本的には支持的なものとし，あまり身体症状自体への取り扱いはしないようにした．

　　中学3年8月ごろから「目が変な感じはまだあるけど，気持ち悪いことが減ってきた」と話すようになり，父親も「調子のいいときが一日のうちたまに認めるようになってきた」と評価した．9月ごろには「だいぶいいけど，まだ今ひとつ」とD男が話し，父親は「夕方から夜は結構調子良いが，午前中が不調のよう」と評価するようになった．10月に入ると「体の不調はあんまりない」「何か意欲出ていた」と話すようになり，父親も「本を読んだり意欲的になってきた」と評価した．11月（フルボキサミン1日200mg処方）には勉強もするようになり，D男自身が「何か今までおかしかったかもしれない」と振り返った．そのころになると初診当初認めた会話の迂遠さもほとんど認めないようになり，表情も笑顔で話すようになっていた．

その後,高校進学の相談をするために登校するようになり,卒業式の練習にも参加しはじめ無事卒業した.

文献

1) Angold A, Costello EJ. Depressive comorbidity in children and adolescents : Empirical, theoretical, and methodological issues. Am J Psychiatry 1993 ; 150 : 1779-1791.
2) Biederman J, Mick E, Faraone SV, et al. Pediatric mania : A developmental subtype of bipolar disorder? Biol Psychiatry 2000 ; 48 : 458-466.
3) Birmaher B, Brent DA & Work Group on Quality Issues. Practice parameters for the assessment and treatment of children and adolescents with depressive disorders. J Am Acad Child Adolesc Psychiatry 1998 ; 37(Suppl) : 63-83.
4) Blos P. On Adolescence. New York : The Free Press of Glencoe Inc ; 1971.
5) Diagnostic and Statistical Manual and Mental Disorders. 4th edition. Text Revision (DSM-Ⅳ-TR). Washington, DC : American Psychiatric Association ; 2000.
6) Geller B, Luby J. Child and adolescent bipolar disorder : A review of the past 10 years. J Am Acad Child Adolesc Psychiatry 1997 ; 36 : 1168-1176.
7) Harrington R. Affective disorders. In : Rutter M, Taylor E, Hersov L, editors. Child and Adolescent Psychiatry : Modern Approaches. 3rd edition. Oxford : Blackwell Science ; 1994. p. 330-350.
8) Keller MB, Ryan ND, Strober M, et al. Efficacy of paroxetine in the treatment of adolescent major depression : A randomized, controlled trial. J Am Acad Child Adolesc Psychiatry 2001 ; 40(7) : 762-772.
9) McClellan J, Werry J. Practice parameters for the assessment and treatment of children and adolescents with bipolar disorder. J Am Acad Child Adolesc Psychiatry 1997 ; 36(10 Suppl) : 157-176.

〔小平 雅基〕

2-6 身体表現性障害

不登校と身体症状

子どもは,成人に比べて認知能力や言語化能力がまだ十分に発達していないために,精神的ストレスや内的葛藤を身体症状として表現することが多いと考

えられている．Campoら[1]は児童思春期および青年期の身体化症状について文献研究を行い，方法論などの違いにより比較することは困難としながらも，一般群の頻度としては頭痛（10〜30%）や腹痛（10〜25%）などの反復性の疼痛が最も多く，そのほか倦怠感，嘔気/嘔吐などが多い，としている．また，不登校児童の多くが腹痛や頭痛などの身体症状を訴えることもよく知られているところである．齊藤ら[2]の調査では，不登校を主訴に児童精神科を受診した小中学生の約70%が身体症状を訴え，学校へ行けない理由では「身体症状のために学校へ行けない」が，いじめなどの「仲間との関係」に次いで第2位であった．さらに齊藤ら[3]は，不登校に伴う身体症状の出現時期は，不登校が始まる2か月前から不登校発現時までの期間に約80%が集中しており，身体症状はストレス状況や葛藤の高まりを表現する「サイン」として理解できると報告した．しかし，身体症状が周囲に危機的状況を知らせるメッセージの役割を果たしていて，その役割を終えると速やかに消失してしまう症例ばかりではなく，身体症状を長期間にわたって訴え続け，治療や援助が展開しない症例も少なからず存在する．

　筆者[4]は身体症状を伴う不登校の小中学生177人（男98人，女79人，平均年齢12.2±2.0歳）を対象に追跡調査を行った．症例を**表4**のように不安型，抑うつ型，身体表現型に分類して身体症状や不登校の期間などについて検討し

表4　精神病理学的類型の定義

不安型
1) 分離不安や過剰不安といった不安感が前景に立っており，それに伴って身体症状が出現している．
2) DSM-Ⅲ-R診断基準の小児期または青年期の不安障害，不安障害，不安気分を伴う適応障害の診断基準を満たしている．

抑うつ型
1) 抑うつ気分，意欲低下，絶望感などの抑うつ症状が前景に立っており，それに伴って身体症状が出現している．
2) DSM-Ⅲ-R診断基準のうつ病性障害，抑うつ気分を伴う適応障害の診断基準を満たしている．

身体表現型
1) 上記のような不安感や抑うつ感よりも，身体症状へのとらわれやこだわりが優勢である．
2) DSM-Ⅲ-R診断基準の身体表現性障害，身体愁訴を伴う適応障害の診断基準を満たしている．

たところ，身体表現型は身体症状が遷延しやすく不登校も長期化しやすいといった特徴が認められた．また，身体症状の持続期間と不登校期間は正の相関関係にあり，身体症状を訴えている時期の関わり方が不登校の治療・援助において重要な位置を占めていることが示唆された．

本項では，身体表現性障害の概念やそこに含まれる疾患について概説し，不登校の子どもたちの訴える身体症状への対応について述べる．

身体表現性障害の概念

身体表現性障害（somatoform disorder）とは，身体医学的には十分に説明できない身体症状からなる障害の一群である．ただ，現在臨床で用いられることが多い二つの疾患分類，すなわちWHOの国際疾病分類10版（ICD-10）とアメリカ精神医学会の精神疾患分類（DSM-IV-TR）では，そこに含まれる障害が一部異なっている．とくに転換性障害はDSM-IV-TRでは身体表現性障害の中に含まれているが，ICD-10では解離性（転換性）障害として身体表現性障害とは別の障害として分類されている．本項では転換性障害も含めて述べることとする．

主な病像は，諸検査に異常が認められず，医師が症状には身体的基盤が認められないと保証してもさらなる医学的精査を求めたり，繰り返し身体症状を訴えたり，身体症状が持続的に認められたりするものである．また，こうした身体症状と，日常生活上のストレスや葛藤との関連について考えることに抵抗を示したり意識化できなかったりする．不登校の子どものうち，腹痛や頭痛などの身体症状だけを訴え続け，学校にまつわる葛藤をなかなか言語化せず，「学校で別に困っていることや悩んでいることはありません」「痛みさえ良くなれば学校に行けるんですけど」と述べたり，小児科などの身体診療科で「異常がない」「精神的なもの」と言われたことに憤慨して別の医療機関を受診する，といった症例が身体表現性障害の子どもの大まかなイメージであろうか．

身体表現性障害の主な疾患

DSM-IV-TRの分類に従って，身体表現性障害の主な疾患について述べる．

◆ 身体化障害

　身体化障害（somatization disorder）は，身体の検査や診察を行っても十分に説明できない多彩な身体症状を長期間訴える障害である．身体症状としては少なくとも四つの疼痛症状（頭痛，腹痛，関節痛，四肢痛など），二つの胃腸症状（嘔気，下痢など），一つの性的症状（月経不順，月経過多など），一つの偽神経学的症状（部分的な脱力，嚥下困難，失声などの転換性症状や解離性症状）が経過中に認められなければならない．

　症状が多彩であること，症状を訴える期間が数年間（ICD-10では2年以上）でなければならないことから，不登校の子どもたちでこの診断基準を満たす症例に出会うことは実際にはそれほど多くはない．しかし，長期間にわたって支援をしていくなかでこの診断基準を満たした青年になることもある．

　また，診断に際しては身体疾患の可能性を念頭においておくことが必要である．

◆ 鑑別不能型身体表現性障害

　鑑別不能型身体表現性障害（undifferentiated somatoform disorder）は，身体化障害の軽症型と考えられる障害で，身体的愁訴が一つ以上であること，持続期間が6か月以上であることなどから，身体化障害に比べるとこの診断基準を満たす不登校の子どもははるかに多い．

◆ 転換性障害

　転換性障害（conversion disorder）は，神経疾患や身体疾患では説明のできない運動機能や感覚機能を損なう症状を示す障害である．症状としては運動性（協調運動や平衡の障害，麻痺や部分的脱力，嚥下困難，失声など），感覚性（触覚や痛覚の消失，複視，盲，聾，幻覚など），痙攣などがあげられる．

◆ 疼痛性障害

　疼痛性障害（pain disorder）とは，身体的障害では十分に説明できない疼痛が臨床像の中心を占めており，投薬など臨床的に関与しなければならないほど疼痛が重篤な状態を示す障害である．疼痛の発症や悪化などに心理的要因が関

与していると判断される．

　たとえば，平日の朝になると激しい頭痛を訴え，「痛い，痛い」と床を転げまわるほどの痛がりようを示すために，親も病院を受診させざるをえない，といったことを繰り返す子どもなどがここに分類される．

◆ 心気症

　心気症（hypochondriasis）は，身体症状に対して誤って解釈し，自分が重篤な病気にかかるのではないかという恐怖感にかられたり，すでに重篤な病気にかかっているという観念にとらわれている障害である．その病気へのとらわれは，その可能性がないことを医学的に説明されても頑固に持続し，病気であることを証明するため再検査を求めることも多い．

不登校の子どもたちの訴える身体症状への対応

　ここでは，不登校の子どもたちが訴える身体症状への対応の要点について述べる．

◆ 身体疾患と鑑別する

　不登校という現象が伴っていると，子どもたちが身体症状を訴えてきても「心理的なもの」と解釈してしまいがちである．しかし，身体疾患が合併している場合も少なからずあるので，一度は身体的検査を行って，身体疾患と鑑別しなければならない．とくに身体化障害のような多彩な身体愁訴を伴ったり，運動麻痺や痙攣などの転換症状が出現している場合には，身体疾患との鑑別が重要となる．

◆ 身体症状を強化しない・遷延化させない

　前述した内容と一見矛盾するようだが，身体症状の強化・遷延化を防ぐためには，身体的検査は必要最低限にすべきである．不必要な検査を繰り返し行うことで，子どもが症状に関心を集中させることになったり，子どもが身体の病気であるという認識を強化してしまうおそれがあるからである．一方，ほとんど検査を行わず医師から「異常はない」「精神的なもの」と片づけられると，子どもはますます身体症状に「しがみつく」ことになってしまう．したがって，

医療機関の対応が，身体症状の遷延化に「手を貸して」しまうことがないように気をつけなければならない．

また，親や教師など周囲の大人が，身体症状を詐病や怠けだと否定的にとらえて登校を強制したり，身体症状がよくなれば登校できるだろうと考えて身体的検査や身体的治療に専念したりするといった対応も，身体症状の遷延化の要因となることがある．したがって，身体症状への対応について親や教師へガイダンスを行うことも大切である．

◆ 身体症状の存在は認めつつ，現実的な対処法について考えたり，その背後にある心理的要因に焦点を当てていく

最後に，身体症状を訴える子どもと接する際に，筆者がふだん心がけていることについて簡単に述べる．

精神科医である筆者が身体症状を伴う不登校の子どもと出会うとき，彼らの多くは，すでに小児科を受診し身体的に異常がないと診断されている．初診の場面では，身体症状の存在をまず認め，その辛さについて汲むことからはじめることにしている．そのうえで，「精神的なものってお医者さんにいわれてどう思ったかなぁ」と聞いてみたり，「検査とかでは異常がなくてもおなかが痛くなったりすることはよくあるんだよね」とコメントしたりする．また，「そういう痛みって薬も効きにくいことが多いみたいだね」と言ってみたりすることもある．こうした問いかけに子どもがどんな反応を示すかを評価しながら，身体症状の取り扱い方を決めていくことにしている．疾患による対応の違いなど詳細は紙面の都合上割愛させていただくが，身体症状についてはその存在を認めつつもあまり大きな関心を払わず，「体調と相談しながら，日常生活をどう工夫していくか一緒に考えよう」という態度を基本としている．そして，面接の経過のなかで身体症状の背後にある葛藤に焦点を当てたり，現実生活の工夫について一緒に考えたりしていくなかで，彼らが身体症状を「手放して」いけるよう支援していくことを心がけている．

文献

1) Campo JU, Fritish SL. Somatization in children and adolescents. Am Acad Child Adolesc Psychiatry 1994 ; 33 : 1223-1233.
2) 齊藤万比古，山崎透，奥村直史ほか．登校拒否の成因および病態について（1）調査対

象にみる"登校拒否"という現象（2）類型をめぐって（3）発現要因をめぐって（親用および教師用アンケートの比較検討）．厚生省「精神・神経疾患研究委託費」2指-15児童・思春期精神障害の成因及び治療に関する研究．平成3年度研究報告書．1992．p.69-77．
3) 齊藤万比古，山崎透，笠原麻里ほか．国府台病院児童精神科外来における身体症状の現状および登校拒否に伴う身体症状について．厚生省心身障害研究「親子の心の諸問題に関する研究」．平成4年度研究報告書．1993．p.23-32．
4) 山崎透．不登校に伴う身体化症状の遷延要因について．児童青年精神医学とその近接領域 1998；39：420-431．

［山崎　透］

2-7 心身症

はじめに

　日本心身医学会は1991年に，心身症を「身体疾患のうち，その発症と経過に心理社会的因子が密接に関与し，器質的ないし機能的障害の認められる病態を呈するもので神経症やうつ病など，他の精神疾患は除外する」と定義して，精神疾患と明確な区別をしている．小児科では心身症を「心理的治療や環境整備がきわめて有効と予想される病態とする」とした高木[12]による定義の影響が強く，心身症を広くとらえる傾向がある．小児の身体医学に心身症という視点からのアプローチを広めた功績は非常に大きいが，精神疾患や軽度発達障害の多くが心理的治療や環境整備によって改善することを考えるとやや乱暴な面もあるように思う．そこで，本項では小児心身症を狭義に考える．

心身症発症の過程

　心身症はある身体部位に脆弱性があり，そこにストレスが加わって身体症状として発症する．ストレスは，①ストレッサー，②個人の特性，③子どもの援助システムの三つの要因からなる．また，この三要因はほとんどの場合，互いに影響しあっている．発達過程において三要因のバランスが崩れるときストレ

スは大きくなる[7].

　小児心身症では原因としてストレスが強調される傾向があるが，心身症発症に明らかな誘因がなく，性格傾向や家庭環境に問題がない場合も多い．さらに，小児心身症では疾患ごとに狭い年代の好発年齢があり，比較的短期間での軽快が多い．これらから神経や臓器，感覚器は発達過程において脆弱な時期があり，その時期に小児心身症は発現しやすいと考えられる[2, 4].

心身症と身体表現性障害

　このように心身症を狭義に考えても，不登校児にみられる身体症状を心身症と診断するか身体表現性障害と診断するかが問題になる．

　身体表現性障害のなかでも転換性障害と心身症を比較すると，心身症においては症状認知に乏しく，症状に戸惑いがあり，疾病利得がないことを特徴とすることから，どちらかで迷うことはほとんどない．

　心身症と診断するか鑑別不能型身体表現性障害もしくは特定不能の身体表現性障害と診断するかは視点の違いや手段の違いといえる．身体症状はあるが器質的疾患がない患者を小児科医は心身症，児童精神科医は身体表現性障害ととらえる傾向がある．

　小児科受診患者は身体疾患の治療を求めて受診することを考慮すれば，小児科医は身体表現性障害を疾患単位として早急に採用せず，心身症と診断するほうが家族の理解も含めて臨床的には利益が多いように思う．症状が長引き教育の保障を含めた二次的な問題が出現し，家族が身体的な問題よりも精神的な問題であると考えるようになったとき診断を身体表現性障害に変更して，児童精神科や専門医を紹介しても遅くはないだろう[4].

心身症と不登校

　1994年度厚生省小児心身症班による心身症と不登校に関する調査では，心身症全体で62.4％に不登校がみられたとしている[8]．筆者が2001年から2003年に行った市中病院の心身症や精神疾患，発達障害を対象とした小児科特殊外来の調査では登校しぶりを含む不登校が13.3％，文部科学省の定義を満たす不登校は5.3％であった[3].

　二つの調査結果の違いは，調査施設が三次医療機関と一次・二次医療機関の

違いがあるため受診閾値が異なり，三次施設受診児は心身症による症状よりも不登校をはじめとする不適応状態が受診理由となっている可能性がある．実際に，不定愁訴での小児科外来受診児を三次医療機関へ紹介する目安に不適応状態がある．これらから，狭義の心身症に不登校がみられる割合は筆者のデータのほうが近く，さらに狭義の心身症では文部科学省の定義を満たさない断続的な不登校や変則的な不登校が多いのではないかと考えている．

一方，不登校の後方視的検討により不登校が顕在化するまで複数の身体症状が出現し，顕在化すると身体症状は軽快する傾向が明らかになっている[11]．また，小児科では迫力ある母親や教師のために身体症状を訴えながら不登校にならない子どもを経験する．このように身体症状だけを取り上げれば不登校は身体症状の軽快因子のようにもみえるが，不登校が顕在化すると家庭内暴力や昼夜逆転などの身体症状以外の問題がしばしば出現することから，本質的な軽快ではなく表面的な問題が身体症状から不登校へ形を変えたと考えるほうが妥当であろう．心身症はあくまでも身体に脆弱部位があり，そこにストレスが加わって身体症状として発症するが，不登校児の身体症状は症状の多彩さや経過から身体の脆弱性があまり関与しないと考えられる．

これらから，不登校を伴う身体症状を訴える子どもは心身症の中核群というよりもむしろ辺縁群であり，多くは狭義の心身症とは異なる要因の混入が予想される．不登校の経過で身体症状が消失した場合には心身症の診断を変更し，多くは適応障害になる．一方，身体症状がありながら変則的であっても登校を続ける場合や，不登校が顕在化しても身体症状が続く場合には心身症として小児科医が関わっていくべきである．

これらをふまえ，不登校児にみられる狭義の心身症として起立性調節障害，過敏性腸症候群，反復性腹痛，気管支喘息を取り上げ，最後に不登校を伴う心身症に対する治療的配慮について述べる．

◆ 起立性調節障害

起立性調節障害（orthostatic dysregulation；OD）はもともと思春期前後の子どもが坐位や臥位から起立したとき血圧を維持する機能がうまく作動せず，立ちくらみや脳貧血を起こす状態を指した．頻用される診断基準を**表5**に示す．病態として成長期における血管内にある圧受容体による調節機能の一過性の障

表5　起立性調節障害の診断基準

大症状
A．立ちくらみ，あるいはめまいを起こしやすい
B．立っていると気持ち悪くなる，ひどいと倒れる
C．入浴時あるいは嫌なことを見聞きすると気持ちが悪くなる
D．少し動くと動悸あるいは息切れがする
E．朝なかなか起きられず午前中調子が悪い

小症状
a．顔色が青白い
b．食欲不振
c．臍疝痛を時々訴える
d．倦怠あるいは疲れやすい
e．頭痛
f．乗り物酔い
g．起立試験による脈圧の狭小化（16 mmHg 以上）
h．起立試験で，収縮時血圧が安静時より 21 mmHg 以上低下する
i．起立試験で脈拍数が1分間あたり21以上増える
j．起立試験で典型的な心電図がみられる

大症状が3つか大症状2＋小症状1，または大症状1＋小症状3以上で，器質性の心臓病や貧血などがなければ，ODと診断する

（起立性調節障害研究班，1960）

害と考えられていた．

　その後，わが国では立ちくらみや脳貧血に加えて，朝起きの悪さや頭痛，腹痛，倦怠感，動悸，息切れ，乗り物酔いなどもODの一部とするようになった．病態も血管内の圧受容体の障害だけでなく，ストレスによる自律神経系の機能低下とする考えが主流となった．さらに，小学校高学年児童の40％以上がODの診断基準を満たしたという学校医による報告もあり，OD概念は拡大しているといっても過言ではない．

　このようにODが肥大化した要因として診断のしやすさと病態のわかりやすさがある．小児科外来で診断や対応が難しく比較的多いいわゆる不定愁訴の対応に広義のOD概念は利用しやすい．ODを広義に解釈すれば，不定愁訴で小児科外来を受診する子どものほぼすべてをODと診断することができる．ODと診断がつけば，病態の説明は容易である．しばらくの辛抱で成長とともに治るとする楽観的な予後の説明で，子どもと親は納得することが多いだろう．

　治療や病態解明のための入り口としてODを利用することは以上のように有

用であるが，身体症状のすべてを OD によるとするのは無理がある．他の心身症に加えて，うつ病や不安障害による身体症状もある．疼痛のなかには緊張性頭痛や片頭痛もある．

OD を狭義に限定しようとする試みもある．田中らは1心拍ごとに心拍血圧変動測定を可能にした非観血的連続血圧測定装置（Finapres）を用いた詳細な検討から OD を①起立直後性低血圧，②体位性頻脈症候群，③神経調節性失神，④遷延性起立性低血圧の4つのサブタイプに分類した[14]．OD サブタイプの診断基準を表6に示す[10]．これらのサブタイプの判定を可能にした新起立試験法の詳細は図1に示す．

また，田中らは大学病院小児科外来を不定愁訴で受診した228人に Finapres を用いた起立血圧試験を行い，30％を OD と診断した[13]．実際には起立試験陰性の OD も存在するため30％以上と考えられるが，狭義の OD がその程度の割合であることを理解する．すなわち，不定愁訴の診療には OD という視点に固執せず，多角的な視点が必要である．

表6　起立性調節障害サブタイプの診断基準

症状
いずれのサブタイプも，全身倦怠感，立ちくらみ，失神発作，頭痛，食欲不振，気分不良，動悸，睡眠障害，朝起き不良などの起立失調症状が，3つ以上，1か月以上持続する．また，循環調節異常を生ずるような基礎疾患がない．

A．起立直後性低血圧
起立直後に強い血圧低下および血圧回復の遅延が認められる．
起立後血圧回復時間≧25秒，または血圧回復時間≧20秒かつ非侵襲的連続血圧測定装置で求めた起立直後平均血圧低下≧60％を満たす．
　軽症型：起立中に血圧は徐々に回復する．
　重症型：起立後3〜7分に収縮期血圧低下が臥位時の15％以上を持続する．

B．体位性頻脈症候群
起立中に血圧低下を伴わず，著しい心拍増加を認める．起立3分以後心拍数≧115/分または起立時の心拍数増加≧35/分

C．神経調節性失神
起立中に突然に収縮期と拡張期の血圧低下ならびに起立失調症状が出現し，意識低下や意識消失発作を生ずる．

D．遷延性起立性低血圧
起立直後の血圧心拍は正常であるが，起立3〜10分を経過して収縮期血圧が臥位時の15％以上，または20 mmHg 以上低下する．

（日本心身医学会，2006[10]）

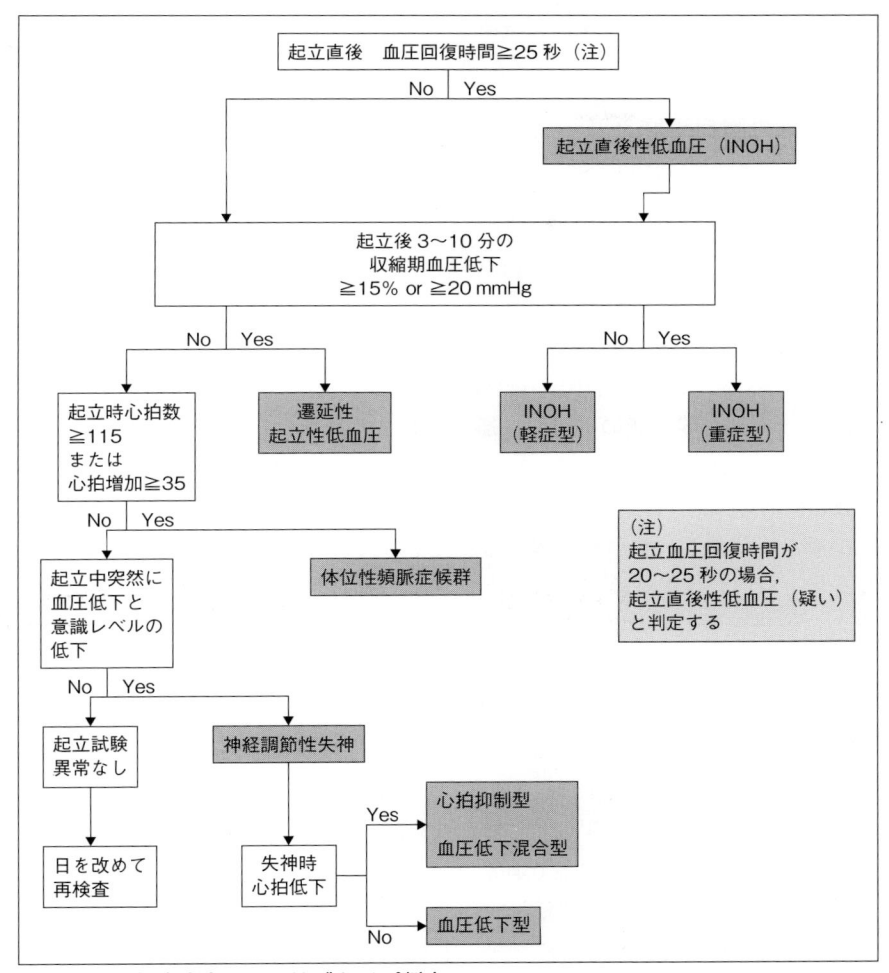

```
                    起立直後 血圧回復時間≧25秒（注）
                          No    Yes
                           │     │
                           │     ▼
                           │  起立直後性低血圧（INOH）
                           │     │
                           ▼     ▼
                    起立後3～10分の
                    収縮期血圧低下
                    ≧15% or ≧20 mmHg
                   No  Yes        No   Yes
                   │   │          │    │
              起立時心拍数  遷延性   INOH   INOH
              ≧115      起立性低血圧 （軽症型）（重症型）
              または
              心拍増加≧35
              No  Yes
              │   │
              │  体位性頻脈症候群
              ▼
         起立中突然に
         血圧低下と
         意識レベルの
         低下
         No  Yes
         │   │
         │  神経調節性失神
         ▼   │
       起立試験  │
       異常なし  ▼
         │   失神時     Yes   心拍抑制型
         ▼   心拍低下   ───►  血圧低下混合型
       日を改めて    │
       再検査       │ No
                   ▼
                 血圧低下型
```

（注）起立血圧回復時間が20～25秒の場合，起立直後性低血圧（疑い）と判定する

図1 新起立試験法によるサブタイプ判定

ODの治療はまず運動療法や生活習慣の指導，具体的な生活指導などをする．薬物療法は塩酸ミドドリン（メトリジン®），メシル酸ジヒドロエルゴタミン（ジヒデルゴット®）などを用いる．抗うつ薬のように効果発現までに1か月近くかかる薬剤と違って，これらの薬剤は数日以内で効果が発現する．そのため，2週間以内に効果がなければ服薬を中止もしくは変更する．また，薬物療法無

効で症状が長引く場合や生活に支障をきたす場合には診断を再考すべきである.

◆ 過敏性腸症候群

過敏性腸症候群（irritable bowel syndrome；IBS）は腹痛と便通異常（下痢，便秘）を主症状とする非腫瘍性で非炎症性の機能性疾患である．腹痛は左下腹部の鈍痛が多く，排便により腹痛が軽減する．また，睡眠時に腹痛が出現しない特徴がある．診断基準は Rome Ⅲ 診断基準（**表7**）が用いられる[6]．

成人では 15～20％ が有病者と考えられ，小児では 15 歳ごろから増加する．男女比は 1：2～3 と女性のほうが多い．これは便秘型が多いためであり，通勤途中に便意を催し駅のトイレに駆け込むような典型的な下痢型の IBS は男性に多い．

IBS の病態は，①脳腸相関，②消化管運動異常，③消化管知覚異常（過敏），④微細な炎症などの組合せと考えられている[1]．詳細は省略するが①，②，③は患者と対照の比較試験で証明されている．④は仮説レベルであるが炎症性疾患の治療過程で IBS 症状が出現することが多く，③の原因と考えれば④も矛盾はない．

検査は器質的疾患の否定のために必要である．小児では悪性疾患の可能性が低いため注腸造影や大腸内視鏡などは通常施行しない．便潜血反応で Crohn 病や潰瘍性大腸炎のスクリーニングは行ったほうがよい．乳糖不耐症が含まれる可能性があるためしばらく牛乳を制限する．

治療目標は生活の質の向上である．個々の病態に合わせて治療を選択する．まずするべきことは，なにが問題になっているかを明らかにすることであるが，小児では羞恥心から困っていることを率直に訴えることが難しいことを配慮すべきである．

具体的な治療法としては生活の改善，食事習慣の改善，薬物療法である．薬物療法はビフィズス菌（ラックビー®），便状調整薬ポリカルボフィルカルシウム（コロネル®），止痢薬，緩下薬，痛み止め臭化ブチルスコポラミン（ブスコパン®），漢方薬などがある．抗不安薬や抗うつ薬が有効な場合もあるが，小児適応がなく発達期の神経への悪影響も懸念されるため思春期年代までは投与しないほうがよいだろう[5]．

表7　RomeⅢ診断基準

過敏性腸症候群*
過去3か月間，月に3日以上にわたって腹痛や腹部不快感**が繰り返し起こり，下記の2項目以上がある
1　排便によって症状が軽減する
2　発症時に排便頻度の変化がある
3　発症時に便形状（外観）の変化がある
　*6か月以上前から症状があり，最近3か月間は上記の基準を満たしていること
　**腹部不快感は，痛みとは表現されない不快な感覚を意味する．病態生理学的研究や臨床研究に際しては，週に2日以上の痛み/不快症状があるものを適格症例とする．

排便状況によるIBSの分類
1　便秘型IBS（IBS-C）　　硬便または兎糞状便[a]が25％以上あり，軟便（泥状便）または水様便[b]が25％未満のもの[c]
2　下痢型IBS（IBS-D）　　軟便（泥状便）または水様便[b]が25％以上あり，硬便または兎糞状便[a]が25％未満のもの[c]
3　混合型IBS（IBS-M）　　硬便または兎糞状便[a]が25％以上あり，軟便（泥状便）または水様便[b]も25％以上のもの[c]
4　分類不能型IBS　　　　便性状異常の基準がIBS-C，D，Mのいずれも満たさないもの
注：研究あるいは臨床試験において排便習慣から症例を分類する場合には，以下の亜分類を用いてもよい．時間経過のなかでのこの分類の有効性と安定性は不明であり，今後の研究課題である
[a]　Bristol便形状スケール1～2（硬くてコロコロした兎糞状の（排便困難な）便あるいはソーセージ状の硬い便）
[b]　Bristol便形状スケール6～7（境界がほぐれたふにゃふにゃの不定形の小片便，泥状の便，または水様で，固形物を含まない液体状の便
[c]　止痢薬や緩下薬を使用していないこと

Bristol便形状スケール
　タイプ　　　　　　　　　　形状
　　1　　硬くてコロコロの兎糞状の（排便困難な）便
　　2　　ソーセージ状であるが硬い便
　　3　　表面にひび割れのあるソーセージ状の便
　　4　　表面がなめらかで軟らかいソーセージ状，あるいは蛇のようなとぐろを巻く便
　　5　　はっきりとしたしわのある軟らかい半分固形の（容易に排便できる）便
　　6　　境界がほぐれて，ふにゃふにゃの不定形の小片便，泥状の便
　　7　　水様で，固形物を含まない液体状の便

（松枝啓，2006[6]）

　小児のIBSにおいて系統的な精神療法は必要ないが，IBSの病態である心身相関の理解を心理的治療とする考えもある．また，IBSによって予期不安が形成されることを考えれば精神療法も必要ではあるが，これは広場恐怖を伴うパニック障害に準じた治療を行えばよい．

◆ 反復性腹痛

　反復性腹痛（recurrent abdominal pain；RAP）の定義は日常生活に支障が出るほどの腹痛が少なくとも月1回3か月間連続して起こる場合をいう．RAPの約10％に器質的疾患が発見されるため，RAPの約90％は機能性ということになる．また，器質的疾患が発見されれば器質的疾患の診断が優先されるため，最終診断としてのRAPは機能性腹痛のみとなる．

　以上のRAPの定義ではIBSが含まれることになるが，慢性的な機能性腹痛のなかで便通異常が主症状となるものをIBSとして，便通異常がないかあっても軽度の場合をRAPとしたほうが臨床的には混乱が少ないだろう．このように分類すると筆者の少ない経験ではあるがIBSとRAPの小児科受診の割合は1：2程度とIBSのほうが少ない印象がある．

　RAPは思春期前後の約15％にみられ，さらにその約10％が病院を受診するといわれている．病院受診の目安は腹痛の重症度と頻度，通学困難などである．

　病態は不明であるが，IBSの病態と類似していると考えられ，IBSより便通異常が軽度であることから消化管の運動異常は軽度であることが予想される．

　治療の目標は腹痛の消失もしくは軽減が理想であるが，腹痛がなかなか治らないことがRAPの特徴である．このため，まずするべきことは器質的疾患が特定されない子どもと家族の不安を和らげることである．さらに腹痛とどう折り合いをつけて生活していくかが重要である．朝から学校に行けなくてもほぼ毎日学校に通学できればよしとして，保健室登校や時間を制限した登校など変則的であっても努力をほめる姿勢が必要である．

◆ 気管支喘息

　気管支喘息の定義は「小児気管支喘息は，発作性に笛声喘鳴を伴う呼吸困難を繰り返す疾患であり，発生した呼吸困難は自然ないし治療により軽快，治癒する．その病理像は，気道の粘膜，筋層にわたる可逆性の狭窄性病変と，持続性の炎症とそれに基づく組織変化からなるものと考えられている．臨床的には，類似症状を示す肺・心臓・血管系の疾患を除外する必要がある」である．近年，このように気道の慢性炎症が病態の中心と考えられ，慢性炎症により気道の過敏性が亢進し，気道狭窄が起こりやすくなり，不可逆的な組織変化も起こると

考えられるようになった[9]．このため，早期診断と早期治療，予防的治療がますます重要となっている．

しかし，気管支喘息の中心病態の周辺に多くの要因があり，個々の治療を考えるとき多角的に病態を考えることが必要である．その一つに心身症としての病因がある．また，気管支喘息の初発時期は幼児期から学童早期に多いことから，成長発達への影響に関する家族や本人の不安にも配慮する必要がある[15]．

気管支喘息の有病率はおおむね5〜10％程度であり，女児より男児がやや多い．70％は成人前に寛解するといわれているが，時間をおいての再燃もあるため寛解は70％より少ない可能性がある．

症状は努力性の呼吸と呼気の延長，聴診にての呼気性喘鳴がある．また，β刺激薬吸入でこれらは改善される．しかし，喘息発作は夜間と早朝に多くみられるため受診時に所見がないことも多い．また，重症児では低酸素状態に慣れたせいか自覚症状の乏しいことがあるため注意する．

検査は肺機能検査，ピークフローメーター，胸部X線検査，白血球中の好酸球数（百分率），非特異的IgE，特異的IgE抗体などがある．

気管支喘息の治療は家族や患者本人の病態理解が必要である．気道の炎症を抑制することが重要で，発作が起きてからの治療だけでは不十分であることを説明する．通院中断や断薬などのコンプライアンス不良はまず医者の説明不足と認識する．治療は薬物療法に加えて，アレルゲンや受動喫煙の回避，日常生活や鍛錬の指導などが中心となる．

薬物療法は日本小児アレルギー学会のガイドラインに沿って行う．間欠型および軽症持続型ではロイコトリエン受容体拮抗薬が第一選択薬となる．ロイコトリエン受容体拮抗薬であるプランルカスト（オノン®）が小児適応を得てからコントロール不良の気管支喘息は減少した．また，ロイコトリエン受容体拮抗薬の効果がない場合も吸入ステロイドにて良好なコントロールを得ることが多いため，吸入ステロイドの導入をためらわないようにする．吸入ステロイドについては経口ステロイドと比較して副作用がきわめて少ないことを十分に説明することが大切であるが，手技の煩わしさもコンプライアンス不良の一因となる．テオフィリン徐放薬は気管支拡張作用と抗炎症作用を併せもつため使いやすいが，低年齢児への投与により痙攣閾値を低下させる可能性も指摘されている．経口・貼付型β刺激薬は抗炎症作用がないため増悪時に短期間使用する．

近年，長時間作動型吸入β刺激薬が吸入ステロイドとの併用効果で注目され，将来的にはテオフィリン徐放薬や経口β刺激薬よりも上位に位置づけられる可能性が高い．

　これらの治療で効果が得られない場合や心理的ストレス状態で発作がある場合に，さらなる心身症としての対応が必要になる．喘息発作での短期入院時に研修医や看護師に過度に甘えてくるときには家庭環境の問題を疑うべきである．治療はまず環境調整と頻回の声かけなどで始めるが，薬物療法の進歩により遊戯療法や自律訓練法などの系統的な精神療法が必要な気管支喘息は激減している．むしろ，前述したようなコンプライアンスを確立するための心理的対応の必要性が増している．

不登校を伴う心身症への治療的配慮

　通院期間が長くなり登校をしぶり保健室へ頻回に行くようになると，心理的問題に眼がいきがちになるが，それでも身体診察を丁寧に行うことが重要である．心理的な対応は学校に行けないことを取り上げるよりも，症状によって学校に行けない辛さに共感することが大切である．母親には養育の失敗でないことや長期的に身体症状が続くことはまれであることを説明することが重要であり，受容的かつ共感的な態度で接する．

　不登校が長期間続く場合を除いて，教育の保障に関しては悪性疾患や膠原病などで長期欠席を余儀なくされる子どもへの対応に準じて行えばよい．狭義の心身症では文部科学省の定義を満たす不登校は少数であり，変則的な登校は可能であることが多い．

　例外的に不登校に関する治療的配慮を要する心身症に気管支喘息とアトピー性皮膚炎がある．この二つの疾患は難治であれば長期間にわたる症状のため自信をもてず積極的になれない傾向があり，不登校の頻度は高いことが知られている．気管支喘息は薬物療法の進歩からこのような子どもは減ってきているが，アトピー性皮膚炎はほとんど変わらない印象がある．アトピー性皮膚炎の不登校は過度に人目を気にすることと容姿に関する嫌な思いが重なって中学生年代より増加するため，皮膚症状のみを診るのではなく，幼少時より自尊心をもちにくい子どもの成長を支援する姿勢が必要である．また，アトピー性皮膚炎の母親はステロイドへの恐怖と治らないことに関する怒りや罪悪感など，複雑な

思いを持ちながら通院していることを忘れてはならない．

　チックと摂食障害は狭義の心身症とするか意見が分かれるところであるが，チックの不登校の多くは併存する強迫症状によることが多く，チックそのものでの不登校はまれである．また，広汎性発達障害の見落としの場合もある．摂食障害は不登校になりにくい特徴があり，体育の授業への不参加や自宅休養，入院治療の判断が重要である．

文献

1) 樋田信幸, 里見匡迪, 下山孝. 過敏性腸症候群の病態生理. 臨床消化器内科 2000；15：1703-1711.
2) 飯山道郎, 齊藤万比古. 心因性視覚障害. 星加明德, 宮本信也, 編. よくわかる子どもの心身症. 大阪：永井書店；2003. p.226-231.
3) 飯山道郎, 星加明德, 齊藤万比古ほか. 市中病院小児科における小児心身症, 小児精神疾患, 発達障害などを対象とした外来の試み. 子どもの心とからだ 2003；12：24-31.
4) 飯山道郎, 星加明德. 身体表現性障害（転換性障害, 心身症）. 小児内科 2004；36：961-966.
5) 宮島祐, 古荘純一. 行動異常と選択的セロトニン再取り込み剤. 脳と発達 2004；36：147-150.
6) 松枝啓. Rome ⅡからRome Ⅲへ. 佐々木大輔編. 過敏性腸症候群—脳と腸の対話を求めて. 東京：中山書店；2006. p.176-181.
7) 宮本信也. 心身相関メカニズム. 星加明德, 宮本信也, 編. よくわかる子どもの心身症. 大阪：永井書店；2003. p.3-14.
8) 宮本信也. 不登校—心因を主とする不登校. 平成15年度厚生科学研究費補助金（子ども家庭総合研究事業）「小児心身症対策の推進に関する研究」班編. 子どもの心の健康問題ハンドブック. 2003. p.115-119.
9) 日本小児アレルギー学会. 小児気管支喘息に関する長期薬物療法. 森川昭広, 西間三馨, 日本小児アレルギー学会. 長期小児気管支喘息治療・管理ガイドライン 2005. 東京：協和企画；2005. p.89-107.
10) 日本心身医学会. 小児起立性調節障害診断・治療ガイドライン 2005. 田中英高, 藤田之彦, 石谷延男ほか, 編. 2006. p.1-7.
11) 齊藤万比古. 不登校の心身相関. 心身医療 1994；6：1149-1156.
12) 高木俊一郎. 心身症総論. 新小児医学大系 14B. 東京：中山書店；1985. p.3-19.
13) 田中英高. 起立性調節障害. 星加明德, 宮本信也, 編. よくわかる子どもの心身症. 大阪：永井書店；2003. p.104-114.
14) 田中英高. 循環器系—起立性調節障害. 子どもの心の健康問題ハンドブック平成15年度厚生科学研究費補助金（子ども家庭総合研究事業）「小児心身症対策の推進に関する研究」班編. 2003. p.54-59.
15) 豊島協一郎. 気管支喘息. 心身医療 1998；10：382-385.

［飯山　道郎，星加　明德］

2-8 反抗挑戦性障害

はじめに

　児童思春期における反抗行動は，以前は司法・強制の分野で"非行"としてとらえられてきた．非行概念については文化や世論の差によって規定が変わり，若干曖昧な面があったといえる．そこで反抗挑戦性障害（oppositional defiant disorder；ODD）という疾病概念は，従来の精神科診断のように精神病理学的な観点はもたないが，反抗を主とする行動様式によってのみ規定された精神障害として1980年にDSM-Ⅲに登場した．ところが，"非行"とよばれた児童だけでなく，いわゆる"反抗期"とよばれる思春期年代の多くの児童もODDと同様の行動様式を一時的に示すことがあり，さらに不登校の児童は，仲間集団への挫折感と自立への不安感から，親や周囲の大人への反抗が過度に目立つこともしばしばある．そこで多くの子どもが自立を巡る不安から反抗的になる思春期において，反抗行動を主とした疾患であるODD概念を明確にしておくことは，診療を行っていくうえできわめて重要であると考えている．

反抗挑戦性障害とは

　ODDに関してはICD-10もDSM-Ⅳ-TRのどちらにも記載された精神障害である．ただし，この二つの診断基準には若干の差違を認める．DSM-Ⅳ-TRではODDは行為障害（conduct disorder；CD）から独立した疾患単位とされているが，ICD-10ではODDはCDの軽症型とされている．加えてICD-10に記載されている診断基準は，DSMほど明確に行動上の規定がなされていない．そこで本項では，より明確に診断基準が規定されているDSM-Ⅳ-TRをもとに話を進めていきたい．DSM-Ⅳ-TRによれば，ODDは表8のAにある8項目の行動様式を特徴としている．ただし，これら8項目に記載されている行動様式は，1，2個の項目ならば，思春期年代の子どもは誰でも一時的に示す可能性がある．そこでDSM-Ⅳ-TRでは8項目のうち4項目以上を6か月以内に満たしていること，重大な社会的障害を伴うことという診断基準を設けている．すなわち，権威ある人物や大人に対してさまざまな方法で持続的に反抗が繰り返されているということである．このような診断基準を設けることで，

表8 反抗挑戦性障害の診断基準（DSM-Ⅳ-TR）

A. 少なくとも6か月持続する拒絶的・挑戦的な行動様式で，以下のうち4つまたはそれ以上が存在する
① しばしばかんしゃくを起こす
② しばしば大人と口論をする
③ しばしば大人の要求，または規則に従うことを積極的に反抗または拒否する
④ しばしば故意に他人をいらだたせる
⑤ しばしば自分の失敗，無作法な振舞を他人のせいにする
⑥ しばしば神経過敏または他人からいらいらさせられやすい
⑦ しばしば怒り，腹を立てやすい
⑧ しばしば意地悪で執念深い
B. その行為の障害は，社会的，学業的，または職業的機能において，臨床的に著しい障害を引き起こしている
C. その行為の障害は精神暴政または気分障害の経過中にのみ起こるのではない
D. 行為障害の基準を満たさず，また患者が18歳以上の場合であれば，反社会性人格障害の基準も満たさない

ODDという精神障害が，思春期の一般的な反抗とは異なった障害として明確になっている．そのため，大人への反抗が芽生え始める思春期を取り扱う医療者としては，その反抗行動に対してDSM-Ⅳ-TRの診断基準を照らし合わせて，的確に判断していくことが重要であるといえるだろう．

罹患率については，いくつかの欧米の文献によるとODDは思春期ではなく，思春期前の児童を主な好発年齢に考えているようである．原田（2005）[3]が欧米の論文からODDの罹患率を出しているが，それによると男児で4％，女児で2％であり，全体としては若干男児の罹患率が高く，年齢が上がるほど高くなっている．

反抗挑戦性障害と破壊性行動障害

ODDはDSM-Ⅳ-TRにおいて破壊性行動障害(disruptive behavior disorder；DBD)というカテゴリーのなかに含まれている．DBDはODDの他に注意欠陥/多動性障害（AD/HD），CD,特定不能の破壊性行動障害（DBD-NOS）を含む疾患群である．近年，AD/HD，ODD，CDという三つの障害に関しては，その経時的な関係性について注目されている．わが国では齊藤らがAD/HD児の一部が年齢とともにODD，CDと展開していき，反社会性人格障害へと進展していくというDBDマーチ[6,7]という概念が臨床的には重要

であると提唱している．さらに海外ではLoeber[5]はAD/HDの有無にかかわらずODDからCDへと展開していく可能性があると指摘している．現在では，CDもしくは反社会的人格障害へと展開していかないように予防することが重要であるといわれている．とくにCDに至るまでの予防が重要であるといわれており，ODDがその臨界点であるとされている．

反抗挑戦性障害の併存障害・鑑別診断

ODDの併存障害については，AD/HDが最も代表的である．AD/HDを併存障害にもつODD児は，幼少期から多動・衝動・不注意によって宿題などの課題に失敗することを繰り返し，そのたびに親・教師・友人から叱責され続けて育ってきたことが多い．そのために自己評価は低下し，「自分はどうせやっても無駄だ」と事を始める前に諦めるようになることがある．周囲の大人に認めてもらいたいと常に思っていた児も，諦めるたびに周囲の大人から叱責を受け，これが悪循環のように続いていく．そして，周囲の大人や周りの友人の注目を引く形で反抗をとるようになることがしばしばある．

一方でAD/HDを伴わないODDも存在する．その典型例はAD/HDを伴わずに，「家庭内暴力」とよばれてきた家庭内に限局した暴力行為や反抗を繰り返す子どもである．とくに不登校になっている場合には，同世代集団から離れたゆえの自立をめぐる葛藤から大人への過度な反抗に至ることがある．ただし，暴力行為がある程度の水準を超えるのならばCDの診断基準も考慮する柔軟性が臨床的には必要である．このような不登校や家庭内暴力とともに出現するODDには適応障害，強迫性障害，過剰不安障害，分離不安障害などが併存障害としてあげられる．また，幼少期の虐待を中心とする不適切な養育環境との関連も考慮すべき子どもも臨床的には見受けられる．そのような養育環境の下で育ってきた子どもは，両価的な対人関係を築きあげることが多く，反応性愛着障害と診断されることもある．そのなかで不安定な対人関係から周囲の大人への反抗という形でODDの併発も認められることがある．

また，ODDの鑑別診断として留意すべき疾患がいくつかある．まず，AD/HDが併存障害だけでなく鑑別診断においても重要である．臨床家はAD/HD児の衝動的な行動をすべて"反抗"と評価しないことが，ODD診断をするうえで注意が必要である．同様に広汎性発達障害の児童の言動も，相手の意図が

読めないために起こるものであり，決して恣意的に反抗しているものではないと考えなくてはならない．DSM-IV-TRのなかでも指摘されているが，統合失調症や気分障害の経過中に限定された反抗行動はODD症状とはとらない．妄想に左右された行動や躁状態の易怒性や攻撃性は，現疾患の症状であってODDの症状ではないことに注意が必要である．

思春期と反抗挑戦性障害

　反抗は思春期には当然起きてくる現象である．それは思春期が自立をめぐる葛藤が優位になり，両価的な心性が活発となる時期であることから，自立を妨げる大人を疎ましく感じて反抗に至ると考えられる．しかしながら，われわれ医療機関はいわゆる"反抗期"のなかからODDとその併存障害を見つけだし，さらにODDからCDや反社会的人格障害へと展開していくことを予防していく社会的責務があるといえるだろう．

　併存障害の項でも述べたが，AD/HDを併存しているODD児は幼少期からODD症状を認めることが多く，むしろ思春期年代で初めてODD症状を呈してくるのは不登校やひきこもりといった問題が先行して，その後に家庭内暴力やODD症状が出現した子どもであることが多い．思春期年代のODD児が外来に現れた際に，その反抗の裏側にきわめて強い依存欲求と，それを否定され続けてきた悲哀がこもっていることを臨床家は見抜いていかなくてはならない．この両価的な心性こそがODDの本質であり，まだ絶望の縁にたどり着いておらず，助けて欲しいと反抗をもって叫び続けている子どもの姿そのものであろう．われわれ児童思春期を専門とする臨床家たちはその悲哀感に共感し，治療関係を築き上げていく必要があるだろう．

反抗挑戦性障害の治療

　ODDの治療に関しては個人へのアプローチと家族へのアプローチ，さらに地域での他機関との連携を必要に応じて柔軟に組み合わせて行っていく必要がある．個人へのアプローチについては精神療法，認知行動療法，薬物療法などがあげられ，家族へのアプローチは親ガイダンス，ペアレントトレーニング，家族療法があげられる．そして地域での他機関連携については学校，教育センター，児童相談所，青少年センターなどとの連携があげられる．ただし，現時

点では ODD に対する有効な治療手段は確立しておらず，併存障害の有無や環境要因について十分な評価を行い，その治療プランを決定していかなくてはならない．たとえば併存障害として統合失調症を認めるのならば，被害妄想などの症状の軽快が子どもの ODD 症状を軽減させる可能性があり，統合失調症への一般的な薬物療法を中心として年代を考慮した環境調整や精神療法を組み合わせた治療を行っていく必要がある．

　ここからはわれわれが実際の臨床の場で出会うことが多い典型的な ODD として AD/HD を併存しているケースと，AD/HD を併存していないケースの治療について示しておく．症例5では AD/HD を併存している ODD に関して述べるが，このようなケースに対しては塩酸メチルフェニデートを主とした薬物療法が最初にあげられ，さらにその衝動性のコントロールを目的に気分安定薬もしくは抗精神病薬，抗高血圧薬を用いることがある．そこに親ガイダンスやペアレントトレーニング，学校との連携を図り，彼らの低下した自己評価をそれ以上傷つけないこと，次第に健康的な自己評価をつくりあげていくことを目的に治療を行わなくてはならない．一方で AD/HD を併存していない ODD に関しては治療が困難な場合がある．それは，多くのケースでは不登校になっていることが多く，時には外出が困難であり，本人が受診を拒否することが多いからである．そのため医療者は親ガイダンスや地域の専門機関との連携に重点をおいた治療を行わなくてはならない．その際に本人へのメッセージを常に送り続け，やがて本児が治療の場に登場した際に，先にも述べたような悲哀感に共感し，かなり支持的に接していく必要がある．その結果，彼ら自身の悲哀体験を言語的・非言語的に表現することがある．そうなると治療の展開が望めてくることが多いといえる．

症例 5

初診時11歳（小学校6年生）・男児

　主訴：不登校になって家で暴れる．

　現病歴：同胞2人中第1子．精神運動発達に遅れは認めなかったが，幼少期から落ち着きがなく，おしゃべりも目立った．幼稚園でもじっと座っていられず，すぐに他児のオモチャを奪ってしまいけんかになることを繰り返し，保育士に怒られることが多かった．X−5年に小学校に入学したが，変わらず多動・衝動性が著しく，友だちを階段から突き落とす，口

論の末に鉛筆を他児に突きつけるなどの行動が目立ち，同年に教師の勧めで児童相談所に通所を開始した．注意欠陥/多動性障害と診断されて，遊戯療法および親ガイダンスが行われた．同時に近医の小児科を受診して塩酸メチルフェニデートによる薬物療法も受けるようになった．以後，症状は軽快して，なんとか学校生活が送れるようになった．X－3年（小学校3年生）に非常に面倒見のいい男性担任教師になったことで状態はさらに安定し，学級委員などを積極的に務めるようになった．

しかしながら，X－1年（小学校5年生）に厳しい担任教師に代わった．本児の忘れ物などにも細かく注意するため，E男は担任教師に対して反抗的な態度を示すようになり，それまで積極的に行っていた学校での生き物係も「どうせやっても怒られる」など言うようになった．徐々に学校に行きしぶるようにもなり，服薬も自己中断した．X年（小学校6年生）5月には朝「学校に行ってくる」と家を出て行くが，公園や河川敷で時間をつぶして学校に行かず，警察に補導された．両親，教師に厳しく怒られ，以後は「もう学校になんて行かない．どうせ何を言っても怒られるだけだ」と宣言して，完全に不登校となった．自宅ではゲームやパソコンをして過ごし，母親らが注意すると「うるせーな．うぜぇんだよ」と怒鳴りちらすようになった．そのため，同年9月（小学校6年生）に当院を初診となった．

治療経過：初診時母親とともに受診したが，明らかに不遜な態度であった．質問に対しては一応の相槌を打ってくれるが，母親が「ちゃんと答えなさいよ」と言うと，舌打ちして母親を睨み返していた．初診時に反抗行動および不注意と衝動性を認め，DSM－Ⅳ－TRにおける「反抗挑戦性障害」および「特定不能の注意欠陥/多動性障害（AD/HD）」と主治医は診断した．ODD診断項目については（1），（2），（3），（6），（7）を満たしていた．本人に母親と分けて面接することを提案すると，「別に何でもいいっすよ」と言いながらも同意してくれた．本人だけになると尊大な態度だが質問には答えてくれた．主治医は本人に対して幼少期からAD/HD症状のために周囲の大人たちからは怒られてきたことに共感し，支持的に接した．また，塩酸メチルフェニデートによる薬物療法の再開も本人に提案したところ，「本当は俺だって昔のようにうまくやりたいっすよ」と言い同意してくれた．両親にはAD/HD症状のために叱責されることが多く，現在は自己評価がきわめて低下した状態であること，そのため長所に注目した関わりが必要であること，および薬物療法の必要性を説明した．

薬物療法は効果的で本人も日常生活全般に集中力が発揮されるようになり，ゆっくりだが確実に自宅での生活は穏やかになっていった．家の手伝いなどを進んでやるようになり，明るくなった．それでもE男は「すこし元気になったかもしれないけど，学校は行かない」と言い張って学校は休み続け，級友たちとも全く会おうとはしなかった．両親は少し元気になっ

たE男に対して「どうして学校に行かないのか」,「勉強はどうする気だ」と聞くことがあり,そうしたときに大声で口論となることが繰り返された.

　X年12月に前担任教師から市の教育センターが行っている適応指導教室への通学を勧められると,E男は素直に通い始めた.6名程度の学級をE男は気に入り,徐々に通学回数を増やしていき,X+1年1月には毎日通学するようになった.両親は元気に通学するE男に対して元の学校への通学を数度勧めたが,E男は頑として拒否して「元の学校には行かない.俺がダメだってみんなが思っている.だから行きたくない」と訴えた.結局同年3月に適応指導教室にて卒業式を迎えた.中学校に関しては元の小学校の生徒が行かない別の学区の中学校に行きたいとE男が希望し,同年4月にE男が選んだ学校に進学した.以後,薬物療法を施行しながらも安定した状態を保ち,自宅での態度は時折両親への口答えを認めるが,年齢相応の一般的な反抗としてとらえられる範疇であった.サッカー部にも参加するようになり,3年生ではレギュラーとして活躍し優秀な成績をおさめることができた.X+4年2月に「小学校はうまくいかなかったけど,中学校は楽しかった.俺もがんばれば,少しはやれるのかな」と笑って主治医に話し,同年3月中学校を卒業し高校に進学した.

　考察:AD/HD症状を幼少期から認めたために叱責されることを繰り返し,それによる自己評価の低下が著しい反抗挑戦性障害の事例である.治療者は本児に対して支持的に接しながら,本児の自己評価を上げることをめざした親ガイダンスを行った.加えて薬物療法を併用したことが,本児のAD/HD症状の軽快と成功体験の獲得には有効であり,何をやってもうまくいかないとE男が感じていた状況を好転させる契機となったと考えられる.そして適応指導教室や学区外の中学校の利用などの環境調整と親への心理教育が,E男を再び同世代集団の中へと参加させ,そのなかでE男が健全な自己評価を育んでいく結果につながったと考えられる.

文献

1) American Psychiatric Association. Diagnostic and statistical manual of mental disorders.3rd edition. Washington, DC : American Psychiatric Association, 1980.
高橋三郎ほか訳.DSM-Ⅲ精神疾患の診断・統計マニュアル.東京:医学書院;1980.
2) American Psychiatric Association. Diagnostic and Statistical Manual of Mental Disorders. 4th edition Text Revision. Washington, DC : American Psychiatric Association : 2002.
高橋三郎ほか訳.DSM-Ⅳ-TR精神疾患の診断・統計マニュアル.東京:医学書院;2002.
3) 原田謙.反抗挑戦性障害と行為障害の精神医学.思春期青年期精神医学 2005;15(1):59-70.

4) Lahey BB, Waldman ID. A developmental propensity model of the origins of conduct problems during childhood and adolescence. In : Lahe BB, Moffitt TE, Caspi A, editors. Caouse of Conduct Disorder and Juvenile Dliquency. New York : The Guilford Press ; 2003.
5) Loney BR, Lima EN. Classification and assessment. In : Essau CA, editor. Conduct and Oppositional Defiant Disorder. New Jersey : Lawrence Erlbaum Associates ; 2003.
6) 齊藤万比古, 原田謙. 反抗挑戦性障害. 精神科治療学 1999；14：153-159.
7) 齊藤万比古. 反抗挑戦性障害. 精神科治療学 2001；16(増刊号)：229-234.
8) 融道男ほか訳. ICD-10 精神および行動の障害—臨床記述と診断ガイドライン. 東京：医学書院；2005.

［宇佐美 政英］

2-9 選択性緘黙

選択性緘黙の疾患概念

DSM-Ⅳ-TR では，選択性緘黙の基本的特徴を，他の状況では話しているにもかかわらず，話すことが期待されるような特定の社会状況（例：学校，遊び友だちと）では，話すことができないことが持続すると定義している（**表9**）[1]．ICD-10 の診断ガイドライン（**表9**）もほぼ同様に定義している[18]．

選択性緘黙は比較的まれな疾患で，その有病率は 0.71 ～ 0.76% といわれている[4,7]．発症年齢は 4 ～ 8 歳で，ふつう幼児期に最初に現れ，幼稚園や小学校への就園あるいは修学を契機に顕在化する．性差に関しては，女児にわずかに多いとされ，男女比は 1：1.6 という報告がある[14]．

選択性緘黙の病因として，不安障害との共通性を強調するもの[2]と発達障害の存在を重視するもの[9]がある．選択性緘黙の子どもの場合には診察や検査に協力が得られにくいため，発達の遅れが過小評価されやすいので注意を要する．不安障害との共通性を強調する研究では，子どもの気質傾向として内向的で自発性に乏しいという特徴をあげている．家庭適応にはほとんど問題がなさそうにみえるが，祖母による溺愛，過剰に強い母子結合，父親の実質的不在といっ

表9 選択性緘黙の診断基準（DSM-IV-TR）と診断ガイドライン（ICD-10）

A．他の状況では話すことができるにもかかわらず，特定の社会状況（話すことが期待されている状況．例：学校）では，一貫して話すことができない．
B．この障害が，学業上，職業上の成績，または対人的コミュニケーションを妨害している．
C．この障害の持続期間は少なくとも1か月（学校での最初の1か月は限定されない）．
D．話すことができないことは，その社会状況で要求される話し言葉の楽しさや知識がないことによるものではない．
E．この障害はコミュニケーション障害（例：吃音症）ではうまく説明されないし，また，広汎性発達障害，統合失調症，または他の精神病性障害の経過中にのみ起こるものではない．

(a) 正常あるいはほぼ正常な言語理解能力の水準
(b) 社会的コミュニケーションに十分な表出性言語能力の水準
(c) ある状況において正常あるいはほぼ正常に話すことができることが明らかなこと

た状態との関係もしばしば指摘され，緘黙の子どもの家庭には寡黙な人が多いともいわれてきた．気質に環境因が加わって不安が形成され，緘黙症状を惹起すると考えられている．不安障害が併存している子どもは74.1％にみられ，とくに社会恐怖が多いという報告が多数存在する[9]．不安障害との共通性を強調する研究においても会話・言語・学習の困難が認められているため，発達障害とは全く無関係とされているわけではない．

選択性緘黙の子どもの多くは，言葉の遅れやコミュニケーション障害と関連する会話の異常があった生育史をもっている．Remschmidtら[14]によると47％の患児に言語発達遅滞がみられ，Kristensen[9]は68.5％に何らかの発達の遅れを認めたと報告している．とりわけ，受容−表出混合性言語障害は17.3％，表出性言語障害は11.5％，音韻障害42.6％に認められたという．言語能力に何らかの劣等性を抱えている子どもが少なくなく，当然子ども自身も言語能力に対する劣等感をもっていて不安を惹起しやすいと考えられる．

鑑別診断としては，①不安障害（主として社会恐怖），②外傷後ストレス障害や適応障害，③抑うつ状態やうつ病性障害（とくに気分変調性障害），④言語と会話の障害，精神遅滞，自閉性障害，まれにではあるが崩壊性障害などの発達障害，⑤統合失調症，⑥解離性障害，⑦まれにではあるが無言症や重大な聴力障害などの神経障害があげられている[15]．

選択性緘黙と不登校

　大井らは選択性緘黙の本質を対人的コミュニケーションの障害としてとらえ，コミュニケートしようとする意欲の乏しさや歪み，社会化への意欲の程度によって3つのタイプに分類している（**表10**）[10]．このタイプ分類は病態水準の指標ともなり，治療の方針を立てて予後を予測する目安となる．タイプⅠはいわゆる神経症水準としてとらえることが可能である．大井ら[11]は，タイプⅡについてパーソナリティ障害と位置づけている．タイプⅡの緘黙の青年が求めている世界を「列車の運転手になって列車とともに生きる世界」と表現しているが，受動型の高機能広汎性発達障害の症例で選択性緘黙を示す一群が含まれていると指摘されている[13]．このようにタイプⅡ，Ⅲは神経症の範疇に収まりきらず，家族負因や発達障害としての要素も重なり，パーソナリティ障害の側面ももつ場合も多く，治療に大きな困難を伴い，社会への適応を含めた予後は決して楽観できない．

　その一方で，選択性緘黙には不登校を伴うことは少ないといわれており，たとえば大井らの24例では不登校を伴ったものは1例だった．大村[12]は選択性緘黙女児（11歳）の入院治療経過を報告しているが，その女児は緘黙の時期には学校で孤立していても平気であったが，話せるようになってからは「仲間に入れないことがとてもつらい」と訴えるようになったという．選択性緘黙の子どもは強い対人緊張がありながら，緘黙という強固な殻に守られているかぎり登校できるようである．これまで述べてきたように，選択性緘黙は統合失調

表10　大井による選択性緘黙の分類

タイプⅠ（社会化欲求型）
・コミュニケーションの手段として世界を自己に引きつけるための緘黙
・家族以外のコミュニケーションを自ら求めるもの

タイプⅡ（社会化意志薄弱型）
・コミュニケーションを求めるでも拒むでもなく野生動物が大自然の中で生きるように世界に安住するための緘黙
・家族以外にコミュニケーションを自ら求める意欲が乏しいが，受動的には求めるもの

タイプⅢ（社会化拒否型）
・コミュニケーションを避ける手段として世界から退却するための緘黙
・家族以外のコミュニケーションを拒絶するかのごとく求めないもの

（大井正巳ほか，1979[10]）

症[6]やAsperger障害を含んだ広汎性発達障害[8]との関連性を指摘した報告がなされており，不登校やひきこもりとの親和性が高い疾患と思われる．

治療

これまで述べてきたように選択性緘黙は不登校やひきこもりとの親和性が高い疾患と思われる．緘黙という状態と子どもという年齢特徴から，精神療法は非言語的な接近が中心であり，子どもが意欲的に参加できる治療技法を柔軟に選択する必要がある．話せるようになることよりも，まずは言葉に頼らないコミュニケーション手段を用いて，緘黙の殻によって疎外されていた対人的コミュニケーションを保証し，子どもの自我の発達を促すことが当面の目標になる．

精神療法的アプローチ

描画や箱庭などは患児の表出を促す意味で利用する価値は高いが，治療者と患児のあいだの相互作用を促進するうえでスクィグル・ゲームを用いるのも有用である．卓球などの身体運動を伴う遊び，トランプやオセロなどのゲームなどが，身体緊張の緩和および非言語的な交流に有効であることが少なくない．筆談ができる場合には有用なコミュニケーションの手段になり，ワープロ機能がついたゲームは利用できる可能性がある．荒木[3]は緘黙を長期化させないためには，人間関係の改善と緊張の緩和を中心におく治療法だけでは不十分であり，会話の方向へ押し進める行動療法的技法が必要であると述べており，最近は遊戯療法のなかに行動療法的要素を加えていく手法もよく用いられている．

行動療法的アプローチ

もともと言語遅滞がみられることも多いため，オペラント技法を用いた発語訓練や緊張緩和と発語の汎化をねらいとした現実系統的感作法を用いることが多い．またshapingという治療者の口の動きを真似させる方法やself-modelingという患児が映ったビデオ録画を用いて発声練習をする方法，fadingという自発的行動を促進する刺激を次第に消していって促進刺激なしに自発的行動をできるようにする方法などが取り入れられている．

◆ 家族療法

以前は家庭内の問題が選択性緘黙の原因であるという観点から家族療法が行われていたが，最近では家族に緘黙の意味を理解してもらい，家庭内での対応の仕方など治療計画について治療者とともに考え，実行してもらうことに主眼がおかれている．

◆ 薬物療法

選択的セロトニン再取り込み阻害薬（SSRI）であるフルオキセチンやフルボキサミンの有効性が報告されている．

◆ 個別教育計画

Dowら[5]は従来の治療法を統合した学校に基盤をおく多元的個別治療計画を提案し，高岡[17]がそれを紹介している．この方法は第一に不安の軽減を目標とし，そのために話すことを強制しないという方針を出発点としている．そのうえで非言語的ゲームなどを通じて友人との関係を形成し，必要ならば家族療法や薬物療法などを併用する．第二の目標は非言語的コミュニケーションの増加であり，身ぶりやカードなどの手段から開始して，学級を小グループに分け，支持的仲間を見いだしやすいように工夫する．第三の目標は社会的交流の増加であり，学校内外の遊び相手を見つけること，言語を用いない社会的スキルを獲得することなどが含まれている．第四の目標は言語的コミュニケーショ

表 11　stimulus fading（促進刺激なしに自発的行動をできるようにする方法）の一例

Step 1	両親とともに家庭での自由なコミュニケーション
Step 2	両親とともに診察室での自由なコミュニケーション ドアは閉められており，治療者は診察室にはいない
Step 3	両親とともに診察室での自由なコミュニケーション ドアは開いており，子どもに治療者は見えるが，診察室の中にはいない
Step 4	両親とともに診察室での自由なコミュニケーション 治療者は診察室の中の机にいるが，コミュニケーションには関係しない
Step 5	両親とともに診察室での自由なコミュニケーション 治療者はコミュニケーションすることなしに両親と子どもに加わる
Step 6	両親とともに診察室での自由なコミュニケーション 治療者はあいさつのような短い言葉でのコミュニケーションを開始する

ンの増加であり，行動療法や言語療法を用いる．この治療には医師と家族に加え，教師や言語療法士の参加が不可欠であり，これらにより構成されるチーム内部で子どもの特徴に関する理解が共有されるとともに，できるだけ低い目標から開始し，ゆっくりと小刻みに目標を高めていくという配慮が重要と考えられる．この多元的個別治療計画は，不登校を伴った選択性緘黙の子どもに適応指導教室などの設定でも応用が可能と思われる．**表**11に子どもへの具体的な介入例を示した．

症例 6

初診時 12 歳・男児

　主訴：相手を気にしすぎてしまい，人前では話せない．不登校．

　家族：父親は几帳面で物静かな性格．母親は几帳面で，診察時には子どもの様子を時系列に詳細に報告するところがみられ，広汎性発達障害の要素をもった人と思われる．
姉（5歳年上），兄（1歳年上）もおとなしい性格．

　既往歴：特記事項なし．

　生育・現病歴：胎生期，周産期に発育は異常なく，始語は1歳からで，その後の言葉の発達や運動面での発達の遅れを指摘されたことはない．幼稚園は2歳から通園した．引っ込み思案で恥ずかしがりの性格で，砂場遊びやブロック遊びといった静かな遊びを好んだが，仲のよい友達は数人いた．とくにこだわりが強いということはなかった．F男は小学校入学後学校で口数が少なかったが，穏やかな担任に支えられ，授業中に発表をしていた．F男は得意な作文を担任から評価されることを喜んでいた．小学4年時に厳しい担任に代わり，仲のよかった友達が転校した．F男は転校していった友達を介して他児と遊ぶことが多かったので，学校で話さなくなり，次第に孤立していった．F男が小学6年になった春に，F男の兄が中学入学後に友人関係から孤立して不登校になり，自殺を図ることがあった．兄は当科を受診し，自閉性障害，大うつ病性障害と診断された．兄の抑うつ感，希死念慮は治療介入で徐々に軽減したが，不登校は続いた．さらにF男の姉も進路のことで悩むようになり，不眠，抑うつ感が強まり不登校になった．姉も当科を受診し，気分変調性障害と診断された．両親は姉，兄への対応に追われ，姉，兄は家ではF男にあたるようになった．F男は家族の中では明るく振る舞い，親に心配をかけないようにしているように両親からは見えたという．F男は2学期が始まると「生きていてもおもしろくない．性格を変えないとどうしようもない．学校に居場所がなく悪口を言われているような気がする」と母親に話し不登校になった．F男は小学6年の秋に当科を受診した．初診時のF男は硬い表情でうつむき，一言も話さな

かった．不登校になってからＦ男が「Ｆ男が話しをすると，級友から『Ｆ男が話した』とからかわれるのが嫌だ．級友から何か言われるのがこわい」と話していることが母親から報告された．兄は自閉性障害，大うつ病性障害と診断されたが，Ｆ男の生育歴からは自閉性障害を思わせる所見はなく，筆者は神経症水準の選択性緘黙と診断した．Ｆ男の不安の軽減をめざして，フルボキサミン 50 mg，ブロマゼパム 2 mg を処方した．

　その後の経過：子ども 3 人が不登校になったため，Ｆ男の両親も抑うつ的になった．そこで，抑うつ感，焦燥感が強くなったＦ男の兄の入院治療を開始し，両親の負担を減らすようにした．兄の入院よって母親の負担は減り，またＦ男も兄からあたられることが減って，自宅でゆっくりと休息できるようになった．Ｆ男の不安は軽減し，Ｆ男は教育相談機関の適応指導教室に通うようになり，卓球をするようになった．さらに新しく発売されたゲームを徹夜で並んで購入できたことからさらに元気になり，面接でも少しずつ話すようになった．その後，Ｆ男の家庭外での緘黙は続いているが，地元校の情緒学級にも通うようになった．

　症例のまとめ：Ｆ男はもともと引っ込み思案で恥ずかしがりの性格だった．友達の転校後にＦ男は仲間から孤立し，思春期前期の課題であるギャング集団を形成するという前思春期の発達課題に直面し，緘黙が強まっていった．兄の不登校と自殺企図，さらに姉の不登校が重なり，両親は兄，姉の対応に追われた．このためＦ男は同世代の仲間集団がとてもおそろしいものと感じられるようになり，また家族の中でも支えを失い，不登校になったと考えられた．Ｆ男のような神経症水準の選択性緘黙の子どもには，まず必要最低限の言語的コミュニケーションを家庭外に確立することと社会的に不器用であってもその子どもなりにいきいきと過ごせる居場所をつくりだしていくことが目標となる．筆者はＦ男を神経症水準の選択性緘黙と診断したが，Ｆ男の兄は自閉性障害，大うつ病性障害，姉は気分変調性障害であり，今後，発達障害や気分障害との鑑別を進めていく必要があると考えている．

経過，予後

　Steinhausen ら[15]は，選択性緘黙の子ども 100 例のうち 54％に症状の持続がみられ，経過とともに改善したものは 35％にすぎないと報告している．大井ら[10]は 24 例の研究において，2〜7 年の追跡期間では，75％が適応不良のままだったと報告している．

　大村[13]は，選択性緘黙の子どもは思春期になれば自然軽快するとして放置されてしまう危険性を指摘している．たとえ予後のよい神経症水準の症例であっても，長引いてしまうと社会性の発達のうえで不利益を被ることになる．

選択性緘黙には発達障害の側面があるもの，パーソナリティ障害，精神病水準の病態まで進展していくものもある．このため難治が予想される症例では早い時期に入院治療を含めた治療介入を行う必要があること，さらに緘黙症状の消長にはこだわらずに長くつきあっていく覚悟が必要であることを強調している．

文献

1) American Psychiatric Association. Diagnostic and Statistical Manual of Mental Disorders. 4th edition. Text Revision (DSM-Ⅳ-TR). Washington, DC : APA ; 2000.
   高橋三郎，大野裕，染矢俊幸訳．DSM-Ⅳ-TR 精神疾患の診断・統計マニュアル．東京：医学書院；2002.
2) Anstendig KD. Is selective mutism an anxiety disorder? : Rethinking its DSM-Ⅳ classification. J Anxiety Disord 1997 ; 13 : 417-434.
3) 荒木冨士夫．小児期に発症する緘黙症の分類．児精医誌 1979；20(2)：60-79.
4) Bergman RL, Piacentini J, McCracken JT. Prevalence and description of selective mutism in a school-based sample. J Am Acad Child Adolesc Psychiatry 2002 ; 41 : 938-946.
5) Dow SP, Sonies BC, Scheib D, et al. Practical guidelines for the assessment and treatment of selective mutism. J Am Acad Child Adolesc Psychiatry 1995 ; 34 : 847-856.
6) Eldar S, Bleich A, Apter A, et al. Elective mutism : An atypical antecedent of schizophrenia. J Adolesc 1985 ; 8 : 289-292.
7) Elizur Y, Perednic R. Prevalence and description of selective mutism in immigrant and native families : A controlled study. J Am Acad Child Adolesc Psychiatry 2003 ; 42 : 1451-1459.
8) Gillberg C. Asperger syndrome and high-functioning autism. Br J Psychiaty 1998 ; 172 : 200-209.
9) Kristensen H. Selective mutismand comorbidity with developmental disorder/delay,anxiety disorder, elimination disorders. J Am Acad Child Adolesc Psychiatry 2000 ; 39 : 249-256.
10) 大井正巳，鈴木国夫，玉木英雄ほか．児童期の選択緘黙についての一考察．精神経誌 1979；81(6)：365-389.
11) 大井正巳，藤田隆，田中通ほか．青年期の選択緘黙についての臨床的および精神病理学的研究．精神経誌 1982；84(2)：114-133.
12) 大村豊．緘黙症．本城秀次，編．今日の児童精神科治療．東京：金剛出版；1996. p.224-236.
13) 大村豊．選択緘黙―成人期への影響．精神科治療学 2006；21(3)：249-256.
14) Remschmidt H, Poller M, Herpertz-Dahlmann B. A follow-up study of 45 patients with elective mutism. Eur Arch Psychiatry Clin Neurosci 2001 ; 251 : 284-296.
15) Steinhausen HC, Juzi C. Elective mutism : An analysis of 100 cases. J Am Acad Child Adolesc Psychiatry 1996 ; 35 : 606-614.
16) Steinhausen HC. Elective mutism. In : Gillberg C, et al, eds. A Clinician's Handbook of Child and Adolescent Psychiatry. Cambridge University Press ; 2006. p. 557-572.
17) 高岡健，丹羽伸也．選択性緘黙．山崎晃資ほか，編．現代児童青年精神医学．大阪；永

井書店：2002．p. 224-227.
18) World Health Organization（融道男，中根充文，小宮山実監訳）．ICD-10 精神および行動の障害―臨床記述と診断ガイドライン．東京：医学書院；1993.

［渡部 京太］

2-10 妄想性障害

妄想性障害と対人恐怖症

　妄想性障害（DSM-IV-TR, ICD-10）は，伝統的にパラノイアとよばれてきた病態にほぼ相当する精神障害で，統合失調症でない人に，奇異でない内容の妄想（すなわち，現実生活で起こる状況に関するもの，たとえば，追跡される，病気を移される，配偶者や恋人に裏切られる等の妄想）が現れ，一定期間以上，典型的には年余にわたって持続するもののことをいう．妄想に直接関わる領域以外での機能はあまり障害されず，行動にも目立った風変わりさや奇妙さのないことが特徴である．

　不登校と関連の深い妄想性障害の代表的なものとしては，わが国でこれまで重症対人恐怖症や思春期妄想症として概念化されてきたものがあげられるが，これには，自己臭恐怖，自己視線恐怖，醜形恐怖など，さまざまなタイプが含まれている．わが国独自の概念である対人恐怖症や思春期妄想症と欧米の操作的診断基準による妄想性障害の診断学的異同については，今なお，議論がある．図2は，それをまとめた笠原（2005）の図を一部改変したものである．山下の確信型対人恐怖（笠原らの第3群〈重症対人恐怖症〉，植元・村上らの〈思春期妄想症〉）は，現行の DSM-IV-TR では妄想性障害の身体型か，身体醜形障害として診断されることになる（図2の「朝倉案」）．しかし，このグループの対人恐怖の大多数は神経症圏の病態であり，基本的には社会不安障害としてとらえるべきであって，それを，精神病を彷彿とさせる妄想性障害と診断することには無理がある．また，醜形恐怖については，これまで対人恐怖の一亜型と

されてきたが，その異質性に関する議論も少なくないことから，これについては対人恐怖にも社会不安障害にも含めず，神経症レベルから精神病レベルにまたがる広い病態（DSM-IV-TR診断としては身体醜形障害，妄想性障害の身体型など）としてとらえた方がよいとする意見もある（**図2**の「笠原案」）．さらに，対人恐怖症的病態については，これまで，ヒステリー，強迫神経症，人格障害（回避性，分裂病質など）などとの関連で論じられてきた歴史もある．

要するに，児童思春期における不登校と関連の深い対人恐怖症や醜形恐怖症のすべてが DSM-IV-TR の妄想性障害と診断されるわけではなく，逆に DSM-IV-TR の妄想性障害は，その多くが，年余にわたって妄想体系を発展させていく，いわゆる古典的なパラノイアとして，不登校とはむしろ関連が薄い．このことから，本項では，妄想性障害の診断には必ずしもこだわらず，対人恐怖

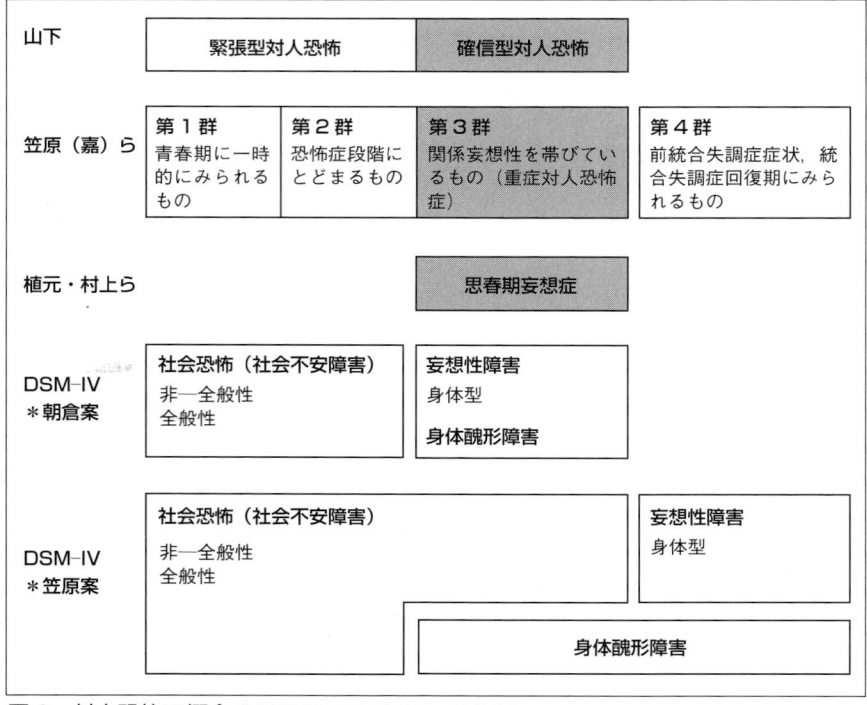

山下	緊張型対人恐怖		確信型対人恐怖	
笠原（嘉）ら	第1群 青春期に一時的にみられるもの	第2群 恐怖症段階にとどまるもの	第3群 関係妄想性を帯びているもの（重症対人恐怖症）	第4群 前統合失調症症状，統合失調症回復期にみられるもの
植元・村上ら			思春期妄想症	
DSM-IV ＊朝倉案	社会恐怖（社会不安障害） 非―全般性 全般性		妄想性障害 身体型 身体醜形障害	
DSM-IV ＊笠原案	社会恐怖（社会不安障害） 非―全般性 全般性			妄想性障害 身体型
			身体醜形障害	

図2 対人恐怖の概念（笠原敏彦，2005[1]）より一部改変）

症や醜形恐怖症のうち，症状の内容や構造が妄想的なレベルに達していると考えられるもの（図2でいえば，山下の〈確信型対人恐怖〉，笠原らの第3群〈重症対人恐怖症〉，植元・村上らの〈思春期妄想症〉）を妄想的対人恐怖症と一括し，これを中心に述べることにする．これ以外のタイプ，すなわち，山下の緊張型（笠原らの第1群，第2群）については，本書の不安障害のところで，笠原の第4群については本書の統合失調症のところで主に触れられることになるであろう．

妄想的対人恐怖症の症状

妄想的対人恐怖症（確信型対人恐怖，重症対人恐怖症，思春期妄想症）には，自己臭恐怖，自己視線恐怖，醜形恐怖など，さまざまなタイプのものがあるが，その症状構造には，ある一定の共通する特徴がある．それは，何らかの自分の身体的欠陥（体臭，視線，表情，態度など）が周囲の人々に不快感を与え（加害妄想），そのために周囲から避けられる（忌避妄想）というものである．たとえば，自己臭恐怖では，自分の身体から嫌な「におい」が出て周囲にいる人々に迷惑をかけ，そのために周囲の人々から嫌われ，忌避されると確信し，対人接触からひきこもろうとする（現実回避）．このひきこもりは，思春期においてはしばしば，不登校という形をとって現れることになる．

身体的欠陥の内容は多彩である．体臭，視線，表情，態度などが多いが，それ以外にも赤面，吃音，思惑などさまざまなものが恐怖される．その性質もいろいろで，たとえば，体臭の場合，おなら・口臭・便臭・尿臭・汗・精液・おりものなど，その発現部位や性状が明らかなものから，「ものが腐ったような，何とも言えない嫌なにおい」など，漠然としたものまで範囲は広く，また，そのにおいは，患者本人によって知覚される場合もされない場合もある．視線の場合でも，「いやな目つき」「鋭い視線」など，視線そのものの異常から「女性の胸部に目がいく」「横目を使っている」など，視線の方向まで，さまざまなものがある．しかしいずれにしても，患者は，自分がそのような身体的欠陥をもっていることを強く確信しており，その確信は，そのような欠陥が客観的にはありえないものであるにもかかわらず，また，医師を含む周囲の人がどれほど説得しても，揺らぐことはない．

患者は多くの場合，自分の身体的欠陥を，「自分が近づくと他の人が鼻をす

すったり，咳ばらいするので，自分の身体から変なにおいが出ているのがわかる」「誰かが"くさい"と言ったのは自分のにおいのことだ」など，他者の挙動から直感的に確信する（関係妄想）．

最後に，症状は概して家庭内や，周囲に知っている人がいない状況では気にならず，友人などの中間的・同質的関係の人たちと一緒にいる状況や，映画館や電車の中など，周囲に人がいるところで一定の時間と空間を拘束される状況において，最も強く出現する（状況依存性）．

以上のように，妄想的対人恐怖症では，加害・忌避・関係妄想，現実回避傾向，症状発現の状況依存性などがみられるが，このうち，現実回避や状況依存性は，妄想的でない対人恐怖症（山下の緊張型，笠原らの第1群，第2群）にも共通したものであり，加害・忌避・関係妄想こそが，妄想的対人恐怖症を真に特徴づける症状といえる．なお，醜形恐怖では，醜形については妄想的に確信していても，加害・忌避・関係妄想が認められないことがしばしばあり，これが，醜形恐怖を対人恐怖症から分けて考える一つの根拠になっている．

妄想的対人恐怖症と不登校

対人恐怖症は，思春期から青年期にかけて好発する．このことが，この病気と不登校を結びつける一因になっているのは間違いないが，それ以前に，対人恐怖症の症状や心性自体が，不登校に深い関連をもっていると考えられる．

患者は常に，羞恥心や劣等感に苛まれ，対人場面で萎縮・緊張し，不本意な生活を余儀なくされている．症状を何とかしようとして，涙ぐましい努力を行うが，このことは，妄想的対人恐怖症においていっそう顕著である．たとえば，自己臭に悩む者が強い香水をつけたり，自己視線恐怖の者が夜もサングラスをつけて歩いたり，醜形恐怖の者が部屋の中でも大きな帽子を被ったりするが，皮肉なことに，そういう努力は，かえって患者の存在を周囲に対して際立たせてしまう．あるいは，患者は症状消失を願って，食事療法や自己催眠など，いろいろな自家療法を試すが，それらはすべて，基本的には何の効果もあげない．病院各科を受診することもまれではないが（たとえば，視線を悩んで眼科を受診したり，おならを悩んで消化器内科を受診したり等），医師からは，どこも悪くないといわれてしまう．

こうして，必死の努力が報われないまま，苦境が続いているうちに，挫折感

や無力感が増し，現実からの逃避傾向が強まる．そして，それが昂じると，ついには学校に行けなくなってしまうのである．なかには，不登校から，そのまま，休学・退学になってしまうケースも少なくない．希望のない生活を送っているうちに，絶望感や厭世感などから，家庭内暴力や自傷行為・自殺企図などが生じてくることもある．いずれにしても，対人関係の乏しいひきこもり状態が続くと，単に，症状の回復が遅れるだけではなく，ひきこもっていることによって，問題がさらに深刻になっていくという悪循環に入ってしまう危険性が高い．思春期の人格発達に与えるひきこもりの否定的影響は，対人恐怖症に限ったものではないが，対人恐怖症においては，とりわけ，この点に注意しておく必要がある．

妄想的対人恐怖症の治療・援助

　薬物療法と精神療法を中心に，必要に応じて，環境調整や生活指導などを加えた多次元的アプローチを基本とする点において，他の障害と異なるところはない．薬物療法としては，対人恐怖症一般について，選択的セロトニン再取り込み阻害薬（SSRI），ベンゾジアゼピン系の抗不安薬，βブロッカーなどが用いられることが多く，妄想的対人恐怖症の場合でも，基本的にはこれに準じることが多い．抗精神病薬が奏功するケースは意外に少ないという指摘もあるが，試してみる価値はある．

　精神療法としては，Ⅶ章に挙げられているさまざまな形の精神療法的アプローチがすべて適応になる可能性がある．どのタイプの対人恐怖症にどのタイプの精神療法が有効かについては，いろいろな意見があるが，症状に伴う現実回避（なかんずく対人関係の回避）傾向を最小限に抑えることが大切という点では，諸家の意見が一致しているように思われる．

　また，対人恐怖の発生素地として，児童期・前思春期・思春期における親密な仲間体験の不足や，それに関連した自己愛の問題を重視する立場がある．たとえば，幼児期に親から過大な愛情を注がれたり，逆に愛情を得られなかったために反動的に膨張した幼児的・万能的自己愛が，親密な仲間体験の不足のために中和されそこない，万能要素を強く保ったまま，思春期において高まる自己愛や自我理想に結びついてしまう．このような自己愛は必然的に脆弱であり，傷つきやすい．そのため，対人場面や社会的場面を避けることによって，

その傷つきを回避しようとするといった考え方である．このような立場に立てば，治療では，単に治療者との関係だけでなく，同年代で，多かれ少なかれ，同質の仲間との交流が重要だということになり，集団療法，デイケア，たまり場など，仲間力・集団力の積極的な活用が要請されることになる．実際，このようなアプローチは，近年少しずつ増えてきているようである．

　治療はまず，個人療法から始めるが，治療の進行により社会への現実的な一歩に取り組めるようになった段階で，何らかの仲間・集団経験を積めるように考慮し，社会参加が可能になったところで治療終結へ向かうというやり方が，これからの治療のスタンダードになっていくかもしれない．

文献
1) 笠原敏彦．対人恐怖と社会不安障害―診断と治療の指針．東京：金剛出版；2005．
2) 村上靖彦．持続性妄想性障害．松下正明，総編集．臨床精神医学講座3．精神分裂病Ⅱ．東京：中山書店；1997．p.389-413．
3) 鍋田恭孝．対人恐怖・醜形恐怖―「他者を恐れ・自らを嫌悪する病い」の心理と病理．東京：金剛出版；1997．
4) 齊藤万比古．対人恐怖症・視線恐怖．山崎晃資，牛島定信，栗田広，青木省三，編．現代児童青年精神医学．大阪：永井書店；2002．p.368-374．

［水田　一郎］

2-11　統合失調症

児童・青年期の統合失調症の診断をめぐって

　統合失調症は認知，情緒，そして社会機能における欠陥と関連した神経発達の障害である．統合失調症の発症は典型的には10歳代後半から30歳代半ばまでで，13歳以前の発症はまれであるが，青年期に確実に増加する．齊藤[11]が追跡調査を行った不登校児106人のうち青年期になって新たに統合失調症と診断されたものは6％と報告しており，不登校児の診療にあたって統合失調症は

無視できない疾患といえる.

児童・青年の統合失調症の診断には，成人と同じ診断基準（DSM-Ⅳ-TRやICD-10）が用いられる．DSM-Ⅳ-TRの統合失調症の診断基準を要約すると，①妄想，幻覚，解体した会話，ひどく解体したまたは緊張病性の行動，陰性症状（感情の平板化，思考の貧困，または意欲の欠如），以上の5項目の中の2つ以上が1か月以上（ただし治療が成功した場合にはより短い）存在し，②社会的（対人的）または職業的（学業的）機能の著しい低下が認められ，③前駆期，残遺期も含め障害の持続的な徴候が少なくとも6か月間存在する，というものである[3]．DSM-Ⅳ-TRでは，統合失調症の基本的特徴は児童でも同様であるが，この年齢層において診断を下すことはとくに困難であるとしている．児童では妄想と幻覚は成人でみられるものよりも精巧さに欠け，幻視がより多くみられ，解体した会話はいくつかの児童期発症の疾患（例：コミュニケーション障害，広汎性発達障害）でみられ，解体した行動も同様にみられる（例：注意欠陥／多動性障害，常同運動障害）．これらの症状を，上述のより高い頻度の児童期疾患を十分考慮することなしに統合失調症に起因するものとするべきでないとしている．統合失調症の病型として，①妄想型（Paranoid Type），②解体型（Disorganized Type），③緊張型（Catatonic Type），④鑑別不能型（Undifferentiated Type），⑤残遺型（Residual Type）が記載されている．

松本は児童期発症の統合失調症と成人の統合失調症と比較し，発症初期の臨床症状について，児童期の統合失調症は，①同胞順位は第1子に多い，②前駆症状がみられる症例が多く，潜伏性発症が多い，③幻視のみみられるものがある，④幻聴内容が不鮮明なものや一過性のものが多い，⑤妄想構築はまれである，⑥感情易変性を示すものが多い，⑦強迫行為を示すものが多い，と特徴をあげている[6]．児童期の統合失調症では幻覚や妄想が認められても成人に比べて対象や内容が不明確であることが多く，これには子どもが精神発達途上にあること，体験の乏しさや言語能力の未熟さが影響していると考えられる．

統合失調症の最初のエピソードで鑑別すべき疾患として，①広汎性発達障害（Asperger障害を含む），②気分障害，③失調感情障害，④物質誘発性精神病性障害（とくにアンフェタミン，コカインなど），⑤短期精神病性障害，⑥全身疾患（とくに前頭葉てんかん，側頭葉てんかん），神経変性疾患（例：Wilson病），異染性白質ジストロフィー，脳腫瘍，脳炎，⑦非精神病性障害（行

為障害，解離性障害，人格障害〈とくに境界性人格障害〉，性的あるいは身体的虐待後に続く障害），⑧境界知能，軽度精神遅滞があげられる[4]．

　双極Ⅰ型障害では発症時に幻覚や妄想を示すことが多く，鑑別が困難なことがある[8]．また，ストレス状況下の広汎性発達障害の子どもには"psychotic breakdown"とよばれる統合失調症様の精神症状が出現することはまれではないが，ストレスがなくなると速やかに通常の状態や機能に戻る．米国児童青年精神医学会が1999年に発表したPractice Parametersのなかでは，明らかな幻覚や妄想がないことで統合失調症と広汎性発達障害を鑑別できるとしている[1]．その他に統合失調症に親和性がある疾患としては，強迫性障害，選択性緘黙があげられる．子どもの強迫症状を強迫性障害としてとらえるのか，統合失調症の前駆症状としてとらえるのかについては，強迫症状の特徴で区別するのは困難である[5]．強迫症状以外の面で社会機能の低下が生じていたり，被害的な色彩の強い「こだわり」は統合失調症の前駆症状と考えられ，強迫症状の内容よりも，その子どもが過ごす日常生活あるいは面接時の状態像の把握による診断が重要であると考えられる．このように統合失調症の診断は注意深く経過を追いながら再評価していくべきである．

▌統合失調症のアセスメントとマネジメントをめぐって

◆統合失調症のアセスメントとマネジメント

　統合失調症のアセスメントとマネジメントの構成（**図3**）を示した[4]．診断のアセスメントには子どもの発達的，社会的，教育的，そして心理的なニードを考えに入れ，適切なマネジメントを行っていく必要がある．身体的な検索は，とくに緊張型の場合には脳炎を鑑別するために髄液検査は必須になる．

　不登校の子どもの支援にあたって統合失調症が疑われたときには，何よりもまず統合失調症の治療にとりかからなければならない．

　児童・青年期の統合失調症の治療の目標は，急性期には薬物療法を中心にして精神症状を速やかに軽減させ，長期間の病的状態を減らし，回復期には薬物療法とともに精神療法的なアプローチを含めた心理社会的治療をあわせて行い，再発を防ぎ，復学や就業の支援をすること，さらには成人の統合失調症の治療サービスにつないでいくことである．

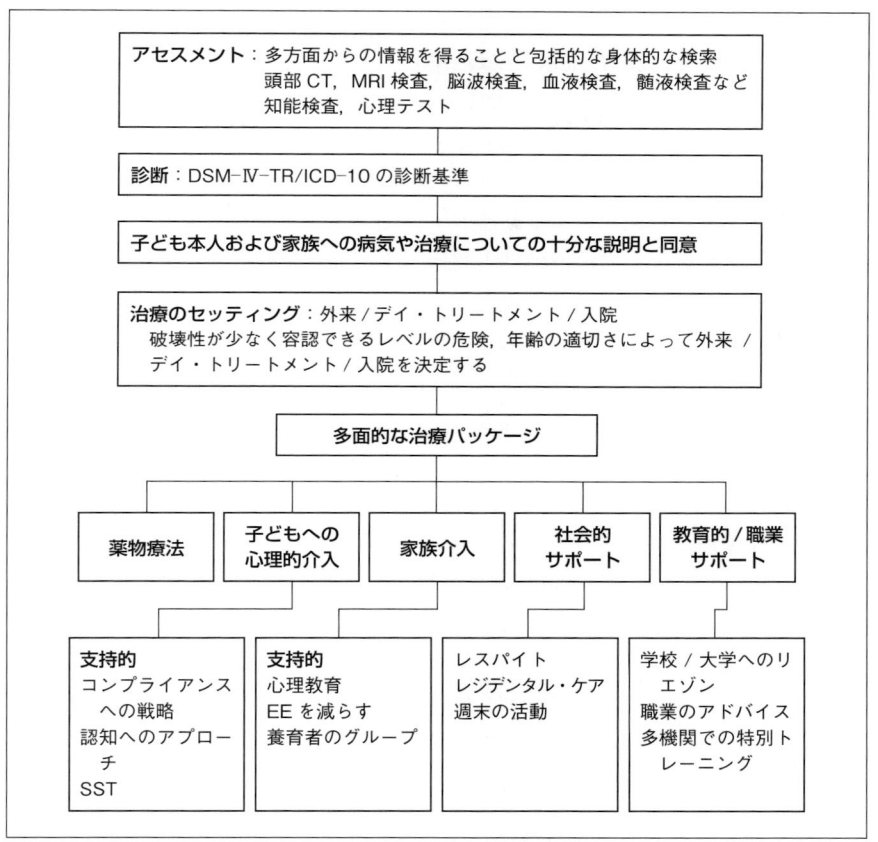

図3 統合失調症のアセスメントとマネジメントの構成（Clark AF, 2006[4]）
SST：social skill training, EE：emotional expression.

家族や子どもへのマネジメント

　子どもの発病によって引き起こされる家族，とくに母親の混乱や罪悪感の取り扱いには注意を払う必要がある．松本[7]は，乳幼児期からの詳細な生育歴を聴取するなかで親子関係での気持ちのやりとりを吟味し，子どもの心の成り立ちを子どもの側に立ってたどっていく作業の重要性を指摘している．さらに家族には統合失調症という疾患や治療に関する一般的な知識を十分に説明する必

要がある．さらに子ども本人にも薬物療法の必要性や有効性について十分に説明することが必要になる．これらは治療の中断や再発の予防につながると考えられる．小倉[10]は，統合失調症の成り立ちを突然発病するかのようにみえる表面とは違い長い年月をかけて発症に至るものであると述べ，治療者との治療関係のなかで患者が安心感に裏づけられた世界観・宇宙観をもつに至るまでをサポートすることが大切であると述べている．

統合失調症の子どもの治療では入院治療を必要とすることが多い．精神病性の激しい症状だけではなく，両親，とくに母親への依存と自立をめぐって両価的な感情が高まっている状態にあり，そのことが子どもや家族の混乱をいっそう大きなものにしていることがみられる．

入院治療の適応について，①社会，学校からひきこもっている子ども，②自分を危うくする証拠（自殺，何をするか予測できないこと，自分を軽視すること），③他者を危うくする証拠（暴力，予測できない行動，脅し），④養育者への迫害的な確信，⑤アセスメント，検査，治療に非協力的，⑥問題のある家族関係と high expressed emotion（過度の敵意，批判，あるいは情緒的な過度のまきこまれ）の環境，⑦心理社会的な複雑さ，⑧年齢にふさわしい設定を利用できること，があげられている[4]．神経症水準の児童・青年を対象とした専門病棟では，統合失調症水準の子どもはかえって混乱をきたすことがあり，刺激が少なく暖かみある治療環境の提供，自己破壊的行動への毅然とした行動制限など子どもを守るために細やかな治療の設定が必要になる．

◆ 薬物療法

統合失調症への抗精神病薬による薬物療法の効果は成人において確証されており，アルゴリズムが提唱され，広く使用されている．錐体外路症状などの副作用が少なく，陽性症状だけでなく陰性症状にも効果をもつとされる新しい非定型抗精神病薬の開発が進んだことによる．ハロペリドールなどはドパミンD_2受容体の遮断が主な作用であったが，非定型抗精神病薬はそれだけでなく主にセロトニン受容体の遮断作用をもつもの（serotonin dopamine antagonist；SDA）とセロトニン，ムスカリン，アドレナリン，ヒスタミンなど多種の受容体遮断作用をもつもの（multiacting receptor targeted agent；MARTA）に大別される．非定型抗精神病薬の代表格である clozapine（MARTA）は無顆粒球症

という重篤な副作用のため日本での使用は認められていない．わが国ではリスペリドン，ペロスピロン（SDA），オランザピン，クエチアピン，アリピプラゾール（MARTA）の使用が認められている．

松本[7]はわが国での児童・青年期の統合失調症の薬物療法の現状について，①急性期で使用頻度が高い薬物はハロペリドール，クロルプロマジンで，鎮静が必要な場合にはレボメプロマジンが使用されていること，これらの薬物を比較的速やかに増量していき，最終的にはクロルプロマジン換算で200mgを2～3か月間十分に使用する．これらの薬物で効果が得られない場合や錐体外路症状などの副作用が出現したときには非定型抗精神病薬の使用が検討されるべきである，②回復期には症状を観察しながら薬物を徐々に減量する，③残遺期では陰性症状に非定型抗精神病薬の使用を試みる，とまとめている．

欧米では，非定型抗精神病薬を6～8週間十分な量を投与し，効果が不十分なときには別の非定型抗精神病薬を投与し，それでも効果が不十分なときにはclozapineを使用することが試みられている[2,4]．その他に気分の変動や衝動行為が目立つときには，カルバマゼピンやカルボン酸リチウムを抗精神病薬に併用する[12]．

また，中安[9]は「初期統合失調症」概念を提唱しているが，その初期症状にはハロペリドール，クロルプロマジンなどの抗精神病薬は無効であり，第一選択薬としてsulprideが100～200mg投与される．効果が不十分なときには600mgまで増量するか，フルフェナジン0.75～1.5mgを付与するのが有効といわれている．

◆ 児童・青年期の統合失調症と不登校——症例を通して

日本，海外の予後調査を概観すると，寛解は20～40%に認められ，軽快まで含めると40～60%といわれ，約半数の予後は良くないといわれている．約10%は自殺，自分を軽視すること，事故などにより死亡している．

小学校・中学校年代の統合失調症の子どもでは長期に及ぶ不登校のため，学習の遅れや子どものなかでの経験が乏しくなることが大きな問題となる．現実的にはその子どもの能力にあわせて情緒障害学級，適応指導教室，知的な能力の低下が認められるときには特殊学級，養護学校などの特殊教育を利用することになる．今後は全国に児童精神科病棟，その病棟に併設された精神疾患に対

応する院内学級が増えたり，遅れた学習を取り戻すことができるような学校をモデルにした教育機能をもつディケアの設立が望まれる．

　もう一つの問題は，統合失調症は家族集積性を認め，受診した子どもの親が統合失調症であるということもまれではない．親が障害をもっていることは子どもの基本的安心感を脅かし，親の現実認識の歪みは子どもの現実認識の発達に影響を及ぼすことも考えられる．

　症例を呈示して，具体的な治療介入についてふれたい．

症例 7

初診時13歳・女子

　主訴：不登校．被害的になりやすい．体臭が気になる．
　家族歴：母親は統合失調症．**既往歴**：特記事項なし．
　生育・現病歴：胎生期，周産期に発育の異常はなく，その後も発達の遅れを指摘されたことはない．父親は育児にあまり関わらず，母親と本児との関係はきわめて近かった．幼小児期から引っ込み思案でおとなしい性格だった．小学3年からソフトボールクラブに参加してからは友だちも増え活発に過ごすようになった．母親はソフトボールクラブの保護者のつきあいに気を遣い，徐々に被害的になっていった．母親はG子に「○さんは悪口を言っている．○さんとはつきあわないほうがいい」といった被害的な内容を話していた．同じころ親友が転校し，G子は友だちに対して被害的になりつきあいが少なくなった．さらに「大人が怖い．みんなが母をいじめている」といった母親と同様の被害的な言動が増えた．中学に入学したころ，母親は幻覚妄想状態で入院になった．G子は「他の人が変な目で見る．臭いといわれる」と話し体臭を必要以上に気にしたり，不登校になった．自宅でも「火事が起こりそうで恐い」と話しガスの元栓を確認したり，消耗したような抑うつ感や焦燥感を訴え，壁を蹴るといったいらだちが強まっていった．精神科クリニックではG子の状態を母親の幻覚妄想状態から影響を受けた共有精神病性障害と考え，入院治療を目的に当科を紹介された．初診時のG子は「自分でも説明できない．なにがなんだかわからない．自分がからっぽになったようです」と語り，生気はなく硬い表情で語った．筆者はG子を精神病圏内の状態と考え，成人精神科病棟に入院のうえでG子の精神症状を観察することにした．

　その後の経過：G子は体臭についての不安を強く訴え，家族の面会が近づくと混乱する状態がみられた．非定型抗精神病薬の投与を開始したところ，G子の精神症状は安定し，院内学級へ通学するようになった．入院1か月で児童精神科病棟へ移ったが，「他の子に"死ね．臭い．"と言われた．私を見て笑っていた」と被害関係念慮が強まった．個室隔離

を行い,加えて抗精神病薬を増量したところ,被害関係念慮は少なくなった.体臭に関するこだわりや火事が起こるかもしれないという不安は持続し,個室隔離を解除するとG子は「火事が起きそうで恐い.ありえないとわかっているのに,考えている自分にイライラする」と訴え,自傷行為がみられ希死念慮も訴えるようになった.またG子の表情には以前ソフトボールクラブで活躍した活気はなく,現在では筆者は,G子の精神症状は母親の幻覚妄想状態に反応して起こった共有精神病性障害ではなく統合失調症の診断が妥当と考えている.G子は再度閉鎖病棟へ転棟し,精神症状は落ちつき院内学級に通学することを検討している.今後も入院治療を続け,統合失調症の母親と適度な距離をとりながら,G子の健康な部分を育てていくことを目標としている.

統合失調症の親をもつ子どもに関わる場合,親の精神病理の子どもへの影響と親が親として十分な役割をとれないことの子どもへの影響の二つの側面から治療的援助方針を決定する必要がある.①子どもだけでなく統合失調症をもった親への支持的な治療的介入を行い,親の精神症状の悪化を防ぐこと,②健常な親にも治療的なガイダンスを行い,親の役割を強化するように働きかけること,③祖父母などの他の家族や学校関係者に親の役割を一部肩代わりしてもらえるように働きかけることが重要である.

G子の診療に際して筆者は,G子の訴えの切迫感,そしてG子が「崩れかけていくなんとなく危ない」という感覚を強く感じた.不登校の子どもの診療にあたって,この子どもから受ける切迫感,消耗しきったような疲労感や抑うつ感,そして治療者が感じる「なんとなく危ない」という感覚は,統合失調症の診断の助けになるものと思われる.

文献

1) American Academy of Child and Adolescent Psychiatry. Practice parameters for the assessment and treatment of children, adolescents, and adults with autism and other pervasive developmental disorders. J Am Acad Child Adolesc Psychiatry 1999 ; 38(Suppl) : 32S-54S.
2) American Academy of Child and Adlescent Psychiatry. Practice parameter for the assessment and treatment of children and adolescents with schizophrenia. J Am Acad Child Adolesc Psychiatry 2001 ; 40(Suppl) : 4S-23S.
3) American Psychiatric Association. Diagnostic and Statistical Manual of Mental Disorders, 4th edition. Text Revision (DSM-IV-TR). Washington DC : APA ; 2000.

高橋三郎,大野裕,染矢俊幸,訳．DSM-Ⅳ-TR—精神疾患の診断・統計マニュアル．東京：医学書院；2002.
4) Clark AF. Schizophrenia and Schizophrenia-like disorder. In : Gillberg C, et al, editors. A Clinician's Handbook of Child and Adolescent Psychiatry. Cambridge University Press ; 2006. p. 79-109.
5) 飯田順三．子どもの強迫症状と統合失調症．精神科治療学 2006；21(4)：373-380.
6) 松本英夫．児童期に発症した精神分裂病に関する臨床的研究．精神経誌 1998；90：414-435.
7) 松本英夫．精神分裂病．山崎晃資ほか，編．現代児童青年精神医学．大阪：永井書店；2002. p. 233-242.
8) McClellan JM. Early-onset schizophrenia. In : Sadock BJ, Sadock VA, editors. Comprehensive Textbook of Psychiatry. Vol. Ⅱ. 7th edition. LW & W ; 2000. p. 2782-2789.
9) 中安信夫,関由賀子,針間博彦．初期分裂病 2004．思春期青年期ケース研究 10 中安信夫,村上靖彦，編．初期分裂病—分裂病の顕在発症予防をめざして．東京：岩崎学術出版社；2004. p. 11-32.
10) 小倉清．分裂病の発生機序について．思春期青年期精神医学 1992；2(1)：3-11.
11) 齊藤万比古．不登校の病院内学級中学校卒業後 10 年間の追跡調査．児精医誌 2000；41：377-399.
12) Wilens TE. Straight Talk About Psychiatric Medications For Kids. Hove, New York：The Guilford Press ; 2004.
岡田俊（監訳・監修）．わかりやすい子どもの精神科薬物療法ガイドブック．東京：星和書店；2006.

［渡部 京太］

2-12 第1軸診断がつかない不登校

　第1軸評価の結果として，いかなる精神疾患とも診断できない不登校ケースが少数ながら存在する．それはどのような状況にある子どものことであるのかを以下で検討する．

　第1軸評価で精神疾患の診断をできない不登校ケースといえば第一に，評価時点までに子ども本人に出会えていない場合や，診断・評価のための面談で本人が心情や事情などに関して一切語ろうとせず，親の陳述からもさしあたり精神疾患を明確に診断することは不可能な場合が該当する．このようなケースで

は，とりあえず評価結果として「第1軸評価を現時点では実施できない」あるいは「第1軸評価は現時点では保留」としておくことが妥当と思われる．このようなケースでは，経過を追っていく間に不登校と直接関連する精神疾患の輪郭が，症状の組み合わせとして，あるいは症状の時間経過として，評価者にくっきりと見えてくることも少なくない．この場合には，精神疾患の診断が実現した段階で第1軸評価は「未実施」あるいは「保留」から変更されることになる．

　精神疾患の診断がないケースで次に注目すべきは，たとえばDSM-Ⅳの体系でいう各疾患の「特定不能の（not otherwise specified）」という修飾句を伴うグループの一部，すなわち典型的な診断基準は満たさないが，その傾向があるとみなされる状態像である．もちろんDSM-Ⅳは「特定不能の」と形容される状態像も精神疾患として定義しているのであるが，実際の臨床場面で不用意に「特定不能の」ものを精神疾患に含めていくと，精神疾患の枠が拡大しすぎるという危険もあることを念頭におくべきである．もちろん，「特定不能の」精神疾患のすべてで第1軸評価を「精神疾患なし」とすべきだというわけではない．ただ，傾向があるとしか表現しようのない，あまりにも微かな「特定不能の」疾患概念に気づいた場合に，これを第1軸評価として採用せず，第1軸評価を「精神疾患なし」とすることも選択肢の一つとなるだろうと指摘しておきたいだけである．しかし，たとえそのような第1軸評価を行った場合にも，ある精神疾患の傾向をその子どもがもっているという事実は臨床家として大切にすべきところであり，第1軸評価なしとしたうえで，メモとしてこの「傾向」を記載しておくことを推奨したい．

　精神疾患の診断がない不登校という概念の中心は，第1軸評価の結果が文字通り「精神疾患なし」，すなわち健康の範囲内にあると評価されるケースである．この「健康な不登校」とはどのような子どものことであろうか．学校の環境があまりに劣悪な場合で，それ以上追いつめられることを避けるために決断する不登校，帰国子女などでたとえば帰国後に適切な学校を生活圏内に見いだせない場合の不登校，あるいは親の思想や信仰に基づく特殊な教育内容やシステムを子どもに与えようという場合の指定された学校に対する不登校などが理論的には存在しうるが，現在のところそのような不登校はかなり限られた存在であると思われる．なお，この場合の不登校は，ある程度体系化された自宅学習のプログラムを子どもが受けている場合がほとんどであり，その点からも真の不

登校とはいえない状態像である．

　第1軸評価にあたり，本項で示してきたような文脈から留意しておくべきは，子どもが本来あってはならない不当なストレスを社会から（あるいは家族から）負わされたため，それに抗する手段として不登校を選択したのだから，精神疾患などであるはずがないといった道徳主義的な心情で精神疾患の診断を回避すべきではないということである．不登校に関連して出現した精神疾患を診断することは，強いストレス下における個々の子どもの個人的なストレス対処法の様態を読み取ることであり，ストレスに対する反応様式を理解することにほかならない．そのようなストレス対処法やストレスへの反応様式は，危機の一つ一つを経験し通過することで鍛えられ発展していくものであり，不登校もその好機の一つである．不登校の背景疾患の診断を明確にすることは，そのようなストレスの対処法や反応様式をめぐって子どもが取り組むべき課題を評価者や支援チームが明確に認識するということにほかならない．

　以上のような理解に従うなら，評価者は精神疾患の何らかの概念に当てはまる状態像を伴う不登校に対して，適切な診断を行うことを躊躇すべきではない．

〔齊藤　万比古〕

3 第2軸：発達障害の診断

3-1 はじめに

▶ 発達障害と不登校

　不登校の評価の第2軸は，子どもに発達障害の徴候がないか否かの評価を求める軸である．発達障害をなぜ第1軸評価とは別の軸に設定したかというと，発達障害は第1軸評価の対象となる諸疾患の背景にあって発現に関与することがしばしばであり，しかも第1軸の精神疾患が主として今この状況で生じている疾患という意義があるとすれば，発達障害は生まれつきもっているハンディキャップという違いがあるからである．

　表12に，DSM-Ⅳの疾患概念のリストから，現在わが国の子どもの発達に関与している医師や関連領域のスタッフが発達障害と認めている疾患概念の主なものを示した．これらのうち不登校の背景要因となりやすいものはどれかという疑問もありうるが，あえていうならばすべての種類の発達障害は不登校への親和性を発達障害ではない子どもたちより多くもっているというのがその答えであるだろう．学習と集団行動を目的とする学校という集団生活のなかで，各種の発達障害の子どもはまた学習能力のハンディキャップのために，また他者の気持ちへの共感性の乏しさや，あるいは集団生活の調和を乱しがちなために，大人から叱責されたり，子ども集団から仲間はず

表12　発達障害一覧（DSM-Ⅳより抜粋）

広汎性発達障害（PDD）	◎
自閉性障害	◎
Asperger障害	◎
特定不能の広汎性発達障害	◎
注意欠陥/多動性障害（AD/HD）	◎
学習障害（LD）	◎
読字障害	◎
書字表出障害	◎
算数障害	◎
発達性協調運動障害	
コミュニケーション障害	△
表出性言語障害	◎
需要-表出混合性言語障害	◎
音韻障害	
吃音症	
精神遅滞（境界知能）	

◎：発達障害者支援法が規定する発達障害．
△：下位分類の一部だけが規定されている大分類．

れにされたりという経験を繰り返しがちであり，結果的に登校意欲を喪失し不登校に追い込まれるリスクが高くなる．いうまでもなく，発達障害というハンディキャップへの理解が乏しい学校や学級担任であればあるほど，このような事態が生じやすくなることが予測される．

　自閉性障害や中等度・重度および最重度の精神遅滞などの典型的な発達障害においても不登校が生じる可能性は当然ながら存在するが，とくにわが国で軽度発達障害とよばれてきた Asperger 障害や特定不能の広汎性発達障害など広汎性発達障害（PDD）の高機能群，注意欠陥/多動性障害（AD/HD），そして学習障害（LD）の子どもは一般の子どもと同じ場で学校生活を送ることが普通であるため，集団行動における不適応反応（この一部が適応障害である）としての不登校へのリスクがよりいっそう高まることになる．

　表12をみるにあたって議論をよぶ点は「吃音症」が発達障害に含まれてよいか否かということであろう．吃音症をこのリストにあげたのは，あくまで吃音症が音韻障害（構音の発達遅延を規定した疾患概念）とともに DSM-Ⅳ のコミュニケーション障害の下位概念に含まれているためである．これは，ストレスへの反応という，以前はそれ一辺倒であった吃音症の原因論が，機能性の発達障害というより生物学的な病因論へと修正されてきた事情とも関係している．しかしここでは，吃音症を発達障害の側面をもつ疾患とみるだけでなく，発達上の発声をめぐる機能不全が二次的にストレス対処法として組み込まれる，自動的ないし無意識的なプロセスも関与しているという統合的な視点で理解することを推奨したい．この表をみるにあたって注意しておくべき2点めは，知的障害の周辺概念である「境界知能」をリストに上げている点である．いうまでもなく境界知能は疾患・障害概念ではなく，あえていえば正常という範囲のなかのある特性を規定したにすぎない．しかし，精神科領域の臨床家なら誰でも，治療にあたって境界知能者の特有なストレスへの過敏性，あるいは脆弱性に注目すべきであることを実感しているように，境界知能の子どもは発達障害の諸疾患をもつ子どもであることから表12のリストに括弧をつけて記載した．

第2軸の意義と理解

　さて，このような発達障害とその関連疾患を不登校評価の第2軸とする意義

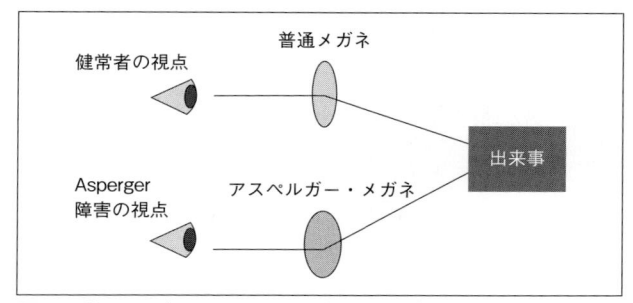

図4 普通メガネとアスペルガー・メガネ
(Cumine V, et al, 1998[1] より改変)

はどこにあるのだろう．これらの発達障害関連疾患はいずれも各疾患に特有な認知障害やその他の学習能力の障害を特性の一つとしており，この特性を周囲が理解しないためのすれ違いや誤解が孤立感や努力に対するしらけた気分を子どもの心に増殖させ続けたことこそ不登校の主たる発現要因だった可能性がある．このような各発達障害の特性を，親や教師をはじめとする子どもの周囲の大人が十分に理解し，対応を心得て関わるだけで意外なほど子どもと心が通じ合い，子どもの意欲を高めることができるということは臨床場面ではしばしば経験するところである．**図4**は発達障害の特性を理解するために周囲の大人には何が必要かという点を図式化したものである．

　発達障害ではない大人は生まれつき認知障害や学習能力の障害をもたない「普通メガネ」をかけて周囲の事象を見続けてきており，そのため発達障害の子どもも同じように見ていると考えがちである．しかし，実際には発達障害の子どもは（**図4**ではAsperger障害を例に示した）生まれつき各発達障害特有なメガネ（**図4**では「アスペルガー・メガネ」）をかけて事象を見続けてきたのであり，そのメガネで見えた世界に従って行動してきたのである．だから，たとえばAsperger障害の子どもの世界を理解し，支援するために，大人は時々生来の普通メガネをはずし，アスペルガー・メガネ（臨床経験によって得たAsperger障害の特性に関する理解）をかけて子どもが経験してきたものを実感し共感する必要があるのである．

文献

1) Cumine V, et al. Asperger Syndrome：A Practical Guide for Teachers. London；David Fulton Publishers；1998.
   齊藤万比古監訳．教師のためのアスペルガー症候群ガイドブック．東京：中央法規出版；2005.

[齊藤　万比古]

3-2 注意欠陥／多動性障害（AD/HD）と不登校

注意欠陥／多動性障害（AD/HD）とは

　表13は，DSM-Ⅳ-TR（APA，2000）[1]による診断基準項目である．診断の条件は，ここに提示されている多動性，衝動性または不注意のそれぞれの症状のいくつかが7歳未満に，2つ以上の状況において存在していることである．症状は低年齢から認められ，さらに至るところで確認できる必要がある．決して特定の場所に限定され，年齢的に高くなってから急に認められるようなものではない．そして最も重要なことは，この症状をもつ者が，その症状により，社会的，学業的，または職業的機能につまずきを認めていること，すなわち日常生活を送るうえで生きにくさという感覚を自覚している必要がある．

　診断基準は，さらに広汎性発達障害，統合失調症，またはその他の精神病性障害の経過中にのみ起こるものではなく，他の精神疾患（たとえば，気分障害，不安障害，解離性障害，またはパーソナリティ障害）ではうまく説明されないという除外診断も掲げている．あくまでも，独自性のある固定した障害であることを示している．

　診断基準を一読するとわかるように，AD/HDは小児期を前提にして項目が設定されている．病型としては，過去6か月間において，不注意の症状が6つ（またはそれ以上）と多動性‒衝動性の症状が6つ（またはそれ以上）認めた場合，AD/HD混合型とよび，不注意の症状のみが6つ（またはそれ以上）の場

表 13 注意欠陥/多動性障害の診断基準（DSM-IV-TR）(APA, 2000[1])

A.（1）か（2）のどちらか

（1）以下の不注意の症状のうち6つ（またはそれ以上）が少なくとも6か月以上続いたことがあり，その程度は不適応的で，発達の水準に相応しないもの：

〈不注意〉
- (a) 学業，仕事，またはその他の活動において，しばしば綿密に注意することができない，または不注意な間違いをする．
- (b) 課題または遊びの活動で注意を集中し続けることがしばしば困難である．
- (c) 直接話しかけられたときにしばしば聞いていないようにみえる．
- (d) しばしば指示に従えず，学業，用事，または職場での義務をやり遂げることができない（反抗的な行動または指示を理解できないためではなく）．
- (e) 課題や活動を順序立てることがしばしば困難である．
- (f) （学業や宿題のような）精神的努力の持続を要する課題に従事することをしばしば避ける，嫌う，またはいやいや行う．
- (g) 課題や活動に必要なもの（例：おもちゃ，学校の宿題，鉛筆，本，または道具）をしばしばなくしてしまう．
- (h) しばしば外からの刺激によってすぐ気が散ってしまう．
- (i) しばしば日々の活動で忘れっぽい．

（2）以下の多動性-衝動性の症状のうち6つ（またはそれ以上）が少なくとも6か月以上持続したことがあり，その程度は不適応的で，発達の水準に相応しない：

〈多動性〉
- (a) しばしば手足をそわそわと動かし，またはいすの上でもじもじする．
- (b) しばしば教室や，その他，座っていることを要求される状況で席を離れる．
- (c) しばしば，不適切な状況で，余計に走り回ったり高い所へ上ったりする（青年または成人では落ち着かない感じの自覚のみに限られるかもしれない）．
- (d) しばしば静かに遊んだり余暇活動につくことができない．
- (e) しばしば "じっとしていない" またはまるで "エンジンで動かされるように" 行動する．
- (f) しばしばしゃべりすぎる．

〈衝動性〉
- (g) しばしば質問が終わる前に出し抜けに答えてしまう．
- (h) しばしば順番を待つことが困難である．
- (i) しばしば他人を妨害し，邪魔する（例：会話やゲームに干渉する）．

合を不注意優勢型，多動性-衝動性の症状のみが6つ（またはそれ以上）の場合を多動性-衝動性優勢型，と分類している．

AD/HDの有病率は，母集団のとり方などによってその値に変動が認められているが，DSM-IV-TR[1]では，学齢期の子どもの3～7%とAD/HDの有病率（あるいは発生確認率）を定めている．性差についても病型により異なるが，おおよそ2：1から9：1と男児優勢としている．成人における有病率（あるいは発生確認率）についての報告は学齢期以上に不足しており，DSM-IV-TRで

は言及を避けている．Hill ら[2])は，加齢による有病率の変遷を調査し，9歳で4％，20歳で0.84％，30歳で0.21％，40歳で0.05％，50歳で0.01％というライフサイクルに沿った変動を報告している．成人の性差については，1994年の米国国立精神保健研究所（NIMH）での専門家会議で限りなく1：1に近づくという報告がなされている．

たしかに，臨床的には加齢により，診断できる対象者が少なくなる印象をもつ一方で，加齢により女性の相談が増えていることと，不注意優勢型としての診断がつく可能性が無視できないことから，こうした数値は，納得いく点が多い．

AD/HDは，DSM-Ⅳ-TRでも「通常，幼児期，小児期，または青年期に初めて診断される障害」に分類されており，明確には発達障害として位置づけられているものではない．しかし，これまでの神経科学的な見地からは，脳の機能形態学的異常の知見が積み重ねられており，神経化学的見地からも神経伝達物質の一つであるドーパミンに関する研究，とくにドーパミントランスポーター遺伝子の検討が進んでいる．さらに AD/HD における双生児研究などから一卵性に有意の一致率を認めるなど，分子遺伝学研究が推進されている．近年は，胎生期の母親の不安との関係や妊娠中の喫煙や飲酒との関係性が示唆されるなど，周産期との関係にも光があてられている．

こうした多様かつ相互的な関与が示唆されているため，現在AD/HDはbio-psycho-socio-ecological disorderという視点で考えることが妥当であろう．

AD/HDの臨床症状

AD/HDの基本的症状は，多動性，不注意，衝動性であるが，発達段階に伴いその表現は異なる．

1. 乳児期（0～1歳）

のちにAD/HDと診断される子どもたちのこの時期を主に母親に想起してもらうと，気むずかしく，よく泣き，癇癪を起こしては抱っこを嫌がることが多く，育児に疲労感と困難さを認めていたと述懐することが多い．

2. 幼児前期（1～3歳）

AD/HDの基本症状が目立ち始めるときである．買い物先で行方不明（多動による）になったり，交通事故の心配をしたり（未確認での道路横断といった

衝動性と不注意), 養育者は気の休まるときがない. 待つことができないという衝動性の高さから, がまんがなく, こだわりや我が強いと理解されやすい. 運動面の発達の早さに比べ, 言葉でのやりとりが遅く, 対人場面では一方的なふるまいや乱暴な行動となりがちで, 周囲からの評価は低くなりやすく, 日ごろから養育者は何度となく注意し続けることになりやすい. 多動性, 不注意, 衝動性を示す子どもたちは, よく言えば悪びれず, 悪く言えば意に介さないということで, きちんとした言動を期待する養育者にとっては, 否定的な思いを強めてしまうことになりやすい.

3. 幼児後期（3〜6歳）

保育園・幼稚園という集団生活を経験することで, AD/HDの基本症状が最も目立つことになる. 子どもが示す多動性（じっとしていない）や衝動性（待てない, せっかちな行動）や, 不注意（言うことを聞かない, 何度注意しても改まらない）は, 一定以上目立つ場合, 明らかに「困った行動」と見なされる. さらにこの時期は, 遅れていたようにみえた言葉が急激に伸びてくるころでもあり, 衝動性と不注意から, 思ったことをすぐに言葉に出してしまうことも目立ってくる.

集団に馴染めず, 仲間はずれにあいやすく, 自己違和感や自己評価の低下を漠然と実感するのか, 登園しぶりやチック, 抜毛, 吃音などが認められることもある.

症例 8

幼稚園年中・男児

4歳になる男の子H君. 年少のときは, じっとしていなくても, とくに叱られることも少なかったが, 年中になると保育者から, 「もうお兄ちゃんなんだから」と, やや乱暴な言動を注意されるようになった. それを見ていた周囲の子どもたちも, 一斉にH君に対して, 口やかましく指導するようになっていった. H君が外来に相談にみえたのは, 最近決まって月曜日に登園を嫌がるようになり, 自宅でもふだんから目をパチパチさせ, 鼻を鳴らすというチック症状が認められたからであった.

4. 学童期（6〜12歳）

小学校低学年時期は, まだAD/HDの基本症状が目立っているが, 高学年になると多動性が不明瞭になる.

しかし，前述した傾向は，より対人関係面で強調され，いじめやからかいにあいやすく，次第に明確な自己評価の低下を招くことになる．10歳を過ぎたころからは，劣等感や孤立感を自覚しはじめ，やる気を失うか併存する学習障害の関与から学業成績の悪さやバラツキなどを示すようになると，自己評価の低下は増強する．このころクラスでの人間関係につまずき同級生への攻撃性が目立ったり，不登校，登校しぶりなどを示すことがある．

時に，顕著な反抗的態度や，たび重なる叱責を逃れるためにつく嘘，家族を対象に繰り返される暴力，金品持ち出しなどが認められることがあり，別項でも述べられる反抗挑戦性障害や，そこから行為障害へと移行していく「DBDマーチ」とよばれる病態を示すようになることもある．

AD/HDはこのように，学童期後半から思春期にかけて，基本症状から二次的な情緒・行動上の問題への推移に留意する必要がある．

症例 9

中学校2年生・男子

教室での授業をボイコットして校内で喫煙し続けるI君に，担任は何度も注意していた．一向に改まらないということで，とうとう少年は，両親に連れられ外来に来た．I君は開口一番，「どうせ誰も俺のことなんて，信用していないんだ」と声を荒げた．

そもそも中学1年生のとき，友人の喫煙を制止しようとして口論となったことがあった．授業に集中せず，独り言や友人へのちょっかいが目立ち，担任からの再三の注意でも改めることができなかったI君は，口論からのケンカに対し，喫煙していた少年より先に叱られた．

「よいことをしても，どうせ誰も見てくれないなら，もうどうでもいいや」とI君は思い知り，授業に出ることを拒否しているという．

この二つの事例のように，そもそも彼らの言動をAD/HDを背景にする特性から生じたものであると理解しないと，一方的に叱責するか，成長・努力で乗り越えられるべきと思い，できない場合は，ふざけている，努力していないと誤解してしまうことになる．こうした周囲の評価が彼らを非常に傷つけ，追いつめてしまうことになる．

不登校の臨床的評価

不登校を示す子どもたちには，学習意欲が著しく低下していたり，中途で放

棄してしまったかのようにみえることがある．あるいは，学習に取り組もうとしない無気力で投げやりな態度を示す子どもたちと出会うことがある．さらに，学校，教師に対して強い陰性感情を抱いている子どもたちがいる．

　じっくりと話を聞いてみると，学校生活場面で不当といえるほど，彼らへの評価が低いことに驚かされる．友人と口論したら，決まって自分が真っ先に叱られると述べた子どもは，しかし，教師のその理不尽さに「先生っていうのは，そういった大人なんです」と診察室でクールに述べた．ある子は，騒々しいクラスに来た瞬間に，「うるさいぞ！Ａ！」と確認されずに名指しで注意されたという．一度だけかぜを引いて欠席した日も，自分の名前が呼ばれました，と苦笑しながら話してくれた．二人とも，臨床診断は AD/HD であった．

　彼らにとっての不登校は，危機回避行動であり，自己評価をこれ以上に貶めないための自己防衛行動であることがある．臨床的評価としては，まず不登校とは別に幼少時期から AD/HD を示唆する，あるいは疑われるような徴候の有無を丁寧に確認することにある．この場合，本人だけではなく，養育者，および保育士や教師といった日ごろから関与している人の評価を丁寧に聞く必要がある．

治療的観点

　再登校を促す前に，彼らが学校生活で感じている生きにくさ，困難性に身を寄せる必要がある．AD/HD のある子どもたちは，一見人なつこく，親和性もあり，深刻味に欠け幼くみえる．相談して解決した経験が少ないためか，本当に辛いことを辛そうに表現することが難しいようなところがある．診察室で，笑顔で，しかし涙をぽろぽろとこぼしながら学校生活の辛さを語る子どもたちに何度となく出会ってきた．この感情と表情の乖離は，彼らのうまくやろうという意志に反して，必ず失敗してしまう現実の乖離そのものである．

　治療的観点は，そこにある生きにくさに同調し，辛いことを辛いと表現してよいこと，日々のつまずきの多くは，その子にある生来性の AD/HD という特性からきていることを，その子の理解できる範囲で上手に説明しながら，生活改善の方法を一緒に考えていくことを提案することである．その意味で，対応は，環境調整を上手に行うことであり，学校内に彼らの真の理解者をおくことである．自力のみで改善するということよりも，多くの気づきと励ましと，あ

と一押しのさりげない支援が彼らを支えることが少なくない．

　時には，AD/HDの基本症状を一過性，対症療法的に修復するために薬物の使用を検討する場合もある．主に使用される薬物は，中枢刺激薬メチルフェニデート（リタリン®）である．作用機序は，シナプスに放出されたドーパミンやノルエピネフリンの再取り込み抑制により，脳内のドーパミン，ノルエピネフリンの濃度が上昇し，前頭部の脳機能が活性化し，注意集中力が改善するといわれている．効果は，内服後40分前後から発現し4時間前後持続する．午後まで効果を期待したい場合は，朝昼2回服用が望ましい．薬物量には個人差があるが，幼児で2.5 mg，学童では5 mgから開始し，副作用（食欲不振，頭痛，腹痛，不眠など）に注意しながら2，3日ごとに2.5 mgずつ増量して適量を見いだす．有効率は70～80％と報告されているが，効果判定には，行動改善が成されたかどうかが鍵となる．学童児の場合には，行動評価表などを用いて，担任に学校場面での行動をチェックしてもらい判定する必要がある．この場合も環境調整の手をゆるめることなく，薬物の力を一時的に借りることで，本人にある力がよい方向で発揮されたと評価してほしい．

　経験的には，日常場面でさりげなく彼らを理解し，寄り添う大人がいるだけで，大きく改善されている．

文献

1) American Psychiatric Association. Diagnostic and Statistical Manual of Mental Disorders. 4th edition. Text Revision（DSM-Ⅳ-TR）. APA；2000.
   高橋三郎，大野　裕，染矢俊幸，訳．DSM-Ⅳ-TR精神疾患の診断・統計マニュアル新訂版．東京：医学書院；2002.
2) Hill JC, Schoener EP. Age-dependent decline of attention deficit hyperactivity disorder. Am J Psychiatry 1996；153：1143-1146.

［田中　康雄］

3-3 広汎性発達障害と不登校

広汎性発達障害と Asperger 症候群の概念

広汎性発達障害は現行の DSM-IV-TR[1] や ICD-10[8] で採用されている概念であり，アメリカや日本で標準的な診断体系として専門家のあいだで広く使用されている．DSM-IV-TR の下位カテゴリーには自閉性障害，Rett 障害，小児期崩壊性障害，Asperger 障害，特定不能の広汎性発達障害（非定型自閉症を含む）の 5 障害が含まれる．筆者らは臨床的な観点から DSM/ICD が採用している広汎性発達障害の概念には批判的であり，本項では Wing の Asperger 症候群概念を採用して，Asperger 症候群と不登校について述べる．

広汎性発達障害概念を批判する理由をいくつかあげれば，自閉症も Asperger 症候群も決して「広汎」に障害されているわけではないこと（記憶力や視覚認知能力に優れることが多い），Rett 障害のような病因論・治療論からみて全く異質な障害を含んでいること，DSM/ICD における Asperger 症候群概念は Asperger の原著[2] も Wing の再評価論文[7] の Asperger 症候群概念も反映していないことなどがあげられる．たとえば本書のテーマである不登校を論じるときに，広汎性発達障害に含まれる Rett 症候群の不登校を論じることは意味があるかどうかということを考えてもらえばよい．

現在の Asperger 症候群の原型となったのは 1944 年に Asperger H[2] というオーストリアの小児科医が発表した論文『小児期の自閉的精神病質』である．しかし，今日のように Asperger 症候群が注目される契機となったのは 1981 年の Wing[7] による Asperger の再評価論文による．Wing は Asperger 症候群を自閉症スペクトラムのなかに位置づけ，自閉症と連続した障害であるとした．自閉症スペクトラムとは社会性・イマジネーション・コミュニケーションの 3 領域（Wing の 3 つ組）に障害があることで定義される概念であり，Kanner[3,4] のいう自閉症も Asperger 症候群も，そのどちらの記述も厳密には満たさないが Wing の 3 つ組みの障害がある場合も含まれる広い概念である．Asperger 症候群における社会性の障害は他者との関わり方が奇妙であることが特徴的であり，コミュニケーションの障害は単なる言語の遅れではなく，年齢にそぐわない大人びた会話をする，回りくどい，冗談がうまく通じないことなどで表現

される．一方，イマジネーション障害は特定の事柄に関心が強い，蒐集癖がある，パターンを好み予想外の事態に苦痛を感じるなどの表現をとる．このようなAsperger症候群の特徴は一般的な障害の概念にそぐわない点があり，障害特性に配慮した支援の必要性が認識されがたいという問題がある．WingのAsperger症候群はDSM-Ⅳ-TRを適用すれば自閉性障害，Asperger障害，特定不能の広汎性発達障害の3つの診断カテゴリーで知的障害がないか，あっても軽度の子どもが該当する．

Wing[6]らは疫学研究で行った構造化面接の結果をふまえて自閉症スペクトラムの対人交流の質を3分類した．人への関心がきわめて乏しい孤立型，自分からは対人関係を開始しないが人が関わってくると拒否はしない受身型に加え，積極的に対人関係をもとうとするが不適切にしか関われない積極奇異型を社会性の3タイプとして取り上げた．このように社会性のタイプに分けて考えることは臨床的にはきわめて有用であり，不登校の対処を考える際にも役立つことが多い．

不登校

◆ Asperger症候群の子どもにとって学校とは

Asperger症候群の児童が不登校になることはそれほど珍しいわけではない．杉山[5]によれば彼らが継続してフォロー中の臨床ケースの9.3%が不登校を示している．

では，この1割近いAsperger症候群の子どもたちを，どのように支援すべきであろうか．不登校という行動を選択する要因はさまざまであるが，Asperger症候群であることを前提にすれば，まずAsperger症候群の特性から考える必要がある．そのためには診断と評価が欠かせない．今まで登校していた子どもが登校しなくなり，しかも何らかの治療的介入が話題になるほど継続しているのであるから，不登校を維持する何らかの理由があると考える．臨床経験からは学校が子どもにとって理解しがたい時間が多かったり，不愉快な体験を強いられたり，魅力がなく退屈な環境であることが，不登校につながりやすい．不登校をきたすか否かにかかわらずAsperger症候群の子どもにとっても学校という社会は苦痛なことを強いられやすい環境である．

以下 Asperger 症候群の特性から学校という環境が Asperger 症候群の子どもに与える影響について考えたい．

◆ 社会性障害

学校はいうまでもなく社会的場面であり，同年代との交流，クラブ活動などを通した異年齢との交流，教師やスクールカウンセラーなど大人との交流がある．このように学齢期は幼児期や成人期と比較しても多次元の交流が必要な時期である．同級生とのつきあいと，異性との交際，クラブの先輩後輩のつきあい，教師とのつきあい，スクールカウンセラーとのつきあいは質的に異なるものであり，相手の立場によって言葉遣いから態度ふるまい，話す内容までそのつどリセットして変更しなければならない．このように柔軟かつ適切に行動を変化させるのは Asperger 症候群の子どもは苦手であり，たとえばスクールカウンセラーが話題にした家族間の非常に個人的な内容をクラブの後輩に同じように話してしまうことがある．相手は当然，怪訝な反応をするが，それには気づかないことが多い．

このような社会的場面への参加が，登校を続ける以上本人の好むと好まざるとにかかわらず半ば強制されていることの認識が不登校を考える際に重要である．

◆ コミュニケーション

Asperger 症候群の子どもはペダンティックで回りくどい話しかたをするので，教師や友人から「偉ぶっている」などと誤解されやすい．自分の関心事を一方的に話したり，難しい話をするわりには言語理解力が乏しいので，教師や友人の言うことが理解できず，自分なりの思い込みや推測で行動しやすい．そのために自分勝手な行動をすると誤解される．いじめられた相手にいじめのことを教師に報告すると「殺すぞ」と言われて，本当に殺されると思って恐慌状態になった子どももいる．冗談がわからない，誇張した表現を真に受けるなど，コミュニケーション障害があることを周囲が認識していないと大人が想像もしていないような強い恐怖感や不安感を学校で感じていることがある．

◆ イマジネーション

イマジネーション障害のために変化への適応が苦手である．学校では時間割の変更，教師の変更，教育方針の変更などが問題になる．実際の学校場面では教師の気まぐれにより予定の変更がしばしばある．たとえば，今日は天気が良いから国語の時間を体育に変更しようとか，学芸会が近いから音楽の時間に劇の練習をしようといった具合である．教師に悪気があるわけではないが，このような予定の変更が苦痛であるという認識がないことが問題である．

小学校では学年が代わって担任教師が変わると，がらりと教育方針が変わることが多い．中学校では科目により教師が変わり，子どもへの接し方が変わるので，その変わり方が子どもについていけないことがある．友人関係では勝負事で負けを受け入れることができなかったり，テストで高得点を取ることに人前で露骨にこだわったりするために仲間関係でひびが入りやすい．

◆ 感覚過敏

感覚過敏はKannerタイプの自閉症でしばしばみられるが，Asperger症候群の場合でも聴覚や視覚，嗅覚の過敏さがあることは珍しくない．運動会のピストルの音，ホームルームのざわざわした雰囲気，プールの塩素の臭いなどが苦手で，学校場面が苦痛になることも多い．

◆ 不注意

Asperger症候群の子どもが不注意症状を呈することは多い．忘れ物，なくし物などを注意されることが学校嫌いにつながることがある．

◆ 学習の問題

Asperger症候群の子どもの知的能力は軽度遅滞域から知能指数140以上までと幅広い．書字障害や算数障害などの狭義の学習障害を合併することもあるし，国語や体育などの特定の科目が苦手であったり，知的能力によっては教科学習全般が苦手ということもある．不器用さや体育が苦手であること，絵画や音楽，書字が苦手なわりには暗記物や算数などの論理的な科目は成績が良かったりする．こういう子どもは同級生や教師から疎まれやすい．

◆ 学校の文化

　学校は基本的に集団を重んじるので，学校文化では友人が多い，協調性がある，宿題などをきちんとする勤勉さ，整理整頓をする，几帳面である，スポーツを好むことなどが善とされる．学校の文化にとってはAsperger症候群の子どもは異質な存在になりやすく，教師やクラスメイトの敵意の対象にもなりうる．

不登校への対応

◆ 原則

　子どもにとって学校を意味あるもの，苦痛のない環境にすることが基本的な対応である．前述のようなAsperger症候群の子どもが遭遇しやすい不登校につながる要因に対して学校で適切な理解や支援が得られないと不登校につながりやすい．環境の調整を行うことなしに登校を促すような対応は子どもを追いつめるだけで解決にはならない．一概に登校刺激をすべきか，すべきでないかという議論は意味がなく，学校の側にAsperger症候群の特性の理解が必要になる．集団が苦手な子どもの場合には保健室や校長室などを利用して安心できる居場所を確保することを考慮すべきだろう．友人をほしがったり，社会参加することを望むAsperger症候群の子どもも少なくないが，だからといって何の配慮もなしに子ども集団に入れればいいというわけではない．複雑な対人交流を自力で適切に維持できるAsperger症候群の子どもはほとんどいないだろう．教師などの学校現場の大人の保護下におく，さりげなく目を配って問題が生じる前に適切な介入をする必要がある．個々の子どもの特性に合わせてできるだけ柔軟に対応し，子どもにとって学校という社会的場面を安心して過ごせる場所にすること，換言すれば自閉症フレンドリーな場にするための工夫が重要な治療的介入である．

◆ 不登校という選択肢がとれない受身型の子どもに対して

　もし学校が子どもにとってストレスフルな環境であれば，環境を改善することが重要である．子どもにとってストレスフルな環境であれば不登校以外にも

多彩な症状やサインを呈する．もちろん不登校は重要なサインであり，学校という環境を子どもにあったものに改変する必要がある．どうしても，それが困難であれば，あえて不登校を継続するという選択も必要であろう．登校することを優先するのではなく，子どもにとって適切な，あるいは，より害の少ない環境を設定するという視点で介入することが重要である．ある意味，苦痛な状況に対して不登校という選択ができる子どもは幸運である．受身型の子どもは拒否などの意思表示をすることが苦手であり，教師や親の指示に同調しようとするので苦痛な状況であっても登校を継続することが多い．いじめなどがあっても親にも教師にも報告しない，報告して援助を求めることさえ思い浮かばない子どももいる．このような場合，ある日突然臨界点を超え，急激に不穏状態になったり自傷行為や攻撃的行動が出現することがある．そうならない子どもも苦痛を耐えていることに変わりはない．登校をしておとなしく授業に参加していれば安心というわけではないのである．

◆ 学校と自己効力感

以上述べてきたように学校という文化の価値体系はAsperger症候群の子どもにとって自己効力感を高めるよりは低下させるように働くことが多い．Asperger症候群の子どもが学校のなかでも自己効力感を保って生活できるように支援するためには，何よりも教師をはじめとする学校関係者と保護者がAsperger症候群の障害特性を深く理解することが大切であろう．

文献

1) American Psychiatric Association. Diagnostic and Statistical Manual of Mental disorders. 4th edition. Text Revision（DSM-Ⅳ-TR）. 2000.
   高橋三郎，大野裕，染谷俊幸訳．精神疾患の診断・統計マニュアル．東京：医学書院；2002．
2) Asperger H. Die "autistsichen Psychopaten" im Kindesalter. Archive fur Psychiatire und Nervenkrakheiten 1944；117：76-136.
   託摩武元，高木隆朗，共訳．小児期の自閉的精神病質．自閉症と発達障害研究の進歩．東京：星和書店；2000；4：30-68．
3) Eisenberg L, Kanner L. Early Infantile Autism 1943-1955. Am J Orthopsychiatry 1956；26：55-65.
4) Kanner L. Autistic disturbances of affective contact. Nervous Child 1943；2：217-253.
5) 杉山登志郎，河邊眞智子．高機能広汎性発達障害青年の適応を決める要因．精神科治療

学 2004；19：1093-1100.
6) Wing L, Gould J. Severe impairments of social interaction and associated abnormalities in children : Epidemiology and classification. J Autism Dev disordres 1979；9：11-29.
7) Wing L. Asperger's syndrome : A clinical account. Psychol Med 1981；11：115-129.
門眞一郎，訳．アスペルガー症候群—臨床的知見．高木隆朗，ラター M，ショプラー E，編．自閉症と発達障害研究の進歩．東京：星和書店；2000．p. 102-120.
8) World Health Organisation. The ICD-10 Classification of Mental and Behavioural Disorders : Diagnostic Criteria for Research. Geneva : World Health Organisation；1993；p. 147-154.
中根允文，岡崎祐士，藤原妙子，訳．ICD-10．精神および行動の障害— DCR 研究用診断基準．東京：医学書院；1994．

［内山 登紀夫］

3-4 学習機能の障害と不登校

はじめに

　不登校は学校で生じる事態であり，学校の基本的な機能の一つは学習であるから，学習機能の障害は，容易に学校適応の障害につながる．学習とは曖昧で多義的な概念であり，現場の教師と直接・間接に接していると学習の定義は教師の数だけあり，学習の意味する範囲は各担当教師の恣意によることがわかる．たとえば，数学のテストでは満点に近いのに，宿題を忘れるという理由で成績が5段階の2という生徒がいる．宿題をきちんと提出することも数学の学習の評価のうちというのが担当教師の説明である．

　現行の学習指導要領[3,4]には算数や国語などの教科学習に加えて教育活動全体を通じて「道徳教育」や「体育・健康に関する教育」を行うものとされている．さらに「総合的な学習」では，①自ら課題を見つけ，自ら学び，自ら考え，主体的に判断し，よりよく問題を解決する資質や能力を育てること．②学び方やものの考え方を身につけ，問題の解決や探究活動に主体的，創造的に取り組む態度を育て，自己の生き方を考えることができるようにすることが求められ

ている．具体的には自然体験やボランティア活動などの社会体験，観察・実験，見学や調査，発表や討論，ものづくりや生産活動など体験的な学習，グループ学習や異年齢集団による学習などの多様な学習形態などが重視される．

つまり現在の学校では，学習機能の意味するところは教科学習に限定されず，運動能力，道徳に相当する社会的判断能力はむろんのこと，手先の器用さ，実行機能，創造性，問題解決能力なども学習課題に含まれる．このようにみていくと学習機能の障害をきたしやすい子どもの児童精神医学的診断は学習障害にとどまらず，注意欠陥/多動性障害（AD/HD），自閉症スペクトラムなどの発達障害全般を含むことになるだろう．本項では学習障害はむろんのことであるが，それにとどまらず学習機能の障害を呈する発達障害全般の不登校について論じたい．

学習機能の障害と児童精神医学の概念

教育用語としての学習障害（learning disabilities）は精神遅滞を除外したうえで，「聞く，話す，読み，書き，計算，推論」の6領域のいずれかの障害を指し，医学における学習障害（learning disorders）[1]よりも広い概念である[5]．

学習機能の障害のある子どもを医学的立場[1]から整理すると次のようになるだろう．まず①読み障害，算数障害，書字表出障害（医学的学習障害），②体育や書字と関連した発達性協調運動障害，③「聞く」，「話す」に対応したコミュニケーション障害（表出性言語障害，受容-表出混合性言語障害，音韻障害），そして，創造性や発表や討論のスキルの偏りがあると考えられる④広汎性発達障害，グループ学習の場面で苦手さが顕在しやすい広汎性発達障害や⑤AD/HDなどである．

AD/HDや広汎性発達障害の子どもが狭義の学習障害を合併することも少なくないので，学習機能の障害がある場合には広汎性発達障害やAD/HDの評価が必要になる．この2障害は他で記載されるので，本項では主に狭義の学習障害と発達性協調運動障害を示す子どもの学校における対応について述べる．

学習機能の障害と不登校

学習機能の障害をもつ子どもも，当然ながら定型発達の子どもと同じ理由で不登校になりうる．それに加えて学習機能の障害特性のために不登校に陥りや

すい．学校という学習が重視される場所で子どもは多くの時間を過ごす．学校という場で自己のハンディキャップに直面し（直面せざるをえない），それに対して実際的な支援がなければ子どもは追いつめられ登校が苦痛になるだろう．大切なのは学習機能の障害のある子どもにとって学校が魅力的な場になることである．学校で要求される能力は学習機能の障害のある子どもにとっては無理な要求であることが多く，過大な要求に応えようと努力する子どもたちも失敗体験を積み重ねることで無力感を感じ，自己評価の低下につながりやすい．学校という場に登場するためには，日々，一定の達成感と最低限の自己効力感が維持できることが重要だが，発達障害のある子どもにとっては，それが困難なことがまれではない．小学校では担任教師の影響力は圧倒的であり，教師の対応いかんで子どもにとっての学校という場の意味が変わってくる．われわれ臨床家は学校と現場で直接子どもに接することはできない．せいぜい可能なのはクリニックで子どもや家族のカウンセリングを行うことと，学校に対して臨床的な立場から意見をすることである．学習機能の障害がある子どもが不登校を呈した場合には，ほとんどの場合，学校という環境を再検討することが必要になる．学校という環境を変化させるのは容易ではないが，クリニックで本人と保護者にカウンセリングや認知学習などの支援をするだけで子どもを再登校させようとするのは困難であるだけでなく，子どもの負担を考えれば支援の目標としないほうがよい．

学校における対応

不登校への対応とはいっても，基底に発達障害のある場合には発達障害の理解と障害特性に応じた対応が必要になり，それだけで再登校が可能になる場合も少なくない．障害特性に配慮した対応が得られないのならば，むやみに登校刺激を行うことは問題をより複雑にするために薦められない．以下，いくつか具体的な対応について述べる．

書字に関すること

学校では当然ながら書字の指導がなされる．書字障害のある子どもは，なかなか定型発達の子どものように書字が上達しない．子どもなりに努力しても，漢字の「はね」「はらい」などを厳密に採点されるとテストで零点になってし

まうこともある．国語のテストで減点されるのはやむをえないとしても，社会や理科のテストで標準字体でないからといって減点される場合も多い．「正しい」表記でないと将来困るといった親心かもしれないが，子どもの弱点を強調することにより生じる不全感にも配慮がほしい．

板書の能力も当然のこととして求められるが，板書とは視覚，聴覚を駆使し，注意の持続や注意の適切な移行，運動と理解の同時処理などを必要とする高度で複雑な情報処理能力が要求され，書字障害に限らず発達障害のある子どもは苦手なことが多い．プリントを配布するといった単純で簡単な方略で救われる子どもは少なくないだろうし，定型発達の子どもにとってもとくに害はない．プリントを失くす子どもも多いが，学校のホームページなどからダウンロードする方法もある．

作文なども，少なくとも中学生になればある程度ワープロの使用を認めてもよいのではないだろうか．現在の子どもは小学生からパソコンに親しんでいるし，ワープロも学校で学習している．メールも中学生はむろんだが，小学生でも子どもによっては利用している．書字の学習は平行してやるにしても，何を書くべきか，文章はどう構成しようかと悩んでいる子どもに，さらに字を正しく書くことを要求することが適切だとは思えない．レポートや宿題などの一部はワープロの利用を許可すべきだろう．

中学になると英語の授業が本格的に始まるが，アルファベットが書けない（pとb，bとdなどを間違う）や単語が読めない，スペルが覚えられないなどの英語圏の学習障害と同様の誤りが顕在化することがある．英語は新しく始まる科目なので不勉強や苦手の一言で片づけられがちである．英語の学習障害がある子どもには顕在化していない日本語の読み書き障害がもともと存在している場合があり，専門的な評価が必要になる[2]．

◆ 不器用と運動

発達性協調運動障害は，歴年齢や全般的知能と比べて協調運動の苦手な子どものことである．体育の不成績，不器用な書字などの特徴がある．発達性協調運動障害の子ども，とくに男児は運動が苦手なことなどから自己評価の低下を招きやすく注意が必要である．このような不器用さに対して専門的な見地からの指導，たとえば作業療法士による評価や指導がなされることはきわめて少な

く，具体的にどのように練習すればよいのかの助言がないままに努力と反復練習が要求されることが多い．具体的な方略が教える側にないのなら，ワープロの使用を認めることや，苦手なことに直面化する時間を減らすような工夫をしたい．

◆ 提出物

前述のように，教科の学習には宿題をきちんと行うこと，提出物は期限内にきちんと提出すること，字は丁寧に書くことなどが含まれる．提出物を忘れるのは不注意のために宿題の有無を把握していない，宿題をやっていても持参するのを忘れるなどが考えられる．せっかく努力して宿題をやり遂げても，提出を忘れることで成績が下がると，ただでさえ自己評価が低下しやすい子どもの自己評価はさらに低下する．このような場合，宿題の内容をプリントで渡す，メールやファクスを使って宿題提出の確認を親に依頼するなどの柔軟な手段が学校で許されることが望ましい．

◆ 不注意によるミス

テストで氏名を書き忘れる，正答だが解答欄を書き間違える，計算はあっていても解答欄に書き写すときに間違えるなどのミスをよくする．こういう場合に厳しく0点にする教師もいる．不注意の背景に脳の機能不全があるとすれば，ある程度の配慮をするべきであろうし，学習意欲を維持するためにもそのほうが教育的であると思う．

おわりに

学習機能の障害の根底には認知機能の偏りがある．不登校を呈した子どもに対しては，登校刺激を与えるかどうかの議論よりも，認知機能障害のために学校が苦痛な場になっていないかどうかの吟味がまず必要である．そのうえで個々の子どもの特性に応じた支援をする必要がある．一般に不登校の子どもに対してスクールカウンセラーや教育相談所のスタッフが，とりあえず遊戯療法やカウンセリングを行うといったルーチンの対応がされがちである．

最近の傾向として，計算問題や漢字ドリルの反復練習の効果を強調する教育者や脳科学者の著作が流行していて，親にも現場の教師にも信奉者が少なくな

い．「脳を鍛える」とか「知能指数を伸ばす」などと説得されて，反復練習を半ば強要されている子どもも存在する．しかし，こと認知機能の偏りがある子どもたちに対して，単純に反復練習を行わせることで問題が解決することは少ないだろう．もし学習機能の障害がある子どもならば，そのことが子どもの学習や精神内界にどのような影響を与えているのか，とりわけ子どもは十分な自己効力感をもてているのかどうかについての評価が大切であり，自己評価が低下しているのなら，子どもの自己評価が改善するような方略をとる必要がある．

そのためには個々の子どもの認知特性を WISC-Ⅲ や K-ABC などの認知テストを用いて慎重に評価し，個々の子どもの学習スタイルを把握し，学習スタイルにあった指導を行うことが子どもに達成感を与え，学校が魅力的な場となることにつながるだろう．われわれ医学や心理学をバックグラウンドとする専門家は教育者と協力して，そのような教育方法の開発に努めるべきであろう．

文献

1) American Psychiatric Association. Diagnostic and Statistical Manual of Mental Disorders. 4th edition. Text Revision (DSM-Ⅳ-TR). 2000.
高橋三郎, 大野裕, 染矢俊幸, 訳．DSM-Ⅳ-TR．精神疾患の診断・統計マニュアル．東京：医学書院；2002．
2) 春原規子，宇野彰，金子真人ほか．英語学習の困難さを主訴とした中学生・高校生の認知機能．神経心理学 2004；20：264-271．
3) 小学校学習指導要領．独立行政法人 国立印刷局；2004．
4) 中学校学習指導要領．独立行政法人 国立印刷局；2004．
5) 山口 薫ほか．学習障害及びこれに類似する学習上の困難を有する児童生徒の指導方法に関する調査研究協力者会議．最終報告書．1999．

［内山 登紀夫］

3-5 軽度精神遅滞および境界知能と不登校

精神遅滞とは

表14は，DSM-Ⅳ-TR（APA，2000）による精神遅滞の診断基準である．わが国では，精神遅滞はかつて精神薄弱とよばれていた．薄弱という表現，用語に適切さを欠くということから，近年医学用語としては，精神遅滞という言葉が用いられるようになり，1999年から法律用語としては，知的障害と表現するようになっている．

定義にあるように，発達期に平均以下の全般的な知的能力と，身辺処理や社会生活上の困難さといった適応能力の不足が，さまざまな原因からなり，中枢神経系の機能に影響を与える病的過程の最終共通過程とする，という理解が一般的であろう．

精神遅滞には，代謝異常や染色体異常といった先天的，感染や周産期の外傷や低酸素症といった生物学的な原因が認められるものもあるが，全体の75%前後は，明確な原因，病因が特定できないという．

発達期の上限は18歳とされており，知的能力は，知能指数（IQ水準）により分類されている．平均以下とは，診断基準にあるように，IQ70以下としており，50〜55から70までを軽度，35〜40から50〜55までを中等度，20〜25から35〜40を重度，20〜25以下を最重度としている．精神遅滞のIQレベルにおける分布図としては，軽度精神遅滞が全体の85%を占めており，重度に向かうに従って占有率は減少していく．なお，一般的には71から84までは境界知能とよばれており，平均範囲と遅滞のまさに境界線上と考えられている．しかし，知能指数（IQ水準）は，約5点の測定誤差を含んでおり，診

表14 精神遅滞の診断基準（DSM-Ⅳ-TR）（APA, 2000[1]）

- A．明らかに平均以下の知的機能：個別施行による知能検査で，およそ70またはそれ以下のIQ（幼児においては，明らかに平均以下の知的機能であるという臨床的判断による）
- B．同時に，現在の適応機能（すなわち，その文化圏でその年齢に対して期待される基準に適合する有能さ）の欠陥または不全が，以下の2つ以上の領域で存在：コミュニケーション，自己管理，家庭生活，社会的／対人的技能，地域社会資源の利用，自律性，発揮される学習能力，仕事，余暇，健康，安全
- C．発症は，18歳以前である．

断基準は，IQ水準と社会における適応行動であるため，IQ71から75までの間にいる，本来境界知能とよばれる部分も軽度精神遅滞と判断されることもある．

重要なこととして，精神遅滞は明らかに平均以下の知的機能と同時に，現在の適応機能の欠陥または不全，つまり社会的，学業的，または職業的機能につまずきを認める，この両者によって初めて診断できるものである．

DSM-IV-TRでも，知的機能に比べ，適応上の問題は治療的努力で改善しやすいと述べている．すなわち日常生活を送るうえでの困り感，生きにくさへの対応こそが求められているといえる．

精神遅滞の有病率は，母集団のとり方などによってその値に変動が認められているが，DSM-IV-TRでは約1%，あるいは2.5%という報告もある．男女比はやや男性に多く，DSM-IV-TRでは1.5：1としている．

DSM-IV-TRでは，経過について「変化しやすく，環境要因に依存しやすい．必ずしも一生を通じての疾患ではない．軽度精神遅滞があって人生の早期には学習課題で不良を示していた者が，適切な訓練と機会により他の領域で良好な適応技能を発達させ，もはや精神遅滞の診断が必要なほどの障害を示さなくなることがある」と表現し，日常的かつ継続的関与の大切さを主張している．

その意味で，精神遅滞の一部も，多様かつ相互的な関わりによりその状態像に変遷が認められることが伺われ，bio-psycho-socio-ecological disorderという視点の重要性が示唆される．これを明らかにしようとしているのが，2001年のWHO総会で改訂された，国際生活機能分類（いわゆるICFモデル）である．それまでの国際障害分類とこのICFモデルの大きな差異は，ICFモデルが人間・環境相互作用モデルであることを最大の特徴とする．これまで個々にある社会的不利（ハンディキャップ）は，環境に大きく左右されるにもかかわらず，個々にある機能障害や能力障害のためととらえられがちであった．ICFモデルは，心身機能といった生命レベル，活動といった生活レベル，参加という人生レベルの3つを生活機能として包括し，それらの相互作用を重視している．さらに生活機能に大きな影響を与えるものとしての環境因子と個人因子を掲げ，その相互作用にも注目している．そのため環境調整が個々にある制約や制限をより縮小する，あるいは参加・活動が環境を変えていく可能性も示唆している．

このモデルは，精神遅滞という状態に対して過度の医療化や教育の心理学化

をいさめ，今一度，環境相互作用のもつ力に希望をつなぐものとして評価できる．

◤軽度精神遅滞および境界知能の臨床症状

DSM-Ⅳ-TRで表記されているように，軽度精神遅滞および境界知能のある方たちに関連する特定の臨床症状的特性はない．穏やかな子もいれば，自信なげにしている子もおり，積極果敢な子どももいる．

他の精神障害を併存する率は一般的に高い（一般人口の3～4倍）といわれているが，前述したように，社会的不利という環境要因にさらされやすい面から，その原因や誘因を明確にすることは難しい．DSM-Ⅳ-TRでは，特定の病因的要因と併存する障害との関連性について，たとえば脆弱X症候群はAD/HDと社会恐怖の危険を高め，Prader-Willi症候群を呈する者は摂食亢進と強迫的行為を示しやすく，Williams症候群を呈するものは不安障害とAD/HDの危険が高いと述べている．

それぞれの心理的傾向を探るときに，軽度精神遅滞および境界知能という背景はその人を理解するうえでの情報の一部といった視点での関与が重要になると思われる．また，軽度精神遅滞および境界知能のある子どもということで，養育者のこれまでの関わりとその子への理解，および養育者自身の気持ちを丁寧に聴きとっておくことは，結果的に軽度精神遅滞および境界知能のある子どもがどのように育ってきたかを理解するヒントになる．その意味で，児童精神医学的見地からの子ども・家族理解のための面接技法はここでも有効な手段となる．心に留め置くべきことは，軽度精神遅滞および境界知能という現象を短絡的，一方的にステレオタイプに理解しないことであろう．

◤不登校の臨床的評価

知的能力に課題があることを一つの前提とする軽度精神遅滞および境界知能のある子どもにとって，教育の場で過ごすことは，多様な問題に直面することを意味する．

不登校に至る誘因については，本書でも述べられていると思われるが，単純に一つの要因で説明できることでないことは，衆目の一致するところであろう．

当然，軽度精神遅滞および境界知能のある子どもが示す不登校も一概に要因

を検討することはできまい．しかし，学校という「居場所」が子どもに対して課す重荷のうち，軽度精神遅滞および境界知能のある子どもにやや特異的，特徴的なものがあるように思われる．それは，おそらく学習を積み重ねていくことの負担と，学習場面以外での対人交流における負荷に大別されるように思われる．そして，加齢とともに，ここにある負の要因は，自己価値観へも影響を与えていくように思われる．すなわち，軽度精神遅滞および境界知能ゆえに，自分と周囲との能力差や，周囲のからかいやいじめ的言動の意味などを敏感に察しやすく，時に過敏に，時にやや誤解を伴いながら自己価値観を貶めていく可能性がある．

　筆者の経験からも，通常学級の授業の進度についていくことに限界を感じ，しばらく保健室で休息したが結局は不登校に至った子や，自らが居場所を求めて特殊教育を提供する学級に足を運ぶようになった子ども，あるいは居場所を求めて市町村の教育センターでの教育相談や，適応指導教室へ通うようになった子どもたちの顔が思い浮かぶ．そのなかに，いわゆる軽度精神遅滞および境界知能のある子どもとよべる子どもたちがいた[2]．

　とくに印象的だったのは，自ら特殊教育の教室に足を向けるようになり，進級後は正式にそのクラスの一員になりたいと自分から希望した小学5年生の男児との関わりであった．知的にはIQが56で，軽度の精神遅滞であり，同学年との友人関係では，いじめやからかいが絶えず，年下の子どもたちの面倒をみるという形で特殊教育学級に通い始めた．進級前に，学籍の移動を家族と相談したところ，父親だけはなかなか首を縦に振ってくれない．2月も末になろうとしたとき，ようやく父親は重たい口を開いた．「この子に力が足りないことは，親の俺が一番わかる．でも俺も小学校時代を特殊学級で過ごした．あのときの辛い気持ちを，俺はこの子にさせたくない」と父親は語った．

　その子の力に見合った場所で，その子の学びのニーズに沿ってという狭義の学習を優先することと，その子がその子らしく，友人たちと闊達に遊び生活する力を学び育むことの共生の保証ができないうちは，この子の父親に正しく返答ができない．

　自らが納得しての居場所探しなのか，軽度精神遅滞および境界知能のある子どもということでの排除あるいは挫折の果てにある登校困難なのか，判断に迷うことが少なくない．

治療的観点

　前述したように，その経過において，「環境要因に依存し，適切な訓練と機会により他の領域で良好な適応技能を発達させ，もはや精神遅滞の診断が必要なほどの障害を示さなくなる子」があるとすれば，強調されるべき点は，よりよき環境と，社会で生きていく力を育む教育の提供ということになろう．

　彼らが学校に参加できないということで，不登校を呈していると理解するならば，参加してもらえるような居場所づくりを学校という社会が創造する必要がある．さらに，これは学校という社会のミニマムなシステムへの提言だとすると，その最終経路は，すくなくとも特定の一群を排除あるいは参加しにくい状況を指し示すような社会から参加しやすい社会への変貌を，創造することが要求されているといえないだろうか．

　その意味で，治療的観点とは，広い意味で学校システム，社会システムの見直しを意味しているといえよう．もちろん，狭義の別な診断のつく精神科関連障害，たとえば不安障害や抑うつ状態を認める場合は，そちらの治療を優先することは当然のことではある．

文献

1) American Psychiatric Association. Diagnostic and Statistical Manual of Mental Disorders. 4th edition. Text Revision（DSM-Ⅳ-TR）. APA；2000.
   高橋三郎，大野裕，染矢俊幸訳．DSM-Ⅳ-TR．精神疾患の診断・統計マニュアル新訂版．東京：医学書院；2002.
2) 田中康雄．精神遅滞にもっと光を．そだちの科学 2004；3：2-8.

〔田中　康雄〕

4 第3軸：不登校の下位分類評価

4-1 はじめに

　不登校は，子どもにとって主たる社会的活動と家族外人間関係が展開する現場である学校にとどまることができないという一種の危機状況であり，そこに至る経過は個々のケースによってさまざまである．この不登校の危機としての質は必ずしも精神疾患の診断（第1軸・第2軸評価）によってすべて解き明かされるといった類のものではない．

　不登校の経過中，とくにその初期に顕在化する子どもの学校や友人に対する姿勢は，不適応状況の進行を止められない焦りもあって，子どもがそれまで主として用いてきた社会的な対処法（coping strategy）を際立たせてみせてくれることが多い．この対処法とは，子どもが家庭から家庭外の社会へと活動の場を拡大していく幼児期以来の社会化過程と，親から独立した存在としての自己の確立へと向かう個人化過程という，相互に影響しあいながら併走する2種類の主要な発達課題との取り組みの結果そのものである．一方で，不登校という社会性発達の危機状況は社会的対処法の何らかの破綻によって生じるものと理解できることから（たとえそれが外的・環境的圧力との相対的な問題であるにしろ），不登校の克服とはこの対処法をある程度修正するという課題に取り組むことにほかならない．

　以上のように，背景にある精神疾患の相違を超え，個々の子どもの対社会的な対処法ないし適応姿勢の様式による不登校の分類を行うことは，治療・援助策を構想する際に，とくに社会との再会を援助する段階の戦略・戦術に重要な手がかりを与えてくれる．ここでは不登校の開始直前および開始段階にあらわになる学校や友人との関係性の様式に焦点を当て，**表15**のような5種類の下位分類を設定した．

表15　不登校の下位分類

過剰適応型不登校
受動型不登校
受動攻撃型不登校
衝動型不登校
混合型不登校

　不登校の子どもの治療・援助に携わる大人が，この下位分類の示唆している社会的対処法をまのあたりにする局面が少なくとも2種類ある．その第一は，いうまでもなく不登校の開始前後にみせる頑固なあるいは激しい学校や友人への拒否行動

の様式であり，これは初期の治療・援助の方法や姿勢を選択する際に非常に有益なヒントを与えてくれる．

　第二は，子どもがひきこもりから社会へと動き始める時期に示す子どもの社会や人間関係への構えであり，開始時期にみせている姿勢と同一ないし同質なものである．たとえば不登校の子どもは，居場所的な機能を提供する適応指導教室や民間のフリースクールなどに参加しはじめた時期に，下位分類に示唆されるような対処法・対処姿勢をあらわにしてくる．こうした社会との再会の作業に取り組みはじめた時期に，どのような援助法を採用すべきか，どのようなタイミングで介入すべきか，どのような危機が下位分類の示唆する問題点をめぐって生じうるのかなど，治療者・援助者が必ず検討しておくべき課題に有力なヒントを与えてくれるのが下位分類である．

　下位分類の同定は，初診時から数回の親からの経過の聞きとり，子どもの面接での対処法の直接的な観察，そして可能であれば教師の目による学校生活の印象などを総括して，できるだけ早期に行うべきである．もちろんこうした評価は，後になって修正されることもまれならず生じるものであり，不登校の子どもの治療・援助に携わる者は常に子どもの社会的対処法に関心をもち続けることが肝要である．なお，この下位分類の評価にあたっては，可能な限り1種類の下位分類に定めることをめざし，やむをえない場合に限って，混合型不登校と同定すべきであることを前提としたい．

　なお，**図5**は5種類の下位分類のうち受動攻撃型不登校を除く4種類の出現

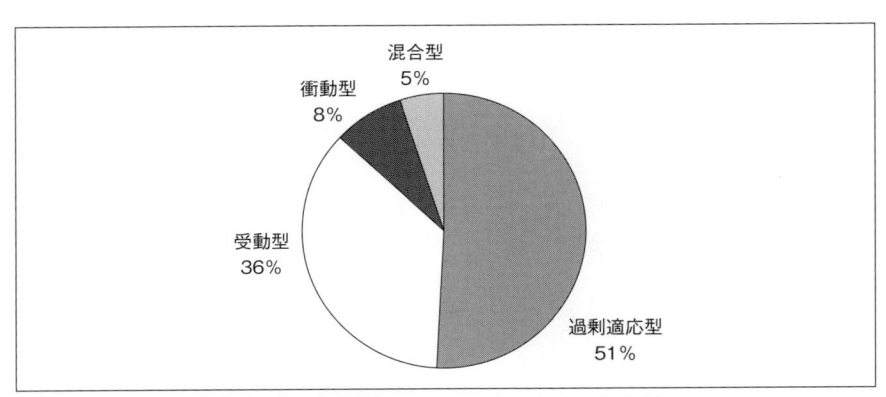

図5　不登校下位分類各型の出現頻度（齊藤万比古, 2000[1] より改変）

頻度を筆者が加わった研究結果から示したものである．それによれば，不登校の大半が過剰適応型とそれに次ぐ受動型であり，衝動型と混合型の出現頻度は比較的限られたものである．そして，筆者の経験から推測すると，おそらく受動攻撃型不登校は図5の受動型不登校のなかに少数含まれているものと思われる．

　以下の各項では各下位分類の特徴について症例を含めて描きだすとともに，その特性を考慮した治療のヒントを提示する．

文献
1) 齊藤万比古．不登校の病院内学級中学校卒業後10年間の追跡研究．児童青年精神医学とその近接領域 2000；41(4)：377-399.

［齊藤　万比古］

4-2　過剰適応型不登校

対処法としての過剰適応

　不登校の下位分類名として採用した過剰適応は，それ自体が病理的ということではなく，学校を中心とする家庭外の世界での諸活動および対人関係における「過剰に適応的であろうとする」ごく一般的な姿勢ないし対処法（coping strategy）を指しているにすぎない．この過剰適応性は学校では，諸活動で他者に認められる成績を上げ続ける，教師の賞賛を得るために，あるいは教師の叱責を受けないように緊張してがんばり続ける，仲間との一体感を失わないように必要以上に気を遣う，あるいは仲間から浮きあがらないこと，そして孤立しないことに常軌を逸してこだわる，そのためであったら自己を犠牲にしてもよいと思うといった表現で認められるケースが多い．

　子どものこのような対処法は，小中学校や高等学校の入学時，あるいは転校

時などに著しく強まることはいうまでもないが，実はそれが最も際立つのは思春期年代の前半部分，すなわち10歳すぎの小学校高学年から中学校を卒業する15歳前後までの約6年間である．「母親離れ」が発達課題の前面に立つ思春期前半の年代には，学校での諸活動や教師との結びつき，そして仲間集団との一体感が，親離れの進行に刺激されて亢進した見捨てられ感や孤立感を緩和するための支持機能を担うことが知られている．

過剰適応性の悪循環的亢進

　子ども，とくに思春期の子どもが外界に適応しようとする際の対処法として過剰適応的になることは前記のように一般的な現象であるが，一方ではこの過剰適応性が子どもの外界での挫折に対する脆弱性を高める一面があることも忘れてはならない．過剰適応性が何らかの理由で常軌を逸した水準まで高まっていると，過剰適応的な対処法の些細な失敗や期待どおりの成果を得られないという事態を取り返しのつかない決定的な挫折と認知する過敏性が際立ってくる．そのような状況をもたらす第一の要因は，すでに述べた思春期心性そのものである．

　第二の要因は，年代特異的な水準を超えた失敗への過敏性や自尊心の傷つきやすさを特徴とする人格傾向である．その人格傾向の構成要素の主なものは過剰な自己愛性である．一般に思春期の開始とともに自己愛性は高まってくるものであるが，人生の早期から自尊心が傷ついている子どもでは，自己愛的な対処法にこだわる傾向とその損なわれることへの過敏性が過度に亢進していく傾向がある．なおこのような人格特性は，必ずしも自己愛性人格障害と診断されることになる子どもにだけ見いだされるものではなく，思春期年代にはさまざまな他の人格形成過程の途上で前景に立つことがあることを心得ておきたい．

　第三の要因は，環境的ストレスが強まる事態である．なかでも最も頻繁に関与することになるのは仲間集団との関係における挫折である．たとえば仲間の批判を浴びる，仲間からの攻撃を受ける，仲間から孤立させられるといった結果を生むような事態の切迫は，一般に子どもの過剰適応的姿勢を著しく刺激する．学校での教師との関係の悪化や，それまで一定の評価を得ていた学校活動（学業，運動，芸術，生徒会活動など），およびそれに準じた地域活動（少年野球，ボーイスカウト，ボランティア活動など）での失敗の恐れは，過剰適応性

を非常に刺激する．失敗をどのように受容できるかという観点をもたない一面的な厳しい指導姿勢の指導者が上記の活動に関与している場合，とくに子どもの過剰適応性は大きく亢進する．さらに家庭で不安や緊張が強まるような家庭環境の問題があると，学校や仲間関係における過剰適応性は刺激されることになる．こうした家庭の問題には両親の離婚の危機，両親や同胞など家族の重大な病気といった非常事態ばかりでなく，父親の単身赴任や祖父母の介護に母親が手を取られるといった比較的些細な環境変化でも，子どもには不安と緊張を強めることがある．

　思春期心性が優勢であること，自己愛的な傷つきへの過敏性が強い人格特性，そして環境の問題という三要因が単独で，あるいは複数が強まっていくと，過剰適応的な背伸びは危険な水準まで高まっていく．そして，ついには一見取るに足らない失敗や挫折を契機に，突然，学校や仲間関係を一挙に回避する方向へ向かい，不登校発現に至る．

▌過剰適応型不登校の特徴

　過剰適応型不登校は小学校入学直後の子どもから高校生年代までの幅広い年齢層に見いだすことができ，おそらくは不登校のなかで最も多い下位分類であるだろう．

　その特徴が最も際立つのは，不登校後何らかの理由で学校に現れた際の姿である．子どもはまるで昨日までふつうに登校していたかのように，学校にいる時間を「いつもどおりに」あるいは「何も問題などないかのように」過ごすだろう．この特徴のために，しばしばこの対応の不登校は，本当は登校できるのにサボっている，あるいは親が心配性で登校させようとしないといった誤解を学校側がもつことがある．しかし，これは過剰適応性の極端な発露をみているにすぎないのであり，下校後の家庭では，疲れ果てて眠りこけていたり，学校での刺激に傷つき，また仲間との差を実感した結果の焦燥感を親と自分自身にぶつける騒ぎになっていたりするのがふつうである．

　以上のようにこの下位分類の不登校では，過剰適応性は「弱みを他人に見せない」という形で際立っており，それは仲間関係や学校の教師との関係に現れるだけではなく，とくに中学生および高校生の年代では親との関係にまで及んでいることも珍しくない．そして，この過剰適応性の一側面である「弱みの見

せられなさ」こそ，この下位分類の不登校に介入する際に最も心得ておくべき点である．重要なことは，この弱みを見せることに対する抵抗が思春期前半の子どもに質的には共通のものであり，きわめて両価的な質をもっていることである．

> **症例 10**
>
> **小学校6年生・男児**
>
> 　J男は小学校6年生の男子で，小5の夏休み後から不登校となっている．J男は少年野球のメンバーで，正選手候補生としてその技術の高さが認められており，小5になり準正選手グループのリーダーに任命された．J男は非常にまじめにこの役を務めていたが，夏休み中に行われた練習試合においてJ男のエラーが原因でチームが負けてしまい，試合後皆の前でコーチに強く叱責されるという出来事があった．その後，チームの練習を時々休むようになり，2学期が始まると登校もしぶるようになった．母親の記憶では，家を出るまでは緊張で青ざめながら登校すべきか休んでもよいか何度も母親に尋ね，忘れ物がないか確かめるのを手伝ってと半泣きになり，また何度もトイレに通って完璧に排便しようと努力するのが，毎日の惨憺たる朝の日課となってしまった．しかし驚いたことに，友人が迎えに来ると，まるで何もなかったかのように平常の姿にもどって談笑しながら登校していくのが毎日の日課となった．同時にJ男は，母親が担任や友人に自分のことについて話すのを非常に嫌がるようになった．心配した母親がひそかに担任教師に確かめると，学校での生活態度には何も変化がみられないということだった．しかしそれも長くは続かず，1か月ほどするとまったく登校しなくなった．
>
> 　J男は不登校開始後半年ほど経過した時点で児童精神科を受診している．初診時のJ男は質問には素直に答えるものの，不登校にまつわる苦痛については一切ないと答えている．援助についてはとくに意見表明しないが，全体として，しっかり者の子どもという姿勢を一貫して崩さないままであった．外来での診療には参加し続けたが，小6の夏に今後の方向性について説明するセッションをもち，主治医が学校への段階的接近という方法もあることなど具体的な解決法の説明を始めると，表情は硬くなり，緊張が高まっていくのがわかった．セッションの最後までJ男は冷静さを崩さなかったが，このセッションを最後に，中3の秋まで3年間面接には現れなかった．その日の帰宅後，J男は珍しく荒れて，「何にも知らないくせに偉そうに…」と激しい口調で主治医批判をしたという．

治療への架け橋

　過剰適応型不登校の予後は不登校の下位分類の中で最もよく，適切な治療・援助に対しての反応性も比較的良好と考えられる．この下位分類の不登校に対する援助の留意点は，子どもの「顔をつぶしてはならない」ということである．このことは，援助法のプレゼンテーションやそのタイミングを判断する際に重要なだけではなく，顔をつぶされても切り抜けることができるしなやかな自尊心をもった自己の確立という治療目標を提供しているという点でも重要である．すなわち，過剰適応性は消し去るべきものではなく，修正しつつ人格特性のなかに組み込むべきものと心得ておくべきであろう．

［齊藤　万比古］

4-3　受動型不登校

対処法としての受動性

　周囲で繰り広げられる学校活動や仲間集団の活動において，優勢な過剰適応的活動性やそれに伴う攻撃性の迫力あるいは勢いに圧倒され，萎縮した姿勢をとり，状況の動きに対しては受身的に流れに従おうとする子どもは必ず一定の割合で存在する．このような受動性は，家庭外の世界との最初の出会いである保育や幼児教育の段階から出現してくることが多い．しかし，幼児期や小学校低学年の年代にはそれほど受動的に見えなかった子どもが，小学校高学年から中学校入学ごろまでにあたる思春期の開始期になって，急に萎縮して受動的で消極的な姿勢を示すようになることがある．

　このような受動性・消極性は即「異常」な心理過程を意味するというもので

はなく，生来の気質ないし人格傾向という側面と，いち早く遊びに攻撃性を発散したり，あるいは大人と対等に渡り合えたりできる技能や迫力を身につけ始めた過剰適応的な子どもたちに圧倒され，身を縮めて，固い防御姿勢をとる形の対処法という側面から総合的に理解すべきである．このような子どもの大半は，学校では消極的あるいは受動的な姿勢が目立つものの，とくに問題のない子どもと大人から見られており，実際にそのような子どもの多くは大きな破綻を示さずに義務教育期間を通過することができ，その後も社会のなかに活路を見いだしていくことができる．

　なお，このような受動的・消極的な子どもも，必ずしも家庭でおとなしく受動的とは限らない．学校では受動的・消極的な子どもが，家庭ではさかんに話し，行動も積極的であったり，家族に対して横暴であったりといった「内弁慶」さを示すということはけっして珍しいことではない．

受動性の悪循環的亢進

　受動的・消極的な子どもは，学校のなかでは常に強い緊張を強いられており，不安げであり，かつ頼りなげである．こうした状態を持続的に続けることは，それ自体大きなストレスであり，子どもの心の余裕を奪っているに違いない．もしも不運にも，そのような子どもにさらに新たなストレスが加わるような事態が生じると，子どもはもはや学校生活にとどまることができないくらい追いつめられてしまうことだろう．

　萎縮した心を抱えて，ようやく日々をしのいでいた子どもにさらに加わるストレスの多くは，学校や家族に関連した環境由来のストレスである．学校におけるストレスには，たとえば転校する，非常に威圧的な教師や完全主義的でゆとりのない教師が担任になる，授業中に皆の前で無理矢理発表させられる，自分あるいは級友がひどく叱られる，級友から執拗にからかわれたりいじめられたりする，クラスにおける教師と一部の生徒との対立からクラスが荒れた雰囲気になるなどが考えられる．また，家族内のストレスとしては，たとえば親の心身にわたる病気や死，両親の不和，同胞の病気や死，同胞の非行や家庭内暴力などから家族関係の危機が生じ，家族内の不安と緊張が強まる状況をあげることができるだろう．

　以上のような学校や家族内におけるストレスの増強は，学校をはじめ社会的

な場で萎縮していた子どもの緊張や不安をいやがうえにも高めることになる．その結果，子どもはこれまで以上に受動的な姿勢を強め，身を硬くしてストレスに耐えようとするが，実際にはそのような構えそのものが周囲の人々の攻撃性に対する過敏性と脆弱性をますます増強させることになる．このような悪循環に対して有効な援助が提供されない場合，このタイプの子どもは早晩不登校によって社会的な場からひきこもる道を選ぶことになる．

　この場合も，不登校の引き金を引く直接契機は意外なほど些細なものであることが多いが，それは萎縮していた子どもの内面で悪循環的に増大していく環境への恐れと緊張が不登校という形で顕在化した瞬間の誘引を意味しているにすぎない．このタイプの不登校をより深く理解するためには，そこにきわまるまでの長い準備段階に注目すべきである．

受動型不登校の特徴

　受動型不登校は過剰適応型不登校に次いで多い下位分類であり，不登校の大半がこの2つの下位分類のどちらかに分類できることはすでに示した．このタイプの不登校といえば，どうしても過剰に内気に見えた子どもが小学校入学後間もないころに強い分離不安とともに登校しなくなり，学校へ連れてこられても母親にしがみついて離れようとしない姿を思い浮かべるのがふつうであるが，実際には中学生や高校生を含む幅広い年代で出現する．

　このタイプの不登校では分離不安と，極端な内気さに示される社会恐怖がよく見いだされる症状であるが，このタイプに特異的な症状があるわけではなく，さまざまな身体症状と精神症状が生じうる．受動型不登校の子どものなかには，家庭内では非常に元気で，時に家庭内暴力的な横暴ささえ示す子どももいるが，他の下位分類と比較すれば家庭内でもおとなしく消極的な子どものほうがはるかに多い．ところが，この受動型不登校の子どもが他者に動かされやすいかというとそうではなく，うつむいて黙り込み，頑として動かないという頑固さを発揮することが意外に多い．その頑固さは大人が動かそうとすればするほど顕著になっていくが，その子どものペースを大事にしてくれる不安がらせない大人には素直に心を開く傾向は強く認められる．

症例 11

中学校 2 年生・女子

　K子は中学 2 年生の女子で，夏休みの終わった直後から不登校となっている．K子は生来温和で内気な子どもであったが，中学校へ入学する前後からその特徴が際立ってきて，学校では質問にうなずく程度の反応しか示さず，1日中ほとんど口をきくことなく過ごす毎日となっていった．中 1 の間はクラスに同じ小学校で親しかった女子がおり，それとなく仲間に入れてくれたり，かばったりしてくれたため，学校で口数が少なかったこと以外は大過なく過ごすことができた．この時期には，家庭では以前と変わらない様子で，母親や姉ともふつうに話していたという．

　中 2 となり，クラス替えで上記の友人と別のクラスになってしまった．新しいクラスでは話し相手もいないままで，毎朝家を出て行く様子がだんだん不安げになっていき，夏休みの直前には毎日のように頭痛や腹痛，あるいは悪心やめまいを訴えて休みたそうなそぶりを示すようになった．それでも母親や時には父親に強く促されると登校していくので，両親は経過を見守っていたという．

　夏休みは元気そうであったが，9月1日の始業式が近づくと表情が暗くなっていき，口数も減っていった．そして始業式当日，K子は両親の督促にもかかわらず，涙をこぼし続けるだけで頑として布団から起きてこないという形で不登校が始まった．

　不登校開始後，学級担任の女性教師が連絡をよこし，母親にしばらく様子をみようといってくれたことや，10日ほどしてから家庭訪問を繰り返してくれたことで，両親もK子も少しずつ落ち着いていった．うつむいて涙をこぼすだけだったK子に話しかける教師の穏やかな口調に，K子は少しずつ受け答えするようになっていった．K子は学校の何がつらかったのかといった質問にはうまく回答できなかったが，徐々に相談室登校や保健室登校もあるという教師の話に関心を示しはじめた．

　欠席が始まって 2 か月ほどが経過したころ，K子は教師の提案にうなずいて，保健室登校に同意するまでになった．保健室登校はK子には居心地がよかったらしく，ほぼ毎日の午前中を保健室で過ごして下校するようになった．ところが保健室登校が 1 か月ほど続いたある日，K子は養護教諭から「来週からは教室へ行くのよ．保健室は 1 か月しか使えない決まりなの．」と告げられ，目に涙を一杯にためて身を硬くしていたが，翌日から再び不登校となってしまった．下校後，母親に「そんなの聞いてない」と繰り返し訴えていたという．

治療への架け橋

　周囲の環境の迫力に圧倒され萎縮している受動型不登校の子どもは，外の世界，すなわち社会へと強引に引き出されたり，激しく叱責されたりするのではないかという恐れを強くもっている．頼りなげなこのタイプの子どもに，大人はついつい積極的な介入を選択しがちであるが，そうした周囲の迫力そのものが恐怖の対象であり，萎縮を増強させる要因となっている．

　受動型不登校の子どもを援助する大人の姿勢とは，症例の担任教師のように，穏やかにそして静かに子どもに近づき，誠実さが伝わるやさしい口調で話しかけ，子どもの機が熟すのを苛立たずに待ち，そして時期が至れば，子どもの背中に置いた手にそっと力を加え，強いられたという感覚なしに選択できる工夫に心を砕くといったものであるべきだろう．

　症例の保健室登校による学校復帰までの担任教師の支援は，まさに上記のような気配りに満ちたものであった．残念なことは，こうした担任の援助姿勢も学校内で公式に承認されたものではなく，せっかく保健室までたどり着き，そこに錨を下ろし心を開きはじめた症例を，養護教諭が通常のルールで保健室から教室への流れに沿わせようとしたことである．

　症例はたちまち伸びていた手足を引っ込めて身を硬くし，小さく固まった防御の姿勢をとっている．おそらく彼女は信頼していた担任教師に裏切られたと感じているだろうし，次に心を開くことのできる援助と出会う道は，初回よりは長く険しい道になることが予測される．

［齊藤　万比古］

4-4 受動攻撃型不登校

対処法としての受動攻撃的行動

　自己を攻撃し傷つける，大人の指示に反して現実的合理的な課題の遂行を先延ばしする，あるいは自分への指示には不機嫌な沈黙と無視によってしか応じないといった形で，反抗や怒りを表現する子どもが存在する．そのような子どもは，大人が提供する援助法や指示する解決策に対してけっして反発せず，しばしばそれを受け入れたと大人が錯覚するくらい抵抗なく，静かに大人についていくが，すぐにその努力をやめ，叱ってもすかしても頑として動かなくなるといった反応をみせる．

　このように自己を結果的に毀損することになる手段でしか，反抗し自己主張することのできない心性とは，過干渉で侵入的な親によって幼いころから持続的に能動的意欲の芽をつぶされ続けた結果として獲得した，怒りと攻撃性の表現様式であり，自己主張の屈折した叫びにほかならない．こうした心性をもつ子どもが，学校生活の進行過程で親と同じように過干渉で管理的傾向の強い教師や学校のシステムに出会ったとき，あるいは思春期心性の出現とともに親離れと個体化をめぐる両価性が高まったとき，大人の期待を裏切り努力しないという受動攻撃的行動（すなわち頑固なサボタージュ）を選択することがある．その主要な選択肢の一つが不登校であることはいうまでもない．

受動攻撃型不登校の特徴

　受動攻撃型不登校の子どもは，見かけ上は消極的で受動的な子どもの（受動型）不登校に見えるが，受動型不登校に配慮された治療・援助を提供する過程で，それへの反応様式が受動型のそれとは全く異なることが判明する．詳細に吟味すれば，そのような子どもは，大人に対する姿勢が受動型の子どもの不安げに萎縮しているそれとはどこか異なっていることがわかってくる．援助しようとすればするほど黙り込み，動こうとせず，また時には最初だけ素直に動いたように見えてもすぐに努力を放棄するといった具合に，受動型不登校とは明らかに異なるある種の頑固さと不機嫌さを感じるからである．そして，手を差し伸べようとしていた大人は，子どもが結局は動こうとしないことを実感し，

ある種の徒労感と，かといって積極的に反発したり回避したりするわけでもないという手応えのなさに困惑することになる．

その結果，このような子どもの不登校は，しばしば関与した大人から「怠けている」と決めつけられる．いうまでもなく，子どもの受動攻撃性に対する逆転移的な大人側の攻撃の感情である．従来「怠学」と定義され，不登校とは区別されることの多かったこのような欠席状態は，結局のところ前記のような葛藤に起源をもつ，援助の必要な非社会的行動であり，「怠け」という非難する響きの強い概念でとらえるべきものではない．そこでこのような欠席状態を，本書では不登校の下位分類の一つと位置づけた．

症例 12

中学校1年生・男子

　L男は目立たない穏やかな子どもで，幼児期から小学校の終了時まで，内気であることを除いてとくに親に問題を感じさせる出来事はなかった．小4になったころ私立中学校へ進学するために塾へ入るよう父親から迫られた際に，目に涙をためながらも，ついに首を縦に振らなかった姿を母親はよく覚えている．父親は，長男であるL男に大いに期待しており，幼いころからL男の生活を管理してきたが，けっして乱暴ではなく，むしろ子煩悩の度が過ぎて母親のように心配し，口を出すというタイプであった．後になって，母親は苦笑しながら「私の出番はほとんどありませんでした」と述べている．

　地域の公立中学校へ進学後，高校進学ではがんばってほしいという希望を父親はしきりに口にし，父親の望む進学塾に入るようL男に迫るようになった．中1の夏休み終了後からL男は以前にも増して無口になり，まもなく登校に間に合う時刻には起床してこなくなった．当初の数日は，両親が起床させ，無理矢理登校の支度をさせて送り出していたが，間もなくそれにも応じなくなった．父親は「不登校になってしまった．何とかしないと」と焦り，教育相談機関，適応指導教室，児童相談所，フリースクールなど地域の専門機関にL男を連れて行った．L男は父親の要請にさして反発する様子もなく相談についていったが，いずれの機関でも結局は通い続けることなく徐々に休み始めるのが常であった．すると父親は次の機関を探し出し，そちらにL男を連れて行く．この繰り返しが中2の終わりまで続いた．その間，家庭でのL男は自分の部屋で音楽を聴いたり本を読みながら一貫して穏やかに過ごしていた．

　中3が始まっても不登校が続くL男に，ついに打つ手に窮した父親は精神科治療を決意した．主治医は，父親が初回面接の場で窮状をしきりに訴える横で，身を硬くしてうつむ

いているL男がときどき父親の言葉に薄笑いを浮かべることに気づいた．同時に，母親が夫の説明を聞きながらどこかしらけている表情をしていることが気になった．

　L男は主治医とのプレイセラピー（遊戯療法）を加味した面接で話すことよりもジグソーパズルに取り組むことを選んだ．パズルは3か月ほどが過ぎたころに完成した．完成の日，L男はそれまでの消極性をかなぐり捨てるかのように，最後の数ピースを「僕にやらせて」と言って自分で完成させた．完成したパズルを二人で眺めながら，次回からはどんなパズルに取り組もうかと話し合い，L男も終始楽しげにふるまっていた．しかし，これが結局はL男と会った最後の回となり，次の面接以後，L男はついに一度も面接には現れなかった．

　そこで父親は再び別の医療機関にL男を連れて行こうとしたが，L男は頑としてそれを受け入れず，母親も今回は現在の主治医の治療を続ける希望を父親に表明した．このような展開のなかで，以後は母親面接と，ときどき母親に託す主治医の手紙がL男との唯一のパイプとなった．3か月間の外来通院中L男の行動と突然の中断から，主治医はL男の受動攻撃性を強く感じ，「能動的に自己を表明したくなった」のもL男の本音であるなら，「能動的・創造的にふるまうことが自己を失うことに通じるという不安と抵抗の高まり」もまたL男が経験した感情であることを母親と共有しながら，L男を動かそうとしないことを原則として確認した．

　父親が時に焦り始めるものの，母親が父親を抑えることで，父親がL男を動かすことはそれからは一度もなく経過した．L男は父親を避けてはいるものの，一緒に部屋にいることを拒むほどではなかった．ずっと家庭ですごし外出もままならなかったL男は，17歳直前になって急に，それまで全く返信を書かなかった主治医への手紙を母親に託した．それはこのままでは自分はどうしていいかわからないから，進路を相談する場を教えてほしいというものであった．主治医は病院内学級の教師を紹介し，教師が親身に相談に乗り，定時制高校進学をいったんは決めた．しかし直前になってそれは中止し，情報関係の専門学校（2年制）を選び進学した．その頃，父親がL男の読みたいと言っていた本を，母親の話から聞いて，断りなく買ってきて与えようとしたところ，L男はその本を投げ出して憤然として立ち上がり，自室に入ってしまうというエピソードがあった．次の日，L男の自室のドアには「そうやっていつも僕のやりたいことを駄目にする」と殴り書きした紙が張り出されていたという．L男が行った，初めての父親へ向けた怒りの直接表現だった．

　その後中断した時期はあるものの，L男は専門学校卒業後に就職し，そこで定着する22歳ごろまで，年に数回主治医に手紙を郵送してきた．それは，自分の選択はこう思うがそれでよいと思うかといった相談であり，自分の社会恐怖的な心性についてのアドバイスを求めるものであった．主治医は手紙の内容が押しつけがましくならないことと，選択肢は複

数示すということに心がけて返信していた．その後，主治医は両親と，L男が自分自身で歩き始めていることを確認し合い，面接を終了とした．

▎治療への架け橋

　受動攻撃型不登校の子どもは，大人に動かされることを自己の能動性を剥奪しようとする攻撃として認知することに慣れている．しかし，このタイプの子どもの姿勢は大人の目から正しい道を見失っている，あるいは反抗的なサボタージュを行っている子どもと受け止められることが多い．そのため，しばしば大人はこのような子どもを叱咤し，正しく導かねばならないという気持ちを強めることになる．このような子どもと大人の気持ちのすれ違いは子どもの頑固な受動攻撃性を刺激し，ますます心を閉ざさせてしまうようである．これでは受動攻撃的な子どもが自己を素直に表現する気持ちになることはできない．

　受動攻撃型不登校に対する援助を行おうとする大人は，子どもの能動性を踏みにじるような，子どもを強引に動かそうとしたり，叱ったりしないことを，子どもに信じてもらうことから最初に取りかからねばならない．すなわち，子どもが能動的に動き出すまで，静かに子どもを見守りつづけ，けっして焦りを見せないという覚悟が何よりも求められることになる．

　それでも，このタイプの不登校には，症例で示したような辛抱強い関わりが求められることがふつうである．

［齊藤　万比古］

4-5 衝動型不登校

未熟な衝動統制と孤立

　子ども，とくに思春期の子どもに一般的な過剰適応性については，「過剰適応型不登校」および「受動型不登校」の項ですでに述べたとおりである．思春期年代の幕開けである小学校高学年から中学生にかけての時期に子どもがみせる仲間集団との結びつきは，その前後の時期と比べ，際立った強さを示すのがふつうである．この思春期初期という年代は，母親からの分離が重大な発達課題になっている時期であり，仲間集団への加入とそれへの同一化は，分離にまつわる葛藤を支え，家庭外の世界へと子どもを押し出してくれる強力な推進力となる．思春期初期の仲間集団は，親から離れすぎた不安を支え，「（仲間集団の）皆といれば怖くない」という感覚を子どもに与えてくれるが，そのような機能の担保のためにこの時期の仲間集団は，同じ見かけ，同じ感性，同じ行動をメンバー間で求め合うという心性にこだわり，異質な存在に対しては徹底的に排除しようとする傾向がある．

　このような仲間集団のなかにあって，もともと攻撃性や衝動性が高い，あるいはそれらの統制機能が未熟で衝動的な行動が生じやすい，あるいは他者の心を読むあるいは理解するという能力が未熟なために皆と同じ行動がとれないなどの特徴をもつ子どもは，仲間集団から仲間集団の調和を乱す子どもとして除け者にされたり，嘲笑とからかいの対象になったりしやすい．その結果，衝動統制の未熟な子どもは孤立し，自信を失い，かつ腹を立て苛立つようになる．必然的に逸脱行動は増加し，仲間集団による排除と大人による叱責の機会を増加させる．その結果，子どもの孤立感は増加し，ますます逸脱行動が刺激される…，という悪循環が加速していく．

　こうした悪循環の結果，衝動的な子どもにとって学校にとどまる意味が見いだせなくなり，孤立感と怒り，そして傷ついた自尊心を抱えて，不登校に陥っていく．これが衝動型不登校である．

衝動型不登校の背景要因

　衝動性の統制がうまくいかない，孤立しがちな子どもとは，第一に注意欠陥/

多動性障害（AD/HD）や高機能な広汎性発達障害など発達障害の子ども，第二に被虐待体験に誘発される反応性愛着障害をもつ子ども，そして第三に被虐待体験をもたない特発性の境界的心性を抱えた子ども（青年期境界例〈borderline adolescent〉[1]とよばれてきた子ども），あるいはその周辺状態にある子どもである可能性が高い．

現在進行形のネグレクトなどの虐待を受けている子どもは，学校生活のなかで非常にイライラしていることが多く，不登校になればやはり衝動型となることが多いと思われる．

また，大人社会のさまざまな差別観が持ち込まれ，子どもの間での差別に発展すれば，差別された子どもが孤立させられた怒りと絶望にかきたてられ，攻撃的で反抗的な行動を周囲にぶつけるようになる場合がある．事情を知らない大人の目には，このような子どもも，ただ衝動的，ないし衝動統制が未熟と写る可能性がある．

衝動型不登校の特徴

衝動型不登校の子どもは，上記のような背景の違いから，一括して特徴を述べることは難しい．まず共通した特徴については，周囲から自己中心的と受け止められるような行動を繰り返した結果，仲間集団から疎外され，学校活動でも孤立してしまい，学校参加の意欲を失って不登校に入っていくという不登校発現経過の共通性である．それ以外の特徴は，それぞれの背景要因によりかなりその印象を異にするので，背景要因の特定がまず行われるべきであろう．

発達障害のうち AD/HD の子どもは，衝動型不登校と受動攻撃型不登校に親和性が高いようである．不登校中の AD/HD の子どもは，多くの場合著しく自信をなくしており，大人の叱責や注意に過敏である．しかし，いくぶんなりとも親しくなってくると，人なつこさが前景に出てくる．それと同時に衝動性の高さが，乱暴さや感情の易変性という形で出現してくることが一般的である．また広汎性発達障害の子どもでこのタイプの不登校を示している場合は，AD/HD が「度が過ぎる」のに対して，「周囲とすれ違う」という側面が目立つ．そのすれ違いの自覚とそれに対する周囲のからかいは，思春期に入った広汎性発達障害の子どもを非常に困惑させる傾向があり，衝動的行動へ駆り立てることがある．

これに対して反応性愛着障害を遷延させている被虐待児の不登校は，対人関係の不安定さと極端さが際立つという特徴がある．子どもが強い愛着を示し，親しさを協調する関係でも，いったん相手が思い通りにならない出来事があると，たちまち大嫌いなひどい人物に評価が一変してしまう．不登校中の被虐待児は，こうしたエピソードを繰り返しながら，人から人へと対人関係をわたり歩く傾向がある．

被虐待体験をもたない思春期境界例の子どもが示す不登校も，人間関係の不安定性などの随伴する症状は，被虐待児のそれと似ているところが多い．衝動性がしばしばリストカットや大量服薬などの自己破壊的な表現で現れる点も共通している．異なるのは子どもへの治療・援助が開始した際に明らかになる親の支持機能の水準であるだろう．思春期境界例の親のほうが親機能はまだしも高いという印象が筆者にはある．

症例 13

中学校 1 年生・女子

M子は，出生後間もなく母親が家出をし，そのため生後 8 か月に父親の知人を介して養子に出された．M子はこの事実を知らされることなく育ち，養父母（以下では養父を父親，養母を母親と記載する）も一生懸命育てた．しかし，まじめ一方の母親は M子のどこかだらしなく落ち着きのない立ち居ふるまいに苛立ち，注意することも多かったようである．そんな時は父親が M子を慰めてくれるといった具合に，両親の育児におけるバランスは悪くなかった．

小学校入学後の M子は，授業中落ち着きがないこと，本人はふざけているつもりでも他児からは「乱暴」と受け取られていた．気のよいところも多いため，小学校低学年の間は友人も少数ながら存在したが，高学年になるにつれて仲間はずれにされることが多くなり，中学生になってからは，その傾向がいよいよはっきりしてきて，さまざまな行事でのパートナーはいつも教師という状況になった．

元来人なつっこい M子は，次々と友人になろうと女子に接近するが，その加減のわからない乱暴さや悪ふざけのために相手にされず，中 1 の後半には男子集団に近づくようになった．そこでは当初は面白い奴と受け入れる空気もあったものの，間もなく男子集団にとってM子の存在が邪魔になりはじめ，激しく攻撃されるようになってしまった．こうして女子と男子それぞれの集団から孤立した M子は，いつもイライラして，授業中に「どうせ私ははじかれてんだよ」とか「何だよ，こっち見るなよ」などと怒声をあげたり，リストカットをしては

教師に「相談」したりする荒れた姿を見せるようになった．担任教師や養護教諭が熱心に支えてくれたが，M子はそんな教師に対してさらに頻繁に手首を切っては，「家に帰れない」「死にたい」「先生の家の子になりたい」などと言い募るようになり，徐々に教師には対応できなくなっていった．そして，とうとう教師は両親を呼んで治療が必要ではと伝えるにいたった．

帰宅した両親からそのことを聞いたM子は，「先生に裏切られた」と腹を立て，電話を通じて教師に激しい口調で抗議し，以後まったく登校しなくなった．不登校開始後，M子はいつもイライラしており，私がこうなったのは母親（実は養母）のせいだと激しい口調で責め，時には突き飛ばしたり叩いたりするようになっていった．休みはじめてもリストカットは続き，ついには腕を縦に長く切ったりするようにもなった．しかし，M子が暴れるのは母親との時だけで，父親が帰宅すると何もなかったように穏やかになって，幼児のように父親にまとわりつくのが常であった．

このような状況で，再登校の目途もつかないことから，両親は児童精神科受診を決めてM子とともに来院した．M子の治療・援助は外来ではいたずらに退行的となって行動化を繰り返すため中1の終わり近くに入院治療へと導入し，その後中学校卒業までの2年間の入院が必要であった．

▍治療への架け橋

衝動型不登校の治療の成否は，子どもの衝動性をいかに統制できる安全な治療構造を提供できるかという点にかかっているようである．この「安全」とは単に子どもの行動を抑え込んだ治療者側の安全性のことではなく，衝動型不登校の子どもが衝動性のために自らも他者も傷つける結果にならない環境を模索することを通じて，子どもに衝動性の統制機能が育つような環境の安全性のことである．

このような環境は前もって備えることができるものではなく，治療スタッフが子どもとよく話し合いながら，子どもの個々の事情に合わせて工夫してつくり上げていくものである．このような環境は，医療における外来治療では提供できないことも多いことから，入院治療に導入されることが少なくない．

文献

1) Masterson JF. Treatment of the Borderline Adolescent : A Developmental Approach. New York : Wiley & Sons ; 1972.

成田善弘, 笠原嘉, 訳. 青年期境界例の治療. 東京：金剛出版；1979.

［齊藤 万比古］

4-6 混合型不登校

混合型不登校とは何か

　ここまで，過剰適応型不登校，受動型不登校，受動攻撃型不登校，衝動型不登校の4種類の下位分類について述べてきた．混合型不登校と分類されることになる不登校とは，これら4種類の下位分類のうちの2種類ないし3種類の特徴が併存しており，どれか一つの下位分類と同定することが不可能な場合か，あるいは不登校開始前後にいずれかの下位分類の特徴が前景に出ていたのに，やがて別の下位分類の特徴が優勢になり，その下位分類へと交代していく際の新旧の下位分類の特徴が混合した段階を定義する場合である．

　本書で提示した下位分類の体系は，できる限りどれか一つの下位分類に同定することを推奨しており，上記のような下位分類の特徴の「混合」が著しい場合のみ混合型不登校と分類することができる．このため，数の上では不登校のなかの比較的小さな群にとどまる．

　この混合には4種類の下位分類のすべての組み合わせがありうるが，比較的よくみるのは過剰適応型のプライドの高さや平気さの強調といった特徴が優勢だった子どもが，治療・援助に反応しはじめると，非常に衝動統制の悪い面が見えてくるという過剰適応型と衝動型の混合であり，過剰適応型と見えていた子どもが実際に動きだす段階で非常に受動的・消極的な特徴を色濃くもっていることがわかる過剰適応型と受動型の混合である．また，受動攻撃型不登校の子どものなかには，受動攻撃的な反抗と同時に，他者へ向かう攻撃的感情の統制が悪いという衝動型の特徴をあわせて示す場合がある．

症例 14

中学校2年生・男子

　N男は中学校2年生の男子で，中2となって数か月後，夏休み直前から不登校に陥った．N男は幼いころから甘えん坊で，幼稚園入園時になかなか母親から離れなかったという．家族構成は両親と妹の4人家族である．おとなしい子どもではあったが，小5になったころから急に活動的となり，友人と夕方まで遊んでいるようになった．このころからN男はあまり母親に近づかなくなり，母親には本心を見せなくなったように感じるとのことであった．中学校入学後，N男は張り切って登校し，親しい友人も何人かできて楽しそうであったが，中2となり親しい友人がすべてバラバラになるクラス編成となり，非常にがっかりしていた．それでも間もなく何人かの友人ができた様子であったが，5月の連休後から徐々にその仲間からからかわれたり仲間はずれにされたりするようになった．その結果，不登校に陥ったと両親は感じている．

　不登校が続き，2学期も終わりが近づいてきたため，両親は児童精神科を受診する決断をした．N男は主治医にもどこか弱みを見せまいと背伸びしている様子であり，主治医はN男が過剰適応型不登校を示していると評価した．その後も欠席が続いたため，親が勧めるままに病院内学級に参加するための入院をするとN男は決意した．

　中3の4月，N男は入院生活に入るとすぐに数名の友人ができ，元気そうに毎日を過ごしていた．しかし，入院生活が1か月ほど経過したころから，N男は友人や注意する看護師に対して急にいきり立って暴言を吐くといった苛立ちをしきりに見せたり，下級生に対しては尊大な態度で命令したり，軽い暴力をふるったりする姿を時々見せるようになった．その一方で，同学年の親しい男子数名とは非常に親密な関係になり，外泊時には双方の家を泊まり歩くこともあった．このようにN男は大人や同学年の男子とは親しい関係を築くことができ，同学年の間ではそこそこに人気はあった．

　気に入らないとすぐに怒りだしたり，思い通りにならないと遠慮会釈なく相手に攻撃的になる一方で，気のいい陽気な側面も見せる感情の起伏の激しいN男を，主治医は衝動統制がきわめて未熟な衝動型不登校の側面を色濃くもっていると判断し，過剰適応性と衝動性を併せもつ「混合型不登校」と診断した．

▼治療への架け橋

　混合型不登校には典型というべきものはなく，4種類の下位分類のいくつかが組み合わされた特徴をもつ不登校である．だからといって，見いだした複数

の下位分類の加算として治療・援助法を組み立てれば良しとできるほど単純ではない．むしろ，構成する下位分類のいずれのものとも異なる新たな観点からの対応を工夫する必要がある．

症例14に示したN男は，支持的でありすぎると他児やスタッフへの乱暴な行動の歯止めが利かなくなるため，毅然とルールを明確化したり，時にはペナルティを科したりといった介入と，受容的支持的な姿勢との使い分けが必要であり，その運用には非常に苦労した．

［齊藤 万比古］

5 第4軸：不登校の経過の評価

5-1 はじめに

　第1軸から第3軸までが，個々の不登校の精神病理的な諸側面を評価する軸であるのに対して，第4軸は不登校の展開に関する評価軸である．一人の子どもが不登校の展開のどの段階にあるのかを決定する第4軸の評価は，医療的な治療・援助法の組み立てやふさわしい介入姿勢を決定するうえで重要な機能を果たすものと思われる．**図6**は筆者が提案する不登校各段階[1]と，その相互関係を示したチャートであり，「第4軸：不登校の経過と評価」では不登校準備段階，不登校開始段階，ひきこもり段階，社会との再会段階の4種類の段階を設定したうえで，**図6**のような各段階のダイナミックな相互関係から不登校の展開過程を理解することを提案した．

　不登校の準備段階は，不登校が長期欠席という具体的な現象に対応させて定義された概念である以上，あくまで観念的な段階概念にとどまらざるをえない．しかしこの段階，すなわち「このままでは遠からず不登校が開始するだろう」と強く懸念される子どもの状態ないし状況は，子どもの心と体に関与する臨床家がきわめて日常的に出会っている診療対象である．その経験と感覚からすれば準備段階は確かに存在しているのである．不登校の次の段階は不登校開始段

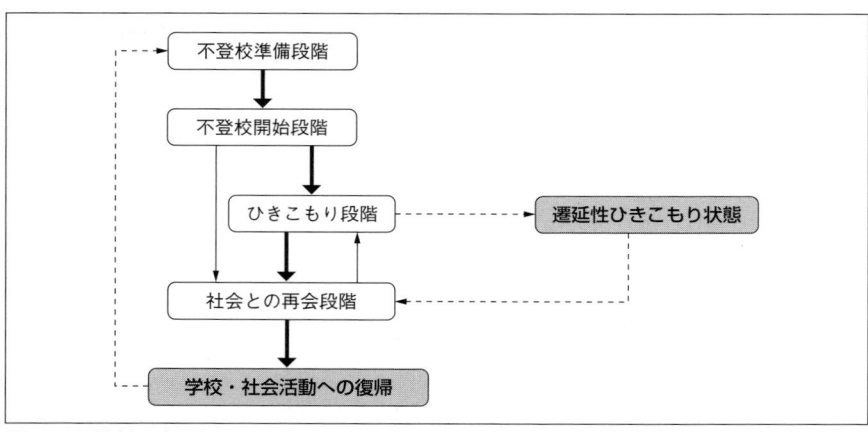

図6　不登校の経過

階であるが，厳密にいえば不登校という現象はこの段階ではじめて可視的となるのであり，準備段階をはずして，不登校の展開はここから始まるという考え方もできる．そして，さらにその次の段階がひきこもり段階であり，多くの不登校児はこの段階を通って最終段階である社会との再会段階へと展開していく．

　しかしながら，すべての不登校児が不登校準備段階，不登校開始段階，ひきこもり段階，社会との再会段階を順にたどって学校復帰やその他の社会的な場へと出て行くわけではない．図6に示したように，不登校開始段階から多くの日数を経ることなく社会との再会段階へ進んでいく子どもがたくさんいる反面，社会との再会段階からひきこもり段階に逆戻りしたり，ひきこもり段階に長くとどまってしまう子どももたくさんいる．このようなひきこもり段階に長くとどまる子どものなかには，やがて遷延性ひきこもり状態となって，成人まで解決が先延ばしされることもまれではない．

　不登校が行き着く先は，第一にその大半が到達するとされる学校やそれ以外の社会活動への復帰，あるいは新たな参加であり，第二にその一部がとどまることになる遷延性ひきこもり状態である．しかし人生の流転のなかでは，それらといえどもあくまで過渡的な状況にすぎず，学校や社会活動に参加しているうちに，いつのころからか不登校準備段階とよぶべき葛藤の高まりを感じはじめるという展開もあるだろうし，遷延性ひきこもり状態にあった青年が自発的に，あるいは適切な支援を得て社会との再会段階へと動きだすという展開もおおいに起こりうるのである．

　今評価しようとしている不登校児は，このようなダイナミックな展開過程のどこにいるのであろうか．不登校児の治療や援助を計画しようとする際には，繰り返しこの問いを発しつづけて展開過程の評価を行い，その段階の特性に適合した援助を組み立てるべきである．

　以下の項ではそのような各段階の特徴の概略を述べることで，評価と段階特有な援助を実施するための一助としたい．

文献

1) 齊藤万比古．最近の不登校．臨床精神医学 2004；33(4)：373-378．

　　　　　　　　　　　　　　　　　　　　　　　［齊藤　万比古］

5-2 不登校準備段階

不登校の準備段階とは何か

　不登校の準備段階という概念はその成立から矛盾をはらんだものとならざるをえない．それは，不登校準備段階とは不登校の存在を前提として後方視的に導き出された概念であり，現在の子どもの状態が不登校準備段階といえるかどうかは，不登校が始まってみないとわからないからである．とはいうものの，不登校開始以前に子どもの内面では，すでに不登校への親和性を高める心理的葛藤が存在しており，発火点へ向けて増幅しつつあるという時期を想定する意義は，子どもの心の支援という文脈から非常に大きいと筆者は考える．

　不登校準備段階で，周囲がそれと気づいて適切な支援を提供することができれば，放置すれば不登校となったに違いない子どもの学校生活を，不登校に至ることなく支え続けることができる可能性がある．すなわち，不登校準備段階で適切な支援を得た子どもや，何らかの理由で準備段階に踏みとどまることができた子どもは，不登校の発現を回避してより葛藤の少ない適応状態に復帰していくことができるのである．

　以上から，不登校準備段階はそれと同定しにくい側面はあるものの，現実に存在する段階として想定したうえで，不登校の展開を理解することの意義は大きいといえるだろう．

不登校準備段階の子どもの特徴

　不登校準備段階は本来，子どもの学校適応が顕在的にはまったく破綻していない時期と，何らかの理由による葛藤の高まりを反映した精神病理的な諸症状（表16に示したような不登校以外の情緒と行動の問題）が周囲から認められる時期を併せたものとして設定すべきであるだろう．しかし前者を含むことで，もともと不明瞭な点の多い不登校準備段階の枠組みがますます曖昧になってしまうおそれがあるため，ここでは少なくとも専門家の目から何らかの精神病理的症状を見いだすことができるということを条件に，それと定めておきたい．もちろんこの段階では，本人も周囲の大人もこの状態が「不登校」であるとは誰も思っていない．しかしすでに，第3軸の下位分類の項で述べたような悪循

表 16　不登校準備段階に出現しうる精神病理的諸現象

1. 不定愁訴　　　　　（頭痛，腹痛，めまい，嘔気など）
   身体疾患の増悪　　（アトピー性皮膚炎，気管支喘息など）
2. 不安・恐怖　　　　（分離不安，予期不安，社会不安，パニック発作など）
3. 対人恐怖　　　　　（過度の内気，視線恐怖，自己視線恐怖など）
4. 強迫症状　　　　　（不潔恐怖，洗手強迫，確認強迫など）
5. 転換・解離症状　　（不全麻痺，もうろう状態，記憶障害など）
6. 抑うつ症状　　　　（無気力，悲哀，自己否定，自殺願望など）
7. 神経性習癖　　　　（チック，遺尿・遺糞，抜毛，夜驚など）
8. 問題行動
   a. 自己に向かう攻撃性　（自傷行為，拒食，過食など）
   b. 家族に向かう攻撃性　（反抗，家庭内暴力など）
   c. 社会へ向かう攻撃性　（反抗，非行，少年犯罪など）
9. 精神病症状　　　　（自我障害，幻覚・妄想など）

環の各種パターンが進行しており，その不適応的な側面が部分的ではあってもすでに可視的になっているはずである．そしてその可視的になったものの一部が**表 16**に列挙した精神病理的症状のいずれかである．

　おそらく，不登校発現に至る子どもよりずっと多くの子どもがこの不登校準備段階にとどまり，やがて見いだされた症状や診断された精神疾患に対する治療を受けたり，周囲の大人や友人から適切な支援を受けたりといった何らかの条件の変化により，不登校を経由することなく回復していくことだろう．しかし，準備状態にとどまった子どもの一部は，不登校に至らないものの，顕在化した諸症状が継続し，不安障害をはじめとする精神疾患の慢性化状況に長くとどまる．いうまでもなく，これらの不登校を示さなかった子どもは「不登校準備状態」にあったとは気づかれることなく経過していくことになる．

症例 15

中学校 2 年生・男子

　O 男は生来まじめで，かつ活動的な子どもであったが，中学校入学当時から朝の登校前になるとイライラとして怒りっぽくなり，登校時間になると無理にテンションを上げるようにして玄関を出ていくのが母親には気がかりであった．

　中 2 進級の結果，O 男は毎朝一緒に登校していた同級生とクラスが別になり，新しいクラスには親しい友達がいないと愚痴をこぼすようになった．毎朝トイレに入るとなかなか出てこなくなり，理由を尋ねると「下痢気味でお腹が痛いから」と答え，登校時間になるとお腹

の調子を気にしながら重い足取りで登校していくのが常となっていった．いずれ慣れるのではと母親は考えていたが，夏休みが終わって2学期に入ってもいっこうに事態は改善しないばかりか，徐々に「学校でお腹が痛くなったり，トイレに行きたくなったりしたらどうしよう」と心配するようになった．毎朝，排便が完全であることを確認するかのようにトイレに何度も入ることを繰り返し，秋も深まるころには「まだお腹が痛いから」と登校をしぶることも増えていった．

　心配した両親は担任と相談しようと考えたが，O男の「絶対に先生には言わないで」という強い意志表示に，それも断念せざるをえなかった．その代わりということで両親はO男を説得し，消化器の専門医を受診したが，検査の結果，重大な腸の疾患は見つからず，過敏性腸症候群の疑いで薬物療法をしばらく受けている．症状はいっこうに改善しないまま中2の3学期半ばのある朝，O男は登校時間になっても自室から出てこず，それ以来，糸が切れたように登校することをやめてしまった．

〔齊藤　万比古〕

5-3　不登校開始段階

不登校の開始段階とは何か

　不登校の始まり方は，それまで欠席がほとんどなかった子どもがある日突然に欠席しはじめるという急性の発現経過を示すものから，時々学校を欠席する状態から少しずつ欠席が増えていき，そのある時点から不登校とよばれるようになるという慢性の発現経過までさまざまである．この不登校が開始した直後からしばらくの期間で，後述のような特徴を認める時期を本書では不登校開始段階とよんでいる．

　また，その特徴は急性の発現経過のものほど明瞭に見いだしやすく，不登校開始段階の始まりと終了の区切りも明確である場合が多い．それに対して，慢性の発現経過のものは不登校開始段階の特徴が概して不明瞭であり，そのため

この段階の始まりも終了もはっきりと区切りにくいという印象がある.

　不登校開始段階は，子どもが不登校という自ら選択したはずの行動がもたらす学校および家族との新しい関係性あるいは新しい状況のもつストレスとその圧力に適応できず，激しく動揺している時期と理解できるだろう．この動揺は子ども本人だけが経験するというものではなく，親をはじめとする家族や，担任教師を中心とするその子どもと関わった教師もまた多かれ少なかれ巻き込まれるものである．

　不登校開始段階にある子どもへの支援を検討する際には，不登校に至る過程での体験と不登校を始めてしまったという事態そのものによる子どもの心の傷つきを支援の対象とするだけでなく，周囲の大人たちが抱える傷についても支援の対象として意識していなければならない．

不登校開始段階の特徴

　この段階は，ひきこもりを伴う激しい情緒的動揺が特徴である．そこでは，強い不安焦燥感や罪悪感，母親につきまとわずにはいられない分離不安，母親を思い通り支配したいといった横暴な願望，そして父親をとことん回避しようとする姿勢などの幼児的な感情や願望が際立っている．また，「学校へ行けない私は生きている資格がない」といった自己評価の低下や「僕の才能を誰も理解しない」といった尊大さの亢進のような，不登校による自己愛の傷つきを背景に生じてくる特有な言動も不登校では一般的である．これらの現象はいうまでもなく，不登校がもたらすメイン・ストリームからの脱落感，母親への過剰接近により刺激される退行，そしてそれらに対する心理的防衛機制の発動といった共通の精神病理的過程の展開によるところが大きい．

　不登校開始段階の子どもは非常に敏感で防衛的であり，親や教師から発せられる登校の督促に対しては頑なにそれを拒絶する姿勢を，ほとんど例外なく示すものである．その結果，他人はもとより，父親をはじめとする家族メンバー（母親はたいてい除かれる）との関係までを回避ないし拒否し，母親との共生的な関係性にしがみつこうとするのが，この時期の子どもの一般的な様態である．

　不登校開始段階の子どもの際立った不安定性を理解するためには，不登校が親にとっても突然生じた重大な挫折体験（自己愛の傷つきを特性とする体験）

であるという側面を忘れてはならない．子どもの不登校に傷ついた親の怒りは，それが顕在的であろうと潜在的であろうと，子どもを強く刺激して頑なな沈黙や過剰な反抗へ追い込むだけでなく，親子の学校に対する反発を促進させることになる．子どもの不登校開始に連動して，親に生じるこのような心理的過程は，担任教師をはじめとする学校スタッフにとっても同様である．不登校の子どもを自分のクラスから，あるいは学校から出してしまったという思いは，そこに含まれる怒りに無自覚であればあるほど，子ども本人とその親に対する関わりに強い影響を与えることになるだろう．

このような混乱のなかから，やがて何らかの援助や環境条件の変化によって，学校への復帰を果たしたり，あるいは適応指導教室や民間のフリースクールへ参加したりという形で，直接「社会との再会段階」へと動きだす子どももかなり存在するものの，多くの子どもが次の「ひきこもり段階」へと移行していく．

症例 16

中学校 2 年生・男子

登校しなくなった最初の日に，O 男は心配して部屋を訪れた母親に腹痛で起きられないと不機嫌そうな声で応じたため，母親は体調が悪いため欠席する旨，担任教師に連絡を入れている．O 男は昼過ぎになって部屋から出てきたが，母親と目を合わさないように動き，母親の用意した食事を黙って食べ終えると，再び部屋に入ってしまった．それでもトイレなどには出てきていたが，夜になると帰宅した父親を避けるかのように夕飯にも全く出てこないため，母親は食事を部屋に持っていっていかざるをえなかった．翌日も遅くまで起きてこず，昼前になって母親が今日も具合が悪いのかと聞くと暗い顔でうなずいていた．

翌日，やはり起きてこない O 男に，母親は学校への連絡のなかで不登校ではないかと担任教師に伝えている．驚いた教師は自分が会ってみるといって電話を切り，さっそく家に顔を出してくれた．「先生がきてくれたわよ」と母親が声をかけても O 男は返事をせず，教師が部屋の前まで行って声をかけたが，O 男は部屋に鍵をかけて教師を部屋に入れようとしなかった．教師が去り，母親が出したお茶を片づけていると，O 男は足音荒く部屋を出てきて，突然母親を蹴りあげ，「なぜ先生を呼んだんだ」と怒鳴りだした．さらに殴りかかる O 男に母親は驚いて，悪かったと謝り，もうしないと約束すると，ようやく O 男は落ち着きを取り戻し，自室に戻っていった．結局この日は，足音を忍ばせてトイレへ行ったことを除くと，自室を出ようとしなかった．その晩，両親は O 男をあまり刺激しないようにしようと話し合った．

その日以来，O男はますます父親を避けるようになり，昼間の母親だけの時間帯にしか部屋から出てこず，食事の副菜が気に入らないといって皿ごと母親に投げつけたり，何かにつけて怒声を発して母親を威嚇したりといったエピソードが連日生じるようになっていった．こうした横暴さの反面で，O男は母親にまとわりついて，「ママ，ママ・・・」と幼児のような舌足らずな口調で呼びかけることもしばしば生じている．

　こうした不安定で矛盾したO男の状態が1か月を超えるころになると，母親は自分自身が非常に不安定な情緒になることを抑えられなくなっていった．自分だけがこんな辛い思いを経験しているという気持ちは，同年代の子どもをもつ知人との交遊に対して臆病にさせ，徐々に近所との付き合いも減っていく傾向が出てきた．そんなある日，父親が「子どものしつけはお前に任せていたのがまずかったのかな」という言葉を何気なく口にしたことで，母親の気持ちは一気に爆発し，「私がどんな辛い思いをしているか知らないのか，自分は仕事に逃げることができるのに，私はそんなものは何もなかった．私が悪いなら私はあの子と死ぬ」と泣きながら抗議する事態となり，父親があわてて母親をなだめるという展開になった．この騒ぎはO男にも聞こえていたはずであるが，彼の部屋からは何の音もなしに静まり返っていた．

　この嵐のような一夜を経て，両親はO男の動きだすのを待とうと本気で思うようになっていった．同時に，両親だけでこの事態を受け止めていくのは辛いという思いもあり，中3になっても登校しないことが明らかになった4月中旬，両親は児童精神科診療機能をもつクリニックで親ガイダンスを受けることにした．そのころには，O男は相変わらず父親を避けてはいるものの，不登校開始直後のような激しい感情を母親に向けることは減りはじめている．

［齊藤　万比古］

5-4　ひきこもり段階

不登校のひきこもり段階とは何か

　不登校開始段階は，情緒的動揺と幼児的で不安定な親子関係への退行と学校

への強い拒否感を特徴とする時期であるが，時間経過とともに初期の情緒と行動面で激しかった動揺が影を潜めていき，以前より静かに家庭で過ごしているという印象を受けるようになると，それはすでにひきこもり段階に入っている証拠である．

　不登校が学校の欠席を指しているだけの概念ではなく，欠席していながら学校が気になってたまらないといった葛藤の強い心性を伴うものを中核群として定義されている以上，欠席に加え，家庭へのひきこもりを伴うケースが大半であることは当然といえよう．したがって「ひきこもり段階」は，はじめてひきこもりが出現する時期という意味ではなく，動揺の激しい不登校開始段階に対して，そのような葛藤の前面に立つ状況はある程度治まり，家庭への頑固なひきこもりが前景に立っているという意味で採用した名称である．もちろん，この段階と思われるケースでも，時に神経症症状が強く現れ，情緒的な不安定性が目立つというときはありうるが，相対的ではあるが開始段階の激しさよりは，ひきこもりのほうが優勢な状態像となった場合には，ひきこもり段階に入っていると判断してよいだろう．

▶不登校のひきこもり段階の特徴

　ひきこもり段階に入ると，葛藤に圧倒されながらも，一方では学校への関心と過敏性が過度に高まっていた不登校開始段階の心性から一転して，平然と家庭にとどまる，あるいは学校のことに触れない限り親子間に波風は立たないといった，以前よりは一見穏やかそうな状態像が前景に出てくる．このひきこもり段階への移行を「一転して」と表現したが，実際に急速な移行を示すケースも存在する一方で，新たな段階にゆっくりとしか移行していかないケースもあり，その場合にはひきこもり段階への移行を明確に同定することは難しい．

　ひきこもり段階では，不登校開始段階に際立っていた退行的心性が依然として優勢であり，母親との結びつきは共生的なまま続いている場合がほとんどである．そのため，母親にしか要求を出さない，母親を独占したがる，父親や同胞を排除したがるといった特徴的な家族内の関係性が目立っているのが通常である．そして，このような家庭内対人関係の修正を他者から迫られると，登校を拒むことを含めた激しい葛藤や行動が出現することは，不登校開始段階となんら変わらない．

一方，不登校開始段階とひきこもり段階を通じて，母親への共生的な過剰接近が生じることなく，母親さえ拒否して自室にたてこもる子どもも一部に存在する．その場合には，食事から排泄，そして身辺の清潔の保持に至る母親による基本的な生活の支持を拒否することになるため，排泄物を部屋に溜め込んだり，髪は伸ばし放題にして，時々適当に切りそろえていたり，食事は母親の用意するものは口にせず，2階の自室から深夜抜け出してコンビニで買ってきたりといった，非常に偏った生活を送ることになる．このような極端なひきこもりを示した子どものなかには，捨て子空想を伴う血統妄想に支配されていた子どもも含まれている．全体的には不登校開始段階に比べ，相対的に穏やかなひきこもり段階ではあるが，以前から続いているさまざまな症状が依然続いている場合も多く，またこの時期に至って新たに出現してきた家庭内暴力，顕著な退行，自殺願望，強迫症状などの深刻な問題も加わってくる場合もある．

　ひきこもり段階の長短はさまざまであり，大半のケースはいずれ社会との再会段階へと動き始めるが，一部には長期間にわたってこの段階にとどまる遷延性のケースも存在する．また，ひきこもり段階で統合失調症の発症に至るものも含まれている．

症例 17

中学校3年生・男子

　O男は不登校を開始した時期に比べるとかなり穏やかな日々を過ごすようになっていた．朝はなかなか起きてこず，10時ごろに自室から居間に出てきて，夜中は2時過ぎまで起きているというのが日々の生活リズムになっていた．昼間は弟が下校するまで居間でテレビを見ながら過ごし，母親が用意した朝食兼昼食を居間で食べるが，夕食は父親や弟と一緒になるのを嫌がるため，母親が部屋へ持っていってあげていた．このころには，母親にはやや乱暴な口調で要求を口にすることはあるが，以前のように暴力を振るうということはなくなった．しかし，食事でさえ父親と弟とは顔を合わせるのを嫌がり，トイレに行きたくなるとO男は大きな咳を何回かするという警告を発するので，父親と弟はトイレのコーナーへ行かないようにしていた．それでも偶然父親と鉢合わせしたことがあり，O男はきびすを返して自室にかけもどって，直後に自室の壁を蹴とばしはじめたという．自室では主としてコンピューターに向かってインターネットを通じた情報収集やゲームを行い，ネット上の知人もいる様子であった．ときどき母親にコミック誌やパソコン雑誌を購入するよう命令し，時に「本屋くらい外出したら」

と母親が断ると，怒りながら「出られないことくらいわかってるくせに，なぜそんな嫌味を言うんだ」と迫るが，それ以上は暴力的になることはなかった．

中3の夏休みになると，O男は休みで罪の意識をもたずにすむせいか，夕刻になっても自室に戻らず，居間のテレビを見ているようになった．ある晩，父親が帰宅し横に座ってもO男は視線こそ合わせないものの，帰室せずにプロ野球を父親と並んで見ているので，母親は内心ひどく驚いたという．父親にとって，不登校開始以来半年ぶりに見るO男であった．その後は，たびたび夕飯を家族と一緒に食べるようになった．父親は気を遣って，O男に話しかけるのを我慢していたが，ある時，贔屓チームの選手がホームランを打つと，「やったね」と，O男は小声ながら父親にはっきりと聞こえる言葉を発した．父親は非常にうれしかったが，これも抑えた調子で「ああ，やったな」と応じた．この短い対話は近くにいた母親にもはっきり聞こえたという．

夏休みも終わりに近づいたる日，O男はぶっきらぼうな調子で，「僕が行ける高校あるかなあ」と母親に話しかけた．

［齊藤 万比古］

5-5 社会との再会段階

社会との再会段階とは何か

ひきこもり段階から，子どもは徐々に外界に顕在的な関心を向け始め，やがて実際に社会活動に参加する手がかりを求めて蠢動しはじめる時期を迎える．これが「社会との再会段階」である．ひきこもり段階の終了時点は容易には規定できないが，それまで出現していた症状が目立たなくなり，毎日の生活が静かに経過しはじめるという密やかな変化が，おそらくはひきこもり段階の最晩期であり，同時に社会との再会段階最早期の徴候なのであろう．

ここまで不登校の経過について述べながらたどってきたN男の場合でいえば，夏休みに入る前後のどこかでひきこもり段階からの離脱が始まっていたと

理解することが妥当であろう．夏休み後半に父親を過剰に避けなくなり，ついにはさりげなく言葉を交わした時点では，すでに社会との再会段階は開始していたと理解することが妥当だろう．

社会との再会段階は，いうまでもなく社会，すなわち大半の場合，学校に復帰することに行動として取り組むことを，必須の条件とはしていない．むしろ，復帰すべき場としての社会への関心を少しずつ高めはじめる時点から，実際に登校再開などの社会参加が始まるまでの期間を広く含んで「社会との再会」とよんでいることに留意しなければならない．

社会との再会段階の特徴

社会との再会段階の初期には，子どもは親に対して何気なく社会的事象を話題に話しかけてきたり，避けていた父親や同胞を避けなくなったり，以前に親が口にした解決策について遠回しに質問してきたりするようになる．この段階に入ると，少しずつ自分の社会参加が俎上にのぼるおそれのある話題を以前のようには回避しなくなり，現実的な活動対象に向けて素直な関心を向けるようになっていく．また，それまで一切外出を拒んでいた子どもが，親と一緒であれば，時間帯は気にしつつも，ほしい物を購入するために外出するようになることも，社会との再会段階の初期によくみる変化の一つである．

しかし，こうした前向きな変化の一方で留意しておかねばならないことは，この段階に入ると過敏でしかも尊大な自己愛的自己像にしがみつく姿勢が亢進し，それが損なわれる脅威に過敏になることである．そのためこの時期の初期段階では，再登校に結びつけようとする性急な大人の介入には，不登校開始段階やひきこもり段階に逆戻りしたかのような激しい反抗や頑固なひきこもりで反応する．多くのケースでそのような逆戻りは一過性であるが，再び家族や社会を強く回避する状態を長期にわたって持続させるような「ひきこもり段階への逆戻り」が生じることもまれとはいえない．

このような社会との再会段階初期の脆弱性の高まりを通過して，はじめて子どもは適応指導教室，民間のフリースクール，大検予備校，サポート校，通信制高校などへの参加を親と話し合えるようになるのである．そして，支持者・相談者でありコーディネーターでもある人物が間をつないでくれることを通じて，不登校の子どもはそれらの中間的で過渡的な役割を果たす「居場所」を受

容できるようになっていくことが多い．この家庭と中間的な居場所をつなぐ人物とは，学校の教師，養護教諭，スクールカウンセラー，教育相談機関の相談員，児童相談所職員，医療機関の医師やセラピスト，民間のフリースクールのスタッフなどの，親が不登校開始段階あるいはひきこもり段階のどこかの時点で相談を始めていた機関の担当者である場合が多いが，子どもの現在の同級生の一人や過去の旧友の一人でもありうる．

　こうして学校の内外に存在するいずれかの居場所に参加するようになっても，その段階ですべて解決と安心することはできない．家庭外の世界に一歩を踏み出すことは，多かれ少なかれ慣れた集団適応のための対処法，すなわち以前に不登校に向かって悪循環化していったものと同じ姿勢がいったんは復活することを意味する．ひきこもり段階での自然発生的な心の発達によってこの対処法がいくぶんなりとも修正されることはありうるが，こうした対処法の修正（「微細調整」というほうが現実的）は，居場所での活動を支援する大人やそこでの仲間集団のメンバーとの交流に励まされつつ，主に社会との再会段階で行われるのが常である．医療機関による治療も不登校開始段階やひきこもり段階には，途方にくれた親を中心に行われることが多く，子ども本人はむしろ通院を拒否していることが多い．社会との再会段階に至るとその子どもが，しばしば親が相談を続けていた相談機関や医療機関での相談および治療に関心を示すようになり，自分のための「相談・治療」を求めるようになることも，反復強迫を超えて自分の対社会的対処法の微調整が実現することに寄与することになる．

　この中間的・過渡的な居場所で過ごすことになじんでくると，子どもは徐々に不登校以前の活動的な面を見せはじめる．これは受動型不登校の子どもの場合にも例外ではなく，どこか活動的な明るさが出現してくる．その一方では，不登校に入ってからあまり目立たなかった身体的な不定愁訴が増えたり，消えていた強迫症状が再燃してきたりといった過敏さも出たり消えたりを繰り返すだろう．この段階を経て，子どもがようやく学校や実社会での現実的な生活に復帰する決意を行うときがくる．社会との再会段階におけるこのような一連の経過の長短は個々の子どもの条件によってさまざまであり，この段階が始まるや，またたく間に学校復帰までたどり着く子どもがいる一方で，年単位でゆっくりとこの経過をたどっていく子どももいる．

学校や社会への復帰が果たされた後も，不登校という現象の余韻はまだ残っており，子どもも親も「次の不登校」を恐れる気持ちが続いていることがふつうである．そのため，子どもはかなり緊張した気持ちで社会活動に参加しており，親も常に明日は休むのではないかという心配が頭から離れないという状況が続いている．こうした状況がしばらくのあいだ続き，やがて親も本人も「また不登校になるのでは」という不安をほとんど忘れかけたころ，不登校は静かに終わっているのだろう．

症例 18

中学校 3 年生・男子

　O 男が高校進学を話題にしたことは，親ガイダンスのなかで社会との再会段階開始のサインと聞いていた母親を有頂天にさせるに足る変化であった．このため母親は親ガイダンスの中で話題に出ていた高校やサポート校の名前などを次々と挙げて，どれがよいかと迫るような発言をしてしまった．すると，O 男の表情はサッと硬くなり，母親をじろりと睨んでから，足音荒く自室に入ってしまった．

　その直後にあった親ガイダンスで主治医は「前向きな姿勢を示すと大人は嵩にかかって指図を始める」という場面になってしまったことを指摘して，動き出しそうな今こそ，もう一息，O 男の姿勢が前向きになるのを待ちましょうと伝えた．このエピソードがあって，今一度両親が腹をくくる気持ちになったころ，O 男は「お母さんが行っている病院で進路について相談したい」と母親に頼んでいる．それから間もなくして，O 男は母親とともに受診し，自分でも行けるような高校があるのか聞きたくて来た旨を発言している．そこで主治医が提示した複数の進路案を O 男は聞いていたが，「やはり普通の高校に行きたいから」という理由で，通信制高校，定時制高校，サポート校，大検予備校などの案を退け，単位制高校に関心を示した．

　このように精神科クリニックへの通院を開始したころから，これまで頑なに拒否していた適応指導教室への参加希望を自ら口にし，担任教師の仲立ちで参加するようになった．そこではすぐに友人ができ，その友人との非常に親密な交友が始まり，一緒に買い物に行くことができるようになった．応募期限間近になって単位制高校への応募手続きも自分ですますことができ，「チョー緊張していますよ」と周囲に冗談めかした緊張感を伝えつつ，受験を終えた．周囲の勧めもあり，卒業式は本来の中学校で参加している．母親によると，適応指導教室で友人ができるまで，家庭では時々不機嫌そうな様子をみせていたが，その後は以前の元気な O 男にもどったような明るく元気な表情が増えていったとのことである．

高校進学後，1学期は非常に緊張した様子で，長い通学路を一日も休まず登校していた．その時期は母親が声をかけにくいほど緊張した様子で毎朝登校し，夕刻帰宅後も疲れた表情で言葉少なに自室に入ってしまうという状態であった．しかし夏休みを通過し，2学期が始まると，ようやく余裕の表情が出てきて，母親に学校での出来事を楽しそうに話すようになった．本人の意志と，母親の「私の心配しすぎな気持ちがあの子の足を引っ張っていたのかもしれません．変わらねばならないのはあの子ではなくて，私たち親のほうだったようです」と語る面接を経て，高校1年生の終了時に通院も終わりとなった．

［齊藤　万比古］

6 第5軸：環境の評価

6-1 はじめに

不登校と環境の評価

　不登校の子どもの支援に関わる際に，子どもをとりまく環境の質を正確に評価することが，しばしばその支援の有効性を決定することになる．そこで本書では多軸評価の第5軸を，環境の評価結果を記載する軸と定めた．ここでいう環境の評価とは，評価時点までの養育過程・発達過程を規定する主要因の一つである子どもを支える家族機能の特徴，子どもと家族が経験したライフ・イベント，子どもが所属する学校の特徴，学校を中心に展開する友人関係・仲間関係の特徴，そして子どもが生活する地域文化の特徴，および不登校への地域支援機関の有無とその特徴などに関する量的・質的な評価のことである．このような多彩な要因を本書では大きく家族要因の評価，学校機能の評価，地域機能の評価の3領域に分類しておきたい．

　第5軸の評価にあたってとくに意識しておかねばならない点は，以下のような要因のいずれかが見いだされた際に，決してそれだけで不登校が発現するといった単純な因果関係で理解しないという姿勢の大切さである．不登校の発現は，他の家族要因の存在，他の領域の要因の存在，子どもの体質的・気質的特性などすべての要因の組み合わせとその相互作用によって，子ども本人や家族や学校が本来もっていた回復機制ないし復旧機制が機能不全に陥った結果と理解すべきである．とくに，環境要因のインパクトは子どもの発達段階との関連が大きく，ある要因には最もそれへの脆弱性の高まる年代があると理解することが合理的であろう．たとえば友人との不仲，あるいは父親の単身赴任などは，思春期の前半段階である小学校高学年と中学生の年代の子どもに思ってもみない衝撃を与え，母親への過剰接近を引き起こしたり，その願望の反動形成としてきわめて反抗的になったりといった大きな反応を引き起こし，不登校につながる可能性を高める．

主要な環境要因の評価

家族要因の評価

　不登校に関与する家族要因は，多様かつ複雑であり，きわめてデリケートな配慮を要する領域を多数含んでいる．したがって，ある要因を見いだしたとしても，それは家族内の関係性を抜きには評価できないという相対的なものであり，同時にダイナミックに変化していく途上にあるものが多いため，常に過渡的で流動的な評価であるという限界をもっている．その限界を意識しつつ家族要因の代表的なもの，あるいは見逃してはならない要因をあげると以下のようになる．

　見逃してはならない緊急度の高い家族要因は，親子関係に虐待的な要素があるか否かという点である．子どもの身の回りの世話をしない，登校できるよう準備したり，励ましたりしない，子どもに無関心であり，夜遅くまで子どもだけで留守番させたり，病気の子どもを家に放置する「ネグレクト」，子どもに激しい暴力を繰り返しふるう「身体的虐待」，子どもを性的暴力の対象とする「性的虐待」，激しい侮辱や存在否定，あるいは遺棄の脅しなどの心理的苦痛を繰り返し与える「心理的虐待」が不登校への強力な推進力となることはいうまでもない．とくに，極端な自己否定とそれに伴う自傷行為の反復，他者への高い攻撃性，暴力的なものから受動攻撃的なものまでを含んだ非行行動の出現，愛着と不信の混在した両価的で不安定な対人関係などとともに不登校が発現してくる場合には，虐待の可能性を慎重に，しかし持続的に評価しつづける必要があるだろう．不登校とは別に，虐待する親が，身体的虐待や性的虐待の証拠を隠すために登校させないという事態さえ生じうることを忘れてはならない．

　虐待以外の注目すべき家族要因としては，家族構成メンバーの特性（性格・人格傾向，出身家族の特徴，薬物嗜癖を含む心身の疾患など），家族の歴史（何代かにわたる家の歴史と神話），親と自らの親および義父母との関係や夫婦関係の質と問題点，不登校の子どもと家族が経験したライフ・イベント（家族の誕生と死亡，家族の病気，転居・転校，親の単身赴任，両親の離婚と再婚，受験の失敗など）の有無などが評価されるべきである．

◆ 学校機能の評価

　学校機能に関連した要因は，不登校発現機制の理解のための，そして治療・援助における当事者能力の査定のための，重要な評価対象といえよう．

　第一に評価すべき学校機能は，学校での子どもに最も身近な大人である担任教師やその他の教師の個性と，さらには学校運営の方向性などである．その評価項目には，個々の子どもの特異性を受容する教師の柔軟性や懐の深さ，子どもの特性が平均的ではないことへの暖かい関心の有無，子どもの心の受容と保護的枠組みの断固とした提示を矛盾なく実行できること，自己愛的で自己陶酔的な熱心さから自由か否か，公平な関心をもって親や子どもの言葉に耳を傾けることができるかなどの各項目について評価する．このほか，授業や部活動，あるいは課外活動など学校活動そのものの量と質が子どもに及ぼした影響，さらには地域の教育行政の特徴や校長の姿勢に大きく規定される，学校全体の組織としての柔軟性の程度も学校の質を決定する重要な評価対象である．また，各学校での不登校児童・生徒に対する援助システムの存在やその質についても情報を得るようにしたい．当然ながら，不登校中の子どもの学校に対する感情には，被害者意識がどの程度あるのか，被圧倒感はどうか，支援を求める感情はどうか，頼りに思っている学校内の大人はいるのかなどについても，関与しながらの評価を慎重に進めることが，その後の援助を構築する際に役立つだろう．

　第二に評価すべき学校機能としては，個々の子どもをめぐる友人関係や学級集団の質に関する項目である．子ども集団における攻撃的な相互交流の内容の評価にはとくにデリケートな感性が求められ，攻撃性の方向と量のバランスが「いじめ」とよぶにふさわしい偏ったものであるか否かを，中立的かつ冷静に評価する必要がある．また，不登校の子どもの学校復帰にあたってとくに評価すべき項目は，子どもの以前の友人関係が依然として機能しているか，子ども本人は友人に対してどの程度の肯定的なイメージをもっているか，あるいは被害者意識なしには仲間関係を回想できない心境であるのかなどについても評価することは意義深い．

◆ 地域機能の評価

　地域機能のうち，子どもの不登校に関与する機能の評価としては，学童保育など学校外の学童支援策の質と量，地域における非行集団の存在，あるいは地域の閉鎖性などが評価対象となる．非常に閉鎖的な地域社会や，不登校への偏見が強い地域では，親もまた不登校を家の不名誉ととらえて，子どもを責めて追いつめたり，地域住民の口に上らぬように専門機関との相談を拒否したりといった反応が頻発し，支援を有効に組み立てることが難しくなる傾向がある．

　地域の支持的要因については，不登校への援助機能をもつ地域の公的な，あるいはNPOをはじめとする民間の支援グループの存在とその質などの情報を，子どもや親と協力して収集することが望ましい．そのために，教育および児童福祉分野の相談機関，医療機関，教育機能をもつさまざまな機関（民間のフリースクールを含む）の地域別リストをデータ・ベース化しておくことや，それらの機関と日頃から連携して子どもを援助する活動を積み上げ，事例検討を繰り返すなどの地道な努力が，地域機能の評価の精度を上げることにもなる．

〔齊藤 万比古〕

6-2　不登校に関わる家族の問題

　不登校の子どもをとりまく環境として家族の問題を評価することは，治療や援助のストラテジーを組み立てるうえできわめて重要な事項である．ただし，これは不登校の原因探しを行うかのように取り組むと，治療者自身が迷路に迷い込むようなテーマでもあることを心得ておく必要があるだろう．不登校の治療や援助は，あくまでも子ども自身を主体に取り組まれるべきである．家族の問題は，その不登校という現象に何らかの関与をしているかもしれないが，そのような問題をもっている家族のなかで生じている不登校を援助する方策を立てるための，手がかりの一つと心得て評価したい．

家族機能の特徴

　古典的な不登校（学校恐怖を含む）研究のなかでは，不登校の子どもの親のタイプについてさまざまな示唆があった．たとえば，さかのぼればHersov（1960）は，不登校の若者の親子関係のタイプを3つに分類した[2]．その分類によれば，①過剰に自由にさせる母親と，不十分で受動的な父親が，外では臆病で家では強情でわがままな子どもの保護者としてよくみられる，②厳しく，支配的な母親は，夫の援助を得ずに子どものマネジメントを行う．このような子どもは家から離れることを恐れ，家庭では受動的，従順であるが，思春期には手に負えなく反抗的になる，③堅く，支配的な父親が家庭マネジメントにおける大きな役割を担い，母親が子どもを自由にさせすぎるタイプである場合，わがままで強情で要求ばかりしている子どもと母親が密着する，と指摘した[4]．また，Waldronら（1975）は学校恐怖の子どもの家族と，その他の神経症の子どもの家族を比較し，学校恐怖群は母子分離の顕著な問題があり，両親は分離に関する子どものニードを理解できず，子どもの要求に憤り，子どもの犠牲になり，夫婦間のつながりよりも母子関係が密着する傾向があると指摘した[10]．

　しかし，これらはいずれもその研究方法において不十分であるとされ，その後，家族機能を評価するさまざまな尺度を用いた研究が積み重ねられてきた．KearneyとSilverman（1995）は，過去の文献と，現代のエビデンスをまとめて，不登校の若者の家族によくみられる家族力動のパターンを6つに分類している[3]．①巻き込まれ家族は，親は過保護で甘やかしすぎ，家族間の依存あるいは自立欠如をもたらす特徴がある．Family Environment Scale（FES）の値から，この家族の32.8％が自立の下位項目において標準値に比べて非常に低いスコアを示すと報告している．②葛藤家族の特徴は，敵対心，暴力，強圧的プロセスであるという．FESでは，23.4％の家族が葛藤傾向と分類された．不登校の若者の家庭における葛藤的で暴力的な家族の傾向は，他の研究でも確認されている．③脱愛着家族では，家族メンバーの他の家族の生活への関わりが乏しいという特徴がある．これらのケースの多くでは，子どもの不適切な行動が極端になるまで対応がなされない．④孤立家族では，他の家族との接触がない．FESでは，28.1％で知性文化の下位項目が，31.3％で活動-創造性の項目が低かった．⑤健康な家族は，凝集性があり，問題を効果的に解決するメンバーを適切に表

出する．FES の値では，凝集性と表出の特徴をもつ家族は 39.1％であった．⑥最後に，混合型の家族プロフィールが示されている．

家族の精神病理

親のメンタルヘルスについての研究では，Berg ら（1974）は，母の 44.0％，父の 13.0％には何らかの精神的障害があり，第一には感情障害（母の 29.0％）と報告している[1]．また，Torma ら（1975）は，80.8％の不登校児の母親と 47.9％の父親に重い神経症か未熟な人格がみられると報告した[9]．精神病，アルコール依存症，反社会的行動といった重度の障害は，母親の 15.1％，父の 21.9％にみられたとのことである[4]．Last ら（1987）によれば，学校恐怖の子どもの母親になんらかの不安障害（57.1％），感情障害（14.3％）がみられ，精神科的診断のない者は 35.7％であったという[5]．

Last ら（1990）は，不登校の子どもを分離不安群と学校恐怖群に分類し，比較検討を行っているが，分離不安群の不登校児の母親には，幼少期に分離不安の既往がより多いことを指摘している[6]．Martin ら（1999）は，分離不安を伴う不登校と恐怖症性の不登校の入院患者の両親について標準化面接による評価を行い，不安障害とうつ障害の両者の高い有病率を指摘している[7]．これによると，親の DSM-Ⅲ-R 診断において，父か母のどちらかが不安障害あるいは抑うつ障害を有するものは 75.3％，両親にうつはなく少なくとも一つの不安障害をもつものは 31.0％，不安障害がなくうつ障害を伴うものは 8.2％，少なくとも一つの不安障害と一つのうつ障害を伴うものは 36.1％であるという．生涯診断においては，母の 78.4％，父の 54.3％に不安障害がみられ，母の 50.9％と父の 21.7％にうつ障害がみられた．また，両親の精神病の既往は 41.0％にみられ，35.0％で母のみ，10.0％で父のみに生涯の精神病診断があった．不安性の不登校の子どもで両親の精神科的問題がなかったものは，51 人中 2 人のみであった．さらに，Martin らの研究では，分離不安障害の不登校群の母と父にパニック障害あるいはパニックと広場恐怖の危険が高まること，父か母に生涯診断で分離不安障害の既往が非常に高頻度であることを示している[7]．

不登校の子どもの家族の力動的・精神的問題への対応

以上のように，不登校の対応はあくまでも本人主体といえども，この状況を

めぐる家族の問題はかなりの程度と頻度で関係しあうものであり避けては通れない．家族へのアプローチは，どのように考えて行うべきであろうか．親の精神病理に関しては，本項の冒頭でも述べたとおり，そればかりを不登校の原因であるかのように扱うべきではないと考える．親の病理の影響を考えるのであれば，分離不安やパニック障害，広場恐怖に関する精神発達の理論的説明として検討されるべきであり，親がこうだから子どもがこうなるといった安易な扱いは避けたい．さらに，家族内力動は，子どもへの過保護や反対に強圧・支配など，特徴的家族内力動が読みとれたとしても，親にそれらを指摘したところで不登校がすぐに改善されるわけでもない．不登校という現象が起こることによってもさらに修飾されて複雑化するので，原因か結果かという議論は現実的にはあまり役に立たないだろう．

　学校へ行くということは，子どもにとって親から離れて外界に向かう自立の一歩である．そのためには，「親から離れても大丈夫」という安全と安心に基づく子ども側の準備は欠かせない．しかし，親に不安障害圏やうつ障害の問題がある場合，子どもへの早期の安心の保障の仕方が不十分である可能性がある．子どもは，当初与えられるべき親からの安心を経て自らの社会的行動を拡大していき，いずれ子ども自身のものさしで判断を行うようになるが，そのスタート時点の基盤がもろい可能性があるのである．子どもが分離不安や恐怖を訴え，結果的に不登校に陥っている場合，まず，親には子どもへの安心の保障を十分にしてもらうように働きかける．親自身がそのような安心の保障を苦手とすることが多いので，支援者はこの部分を保障し，親自身にはたとえ確信がなくても子どもへの保障として「大丈夫」と言ってあげることを促していく．これは，学校へ行く行かないの問題を扱う以前から，日常生活のあらゆる場面で行うことができるものである．母の買い物程度のちょっとした外出による不在，夜一人で眠ることなど，子どもの発達段階に応じて家庭内で保障できるチャンスはいくらでもあるのだが，親はその機会を逃していることも多いので，まず，そのことに気づきを与え，さらに保障を繰り返す．

　また，親の不安が無意識のうちに子どもの分離をスポイルしている場合もある．親自身が強い分離不安の既往を有する場合などがそれで，子どもの自立に伴い，親自身の分離をめぐる病理が刺激されて，どこかで子どもの自立を阻害する方向に働いているのである．この場合「お子さんを信じてみてください」

というような声かけを行うことで，当初はその言葉の真意を受け入れられない親が，子どもの精神的発達に伴い徐々に自らの精神的依存に気づいていくプロセスなどに支援者は遭遇することがある．

さらに，家族内力動が混沌としている場合に入院治療が有用であることも多い．齊藤はその有用性について，とくに前思春期から思春期の子どもが家庭にひきこもり，人工的に母と過度に接近した生活を送ることによる葛藤に満ちた母子共生状態を解消し，子どもの思春期発達の再開を促すことをあげている[8]．

このような親への対応をする際に，気をつけるべき点としても親の精神的問題の把握は重要である．それは，その親にどのような力があるのかを評価してアプローチを行わなければ，親自身がさらなる負荷を感じて，家庭内の問題が複雑化してしまうこともあるからである．たとえば，親に精神的問題はないか，あっても神経症圏で知的に問題のない場合には，子どもの精神発達における親の役割の重要性を心理教育的にガイダンスしつつ，その子どもに合った支え方を支援者とともに探しだしていくような方法が望ましいだろう．一方，親が中度から重度のうつ病や統合失調症圏の精神病を患っている場合には，対応の仕方はむしろ支援者が主導していく必要がある．全体のエネルギーに限りのある精神病圏の親に，内省させたり複雑な思考をさせたりすることは，子どもへ対応する余力を失うことにもなるし，親自身の病態を悪化させることもあるだろう．さらに，親が人格障害圏の場合には，子どものための相談であるのか，親自身の相談であるのか，その境界が曖昧になることもよくあることに注意を要する．親自身の治療者が必要であれば，不登校の支援者とは別の治療機関や治療者を立てることが必要である．

文献

1) Berg I, Butler A, Pritchard J. Psychiatric illness in the mothers of school-phobic adolescents. Br J Psychiatry 1974 ; 121 : 509-514.
2) Hersov LA. Refusal to go to school. J Child Psychol Psychiatry 1960 ; 1 : 130-136.
3) Kearney CA, Silverman WK. Family environment of youngsters with school refusal behavior : A synopsis with implications for assessment and treatment. Am J Fam Ther 1995 ; 23 : 59-72.
4) Kearney CA. Characteristics of youth with school refusal behavior. In : School Refusal Behavior in Youth. Washington DC ; American Psychological Association ; 2001. p. 25-58.
5) Last CG, Francis G, Hersen M, et al. Separation anxiety snd school phobia : A comparison

using DSM-Ⅲ criteria. Am J Psychiatry 1987 ; 144 : 653-657.
6) Last CG, Strauss CC. School refusal in anxiety-disordered children and adolescents. J Am Acad Child Adolesc Psychiatry 1990 ; 29 : 31-35.
7) Martin CM, Cabrol S, Bouvard MP, et al. Anxiety and depressive disorders in fathers and mothers of anxious school-refusing children. J Am Acad Child Adolesc Psychiatry 1999 ; 38 : 916-922.
8) 齊藤万比古．登校拒否の入院治療．精神科治療学 1991；6：1141-1148.
9) Torma S, Halsti A. Factors contributing to school refusal and truancy. Psychiatria Fennica 1975 ; 76 : 121-133.
10) Waldron S, Shrier DK, Stone B, et al. School phobia and other childhood neurosis : A systematic study of the children and their families. Am J Psychiarty 1975 ; 132 : 802-808.

［笠原　麻里］

6-3 児童虐待と不登校

　子どもの不安性障害やうつを基盤とした不登校以外に，家族の問題が大きく関与する不登校のなかには虐待の問題が潜んでいることがある．前述した不登校に関わる家族の問題に比べて，子どもへの虐待が考慮される場合はそれ自体への対応を迫られるものである．場合によっては緊急に子どもを保護することも考慮しなくてはならないため，その評価はより迅速かつ冷静に行われなくてはならない．子ども虐待への対応の大原則として重要なことは，その親の子どもに対する愛情の有無は問わず，その子どもにとっての心身の成長発達が十分に支えられる安全な環境が確保され，十分な保護と養育がなされているかどうかという視点であり，この安全の確保と保護が損なわれている場合には，子ども虐待（child abuse）あるいは同義の不適切な養育（maltreatment）として事態を把握し対処していかなくてはならない．

学校生活においてある程度把握できるケースの場合

　子どもの不登校が断続的であったり，完全な不登校ではないが遅刻が多い，大幅な遅刻を繰り返すといった場合，養育者が十分に子どものケアをできてい

ない場合があることを念頭におく必要がある．

> **症例 19**
>
> 小学校5年生・女児
> 　心身の発育・発達に問題はなく，小3のとき両親が離婚したためにX小学校へ転校してきた．成績は中の上で，仲間関係に問題はなかったが，衣服の汚れや，とくに首まわりなどが不潔で時に異臭が漂うことを担任は気にかけていた．母と二人暮らしだが，母は抑うつ障害で通院中だった．小3の終わりごろから遅刻が目立ちはじめ，小4になると登校時間はさらに遅れ，小5になると給食の時間から登校したり欠席することもある．ただし，登校すれば明るく仲間とも交流をしており，1週間以上連続欠席することはない．担任教諭がP子に話を聞くと，「朝起きられない」「お母さんも寝ているから，起こしてくれる人がいない」という．家庭訪問をすると，母はたいへん恐縮したが，家のなかは乱雑で，とくにP子の部屋は著しく散らかっており，母が片づけに入ると怒りだすP子を母も説得できず手がつけられない状況だという．母は意欲が乏しく，しばしば食事の世話もできない状況で，数週間風呂を焚くことができない時期もあり，母自身P子の自主性に頼らざるをえないという．P子の関心は拡散し，成人漫画の性的描写などに没頭するようになり，母のコントロールはますます及ばなくなっていた．
> 　このケースでは，当初，担任教諭や仲間から朝の働きかけをしてもらうことである程度登校できる機会が増えたものの，P子が思春期年代に入ると，周囲からの働きかけに心理的抵抗を高めたため，母は児童相談所へ相談をし，母の同意のもとに施設入所となった．

▶登校ができなくなっているケースの場合

　子どもへの虐待にはさまざまな形態があるが，全く学校へ通わせないこと自体も虐待であるし，極端なネグレクトの結果，登校できなくなっているケースもある．このようなケースでは，子どもの存在自体が隠蔽されていたりすることがあり，家庭外の者がその状況を知ることすら困難な場合がある．さらに，しつけと称した不当な暴力や低栄養により，身体的危機状況に陥っていることもあるので，対応にはより緊急な介入を要することとなる．

　まず，子どもが登校しない状況について保護者が外部からの関与を強く拒否している場合，学校関係者だけで関わりを続けることは困難であろう．とくに，学校恐怖やいじめを理由に登校刺激を拒否するケースとネグレクトの結果の不

登校の鑑別は難しい．少なくとも，子どもの状況が外部から把握できない場合には，その安否の確認だけでも，他の関係各機関と連絡を取り合う必要があるが，個人情報の保護などが壁になることは多いので行政的に介入可能な公的機関との連携が望ましいであろう．つまり，その子どもの居住する地域を管轄する児童相談所，市町村の窓口，民生委員などであるが，場合によっては警察への通報も検討される．児童福祉法および児童虐待の防止に関する法律によって，すべての大人には子どもの虐待を疑った場合の通告義務が課せられており，とくに，教師，医師，警察など子どもを保護する立場に立つ者への義務は強くうたわれている．不登校でも虐待の疑いがある場合には，まず，身近な関係者で協議して，個人名での通告がはばかられる状況においては関係機関の合意として通告するような手段も検討されてしかるべきである．

　次いで，本人の心身の安全を確保したうえで，本人の話を聞くべきである．そうでなければ，子どもは本音を述べることはできない．しかし，たとえ安全を確保されても，子どもは自らの状況について重大な問題として訴えないことはしばしばであるし，その状況を判断する基準をもたないことが多いので，子ども自身の判断によってのみ状況の真意を図るべきではない．たとえば，親との劣悪な生活を，しばしば子どもは望んでいると述べるのである．判断の難しいところではあるが，その子どもにとって何が重要であるかを，大局的かつ将来にわたる本人のあるべき姿を考慮して判断し対応しなくてはならない．

▶domestic violence（DV）と不登校

　DV家庭では，片方の親（多くは父親）が，配偶者（多くは母親）に暴言を含む暴力をふるい，家庭内における理不尽で支配的ふるまいが慢性的に継続されているが，子どもに対しては配偶者同様に暴力的支配的にふるまう場合も，溺愛する場合もある．また，家族内の異常なバランスを保つために，ある子どもだけがスケープゴートとして虐待されていたり，女児の場合は性的虐待を受けていることも少なくない．日々の家庭生活には緊張が高く，子どもは常に警戒し，しばしば過剰に大人の顔色や場の雰囲気を読みとるようになっている．このように，DV家庭における子どもへの影響は計り知れないが，このような家庭内の暴力的状況は隠蔽されることが多く，仮に暴力をふるう親自身に外部の者が会っても物腰穏やかで，そのようなことがあるように見えないことはし

ばしばである．このような家庭の状況において，子どもは役割逆転をして，あたかも自分が家族を守るかのように学校へ行かないケースがある．

> **症例 20**
>
> **小学校 4 年生・男児**
>
> 　幼少期から喘息やアトピー性皮膚炎のためによく医療機関にかかったが，当時から，小児科医には心因性の悪化が指摘されていた．父は定職をもっていたが，いつも定時に帰宅していた．母も仕事をもっており，帰宅時間は父より遅いことが多いが，母が帰宅すると父は暴力・暴言をふるうことがしばしばで，飲酒するとさらにエスカレートする傾向があり，母は顔面や体にあざを負うこともあった．父からQ男への直接の暴力はないが，飲酒したときにはQ男の前でも荒々しく暴言を吐くことがあった．Q男は喘息が悪化するとしばしば学校を休む傾向があったが，喘息発作が軽くなってきた小4のとき，不登校になった．学校での生活にとくに変わったことはなく，いじめや仲間関係の問題もないと担任に言われて，心配した母はQ男を連れて病院へ来談した．母とは別席の面接で，Q男は「家を出てしまうと，お母さんがいつ帰ってくるか心配で心配で仕方がないから，家を出られない」と語った．
>
> 　DVの問題は，夫婦関係や経済的問題も含む家庭生活全体を考えて対応しなくてはならず，不登校の対応としてはテーマが拡大しすぎるかもしれない．しかし，子どもにとって重要なことは，慢性的な暴力的支配は人間同士の本来の信頼関係を保つものではなく，一見支配されているかのように見える者（多くは母親）にも誇りがあることを知ることである．さらに，不幸にもスケープゴート化した子どもには，治療者が根気強く関わり，その子ども自身の誇りを自らが真に尊重できるようになるために沿いつづけることも重要である．
>
> 　　　　　　　　　　　　　　　　　　　　　　　　　　　　　　　　［笠原　麻里］

6-4 不登校と学校の支持機能

はじめに

　不登校は学校精神保健において重要な問題の一つである．わが国の不登校の歴史では，学校は不登校の原因としてその責任を負わされる時期があった．現在ではそのような偏った見方は少数派と考えられ，図7のような不登校の多軸評価システムに基づく支援体制に認められるように，学校は環境要因の一つとして重要な位置を占めると考えるのが一般的である．齊藤は環境要因への介入は不登校児童生徒への支援の土台を成すと説明しているが，他の評価軸との関連でも学校の果たす役割への期待は大きい．たとえば，いじめにより学校に登校できない事例への介入はいうまでもなく，第2軸の発達障害を有する児童生徒の場合には，その特性に応じた環境調整や仲間集団の育成が学校に要請されよう．しかし実際の臨床経験では，その支援能力には学校間でのバラツキが大きいと感じられる．これは教職員個々人の能力差という面もあるが，学校の支援システムの相違によるところも大きいと思われる．ここでは不登校における学校の支持機能について構成因子ごとに検討し，学校の機能評価について考えたい．なお，ここではサポートを支持や支援の同義語として用いる．

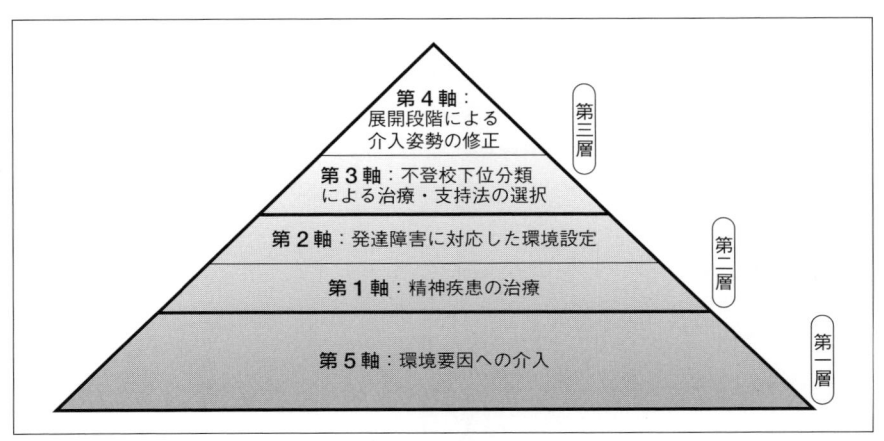

図7　多軸評価システムに基づく不登校児童生徒への支援

- 第4軸：展開段階による介入姿勢の修正（第三層）
- 第3軸：不登校下位分類による治療・支持法の選択
- 第2軸：発達障害に対応した環境設定（第二層）
- 第1軸：精神疾患の治療
- 第5軸：環境要因への介入（第一層）

サポート機能の構成因子と関連する問題

誰がサポートするのか

　学校には，管理職，教諭，養護教諭，相談員，スクールカウンセラーなど，さまざまな立場のスタッフが存在する．不登校児童生徒と接するとき，誰がどのような役割を果たすのかという学校内の役割分担やスタッフ間の連携はきわめて重要である．

　一般的には，担任が児童生徒自身や保護者と接触する機会が最も多く，両者の関係性が支援効果を左右する場合も多い．とくに小学校ではほとんどの授業を担任が受け持つということもあり，影響力は大である．中学から高校になると養護教諭やスクールカウンセラーなど，授業や成績と直接関係のないスタッフとの接触が増える傾向がある．大切なのは，誰が児童生徒や保護者との連絡担当になると最も効果的なサポートが可能かという視点であり，そして他のスタッフは連絡担当者のバックアップに回るという学校内連携システムを構築するという視点である．

誰をサポートするのか

　直接的には児童生徒自身がサポートの対象であるが，当然ながらその保護者へも適切な支援が望まれる．保護者や家庭環境の安定が児童生徒へ与える影響は計り知れない．不登校の経過中にみられるひきこもり状態の段階では，保護者としか接触できないことがふつうである．しかしたとえ本人とは会えなくても，児童生徒や保護者が学校から見捨てられる感覚をもつことを防ぐために，家庭訪問や電話で保護者との接触を継続することは必要である．

　こうした直接的なサポート以外にも，担任や関係スタッフ，同級生や友人，あるいは学校外の機関との協力も基盤づくりとして重要な意味をもつ．

何を目的にサポートするのか

　不登校支援の目的は何だろうか．学校への復学は一つの選択肢であるが，復学にとらわれすぎると真の目的を見失いかねない．子どもたちは成長する存在であるから，彼らへのサポートもその成長過程や将来につながる内容であるこ

とが望ましい．成長の到達目標が社会的，経済的，精神的な自立であるとすれば，学校復帰は唯一の道ではなくなる．

　思春期における不登校事例では，年少の不登校にくらべ再登校を目標に対応することが困難な場合が多い．これは思春期特有の問題が背景にあるためであるが，形式的な登校にはこだわらず，自我の確立という思春期後半の発達課題を念頭に，子どもの価値観や意思決定を促すような援助をすることもある．高校を中退しアルバイトにまじめに取り組む子どもたちをみていると，自立にはいろいろな像があり，ステレオタイプに執着することの危険性に気づかされる．

　もちろん，学習や社会性の習得など，学校に通うことのメリットは大きく，復学は支援目標の柱である．しかし同時に，幅広い視野で子どもたちをみる姿勢をもつこと，その自立的成長を促すことが大切である．さらに学校がサポートできる期間には原則として一定の制限があるため，卒業後の児童生徒および保護者へのフォロー体制を構築することも重要であり，そのためには外部機関との連携が必須である．

◆ どのようなサポートを行うのか

　不登校児童生徒の背景や性格はそれぞれ異なるため，有効なサポートの方法はケースバイケースである．ある子どもに有用なサポートが，他の子どもには有害である場合もありうる．したがって，最初に当該児童生徒の生物学的，心理的，社会的アセスメントをする必要がある．学校は医療機関でないため，医学的判断をすることはできないが，医療が必要な状態かどうかの判断は必要であろう．そのうえで学校として可能なサポート計画を考えることになる．つまり図7の多軸評価システムによる評価に基づき支援内容を検討することになる．

　サポートの具体的な方法については多くのやり方がある．たとえば小学校低学年の不登校に多い分離不安を基盤とする不登校に対しては，安心感の供給が重要であり，十分な保証を与えながら環境に少しずつ慣れ，段階的に登校するように見守っていく．また同級生や友人との関係を不安に感じる生徒の場合は，学校のなかで安心して過ごせる居場所の確保から始まり，少数の同級生との接触機会を設定したりする．怠学傾向や回避傾向のある生徒の場合には，何らかの限界を設定することも一つの支援策となりうる．たとえば，高校における欠

課時数の制限や留年制度が動機づけとして機能し，次第に学校での適応状況が改善し，長期的にみると本人のサポートにつながる事例もある．

前述のように，何がサポートで何はサポートでないかという絶対的基準はなく，当該児童生徒にとってそのやり方がどういう効果をもたらすかを個別に検討することが重要である．そして，何らかの介入策が効果的であるかどうかを検証するためにも，情報の共有と統一的な理解と対応を検討する事例検討会をぜひ行うべきである．

◆ コーディネート感覚

これまで，事例検討会を含む学校内連携システムや外部機関との連携について触れてきた．現在の学校のサポート体制を考えると，同じ教育機関である教育センターや教育委員会との連携は比較的スムーズに行われていると思われる．しかし，医療機関や児童相談所などとの協力は学校間格差が大きい印象がある．不登校児童生徒が抱える問題はさまざまであり，虐待や親の精神障害の問題など学校のみで解決できない場合もあるし，長期的フォローが必要な事例もある．学校が地域の社会資源について情報収集を行い，その資源をどう活用するかというコーディネート感覚をもつことを期待したい．最終的なコーディ

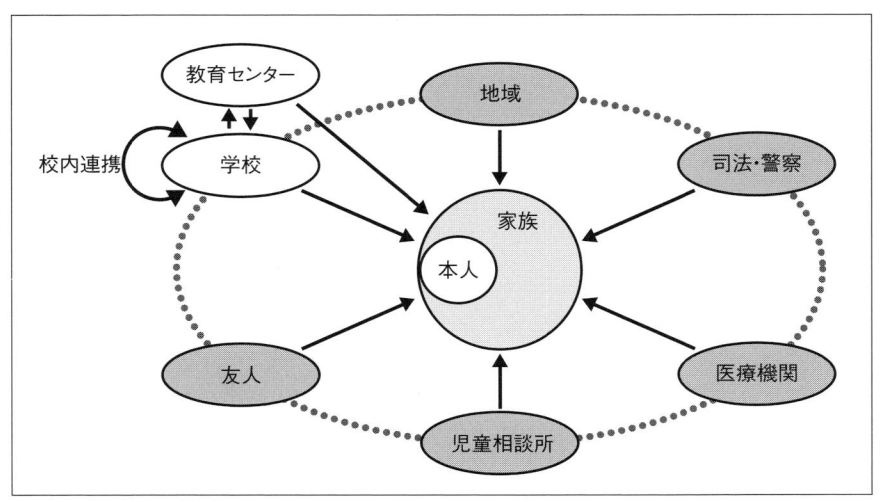

図8　不登校児童生徒への支援と多機関の連携

ネート機能は児童相談所などが担うかもしれないが，その感覚や意識は学校にも必要である．最初は学校がイニシアティブを求められる事例も多いであろう．

図8に概念図を示したが，学校内連携と教育機関同士の連携を一つの柱として，さらにプライバシーの問題に配慮しながら必要な機関との協力関係を構築する．過去の研究報告においても，医療と教育あるいは医療と福祉という2機関での連携についての報告はあるが，今後は多機関のコーディネートという視点が重要である．そして複数の機関がお互いの役割を調整しあうことで，横断的かつ縦断的に調和のとれたサポートが行えると考えられる．

まとめ

学校の支持機能について，誰が，誰を，どのような目的と方法でサポートするかという視点およびコーディネート感覚という視点で説明を試みた．学校は不登校児童生徒の支援機関として重要な役割を担っている．したがって，各学校がどのような支援体制をもち，どの程度のサポート機能を有するかを適正に評価することが必要である．そのうえで図8のような円滑な機関内・外の連携により，児童生徒およびその家族への支援が継続可能な体制づくりを心がけたい．この姿勢は学校精神保健における他の問題においても有益な結果をもたらすものと思われる．

文献

1) 北村陽英．学校精神保健．精神科治療学 2001；16（増）：112-120．
2) 清田晃生，齊藤万比古．不登校の年齢的変化．精神科治療学 2006；21：281-286．
3) 齊藤万比古．登校拒否の下位分類と精神療法．臨床精神医学 1987；16：809-814．
4) 齊藤万比古．登校拒否の現状と治療．臨床精神医学 1993；22：533-538．
5) 齊藤万比古．最近の不登校．臨床精神医学 2004；33：373-378．
6) 齊藤万比古，清田晃生．不登校児童生徒にみられる情緒及び行動の障害．慢性疾患，心身症，情緒及び行動の障害を伴う不登校経験のある子どもの教育支援に関するガイドブック．独立行政法人国立特殊教育総合研究所；2006．p.19-33．
7) 中坊伸子．学校精神保健の現場で何ができるか．こころの科学 2000；94：63-68．

［清田　晃生］

6-5 仲間集団の問題

不登校と仲間集団の関連

　不登校には，直接的なきっかけがある程度明確な場合と不明確な場合がある．きっかけとなる要因にはさまざまなものがあるが，図9のように学校の要因，とくに友人関係が関与する事例は多いと考えられ，最近の中学生を対象とした調査でも「友人関係をめぐる問題」が不登校のきっかけの45％を占めていた．不登校児童生徒の対人関係上の困難さは，不登校研究の初期から認められており，時代を問わず根本に存在する要因といえよう．とくに中学生から高校年代でそのウェイトが大きくなっており，親との関係より仲間関係が重要になる思

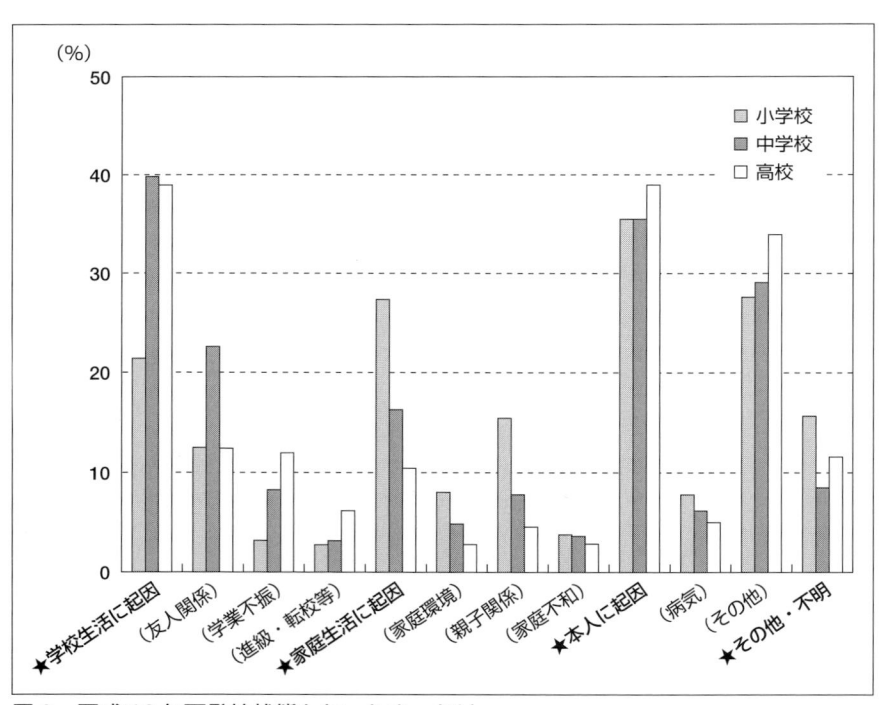

図9　平成16年不登校状態となったきっかけ
（　）内は★を付した要因の内訳．
（文部科学省．平成16年度生徒指導上の諸問題の現状について〈概要〉）

春期の特性が現れている．

　子どもたちの成長過程において，学校に期待される役割の一つに社会性や対人スキル獲得の場としての機能がある．同年代の子どもたちとのコミュニケーションや仲間集団のあり方は，子どもたちの成長につれて変化，発展していく．この社会化の過程を経て，成人期に大人としてのふるまいが可能になっていく．不登校の長期化はこうした学習機会の喪失を意味し，結果として同年代集団との年齢相応の関わり方をもてるかという不安が増大し，それがさらに回避行動としての不登校を助長する．すなわち，不登校の子どもたちにとって，友人関係の問題は不登校の誘因でもあり，同時に結果でも遷延要因でもありうる．したがって，安心な環境で同年代集団との関係を少しずつ経験していくことが必要になることが多い．

仲間集団の形成過程

　子どもは成長する存在である．成長に関与する要因を，子どもの要因と環境要因とに大別すると，後者はさらに社会的要因，帰属する学校や仲間集団の要因，家庭の要因に分けられよう（図10）．こうした諸要因の影響を受けながら，自分なりの思考や行動の「型」を構築していく．これが自我同一性の確立であるとすれば，幼少時期には自分の型はまだ不明瞭で他者との相違も目立ちにくいため，「群れ」のような仲間集団となる．しかし思春期年代以降は次第に独自性が強まり，その分対人関係で「合う」「合わない」が鮮明になる．同時に，親からの自立欲求に付随して生じる不安を乗り切るためにも仲間集団への希求が高まる．

　保坂は，児童期から思春期にかけての仲間関係の発達を，児童期後半（小学校高学年）のギャング・グループ，思春期前半（中学生年代）のチャム・グループ，思春期後半（高校生年代）のピア・グループに分類している．ギャング・グループは親からの自立に対して最初に生じる仲間集団であるが，それ以前の集団とは結束力の点で異なっている．同一行動による凝集性が自立の不安を防衛するため，ルール破りのような一体感が共有できない場合には仲間から外されてしまう．チャム・グループでは，興味や関心，クラブ活動などの共有から関係が成立している．チャムとは相互の類似性や共通点をもった特別に親密な友人のことを意味し，その共通点を言語を通じて確認していくことが特徴と

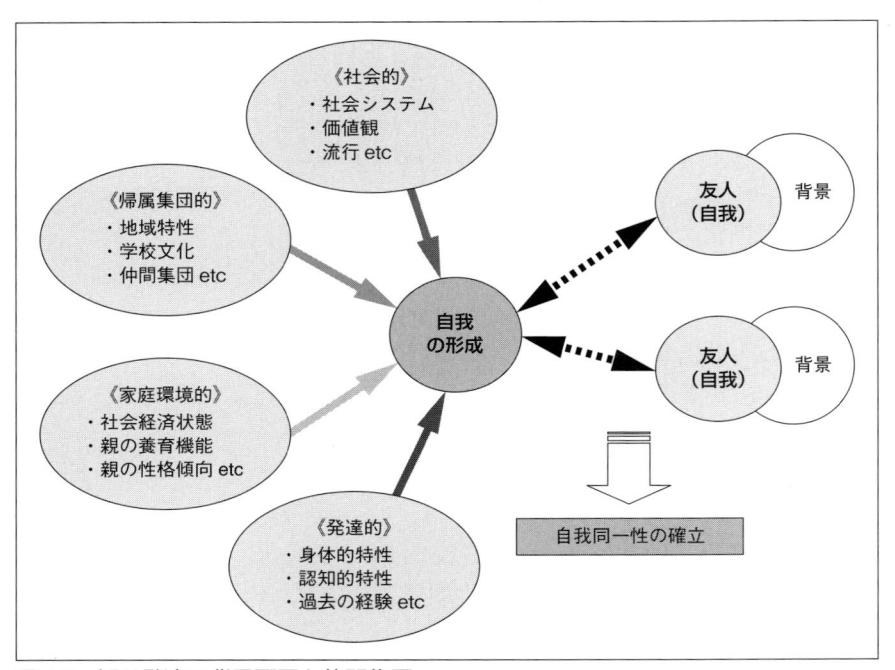

図10 個の発達の背景要因と仲間集団

なっている．ギャング・グループもチャム・グループも同一性が根底にあり，そのことから仲間に対する絶対的な忠誠心が生まれる．ピア・グループになると，さらに互いの価値観や理想，生き方などを語り合う関係が生じてくる．ピアには，同等という意味を含んだ仲間の意味がある．この年代では，それまでの同一性に加えて他者との異質性を明らかにしながら自己の「型」を構築する過程，つまり自我同一性の確立がみられる．そしてこのとき，同一性と異質性の両方を許容できる仲間関係が成立する．

このような年代的特徴を認識し，不登校児童生徒がどのような点で友人関係形成につまずきを感じたのか，どの成熟段階の仲間集団からやり直したらよいのかを考えることが，不登校の環境要因としての仲間集団を評価することであるといえよう．

いじめの問題

　いじめが子どもに及ぼす影響は甚大であり，不幸にも自殺にまで至る事例や幻覚，妄想などの精神病症状を生じる事例もある．いじめ体験をもつ子どもたちが抱える対人不信や恐怖は重大であり，結果として正常な仲間関係の形成や人格発達の阻害につながることは容易に想像できる．近年，いじめによる影響をトラウマ反応として理解する立場があるが，安全，安心な環境の確保はトラウマ治療の原則である．その視点からみると，いじめに対して不登校となり安全な家庭にひきこもることは適応的行動であり，異常事態に対する正常な反応といえよう．そしていじめの問題が解決しない限り以前の環境に子どもを戻すことはできないし，対人面での不安や恐怖を抑えられるように他の児童生徒からサポートが得られるような体制づくりも必要である．

　そのためにもいじめ加害者へのアプローチが必要であると思われるが，実際にはその対策は普及していないと思われる．いじめ加害者は何らの理由で他者を傷つけることに快楽を感じるようになったのであり，その歪んだ適応パターンを修正するには，どういう経緯でそのパターンを獲得するに至ったかを一緒に考えていく姿勢で加害者と向き合うことが必要である．もちろん加害者はこうした介入に抵抗することも多いし，また多人数でのいじめのように誰をターゲットに介入すればいいか判然としがたい場合もあり，今後に残された課題は多い．

治療的介入～仲間集団との再会

　前述のように，仲間集団の構築の失敗は不登校の原因にもなり，同時にその遷延要因でもある．対人関係への不安のために仲間集団との再会に躊躇することも多く，その場合，外部からの積極的援助が必要になる．図11に治療的介入モデルの概念図を示した．不登校児童生徒の抱える不安を考えると，信頼できる他者の存在は重要であり，そのためにクラスや学年のなかに彼らを保護してくれる子どもを配置する．いじめやからかいなどから守ってもらうことや，その年代の仲間関係や対人関係のもち方について助言を受けることで，不登校の子どもが安心感をもちながら社会スキルを向上させることが期待できる．親や教師は，保護者的子どものバックアップに務め，必要な助言をしていく．

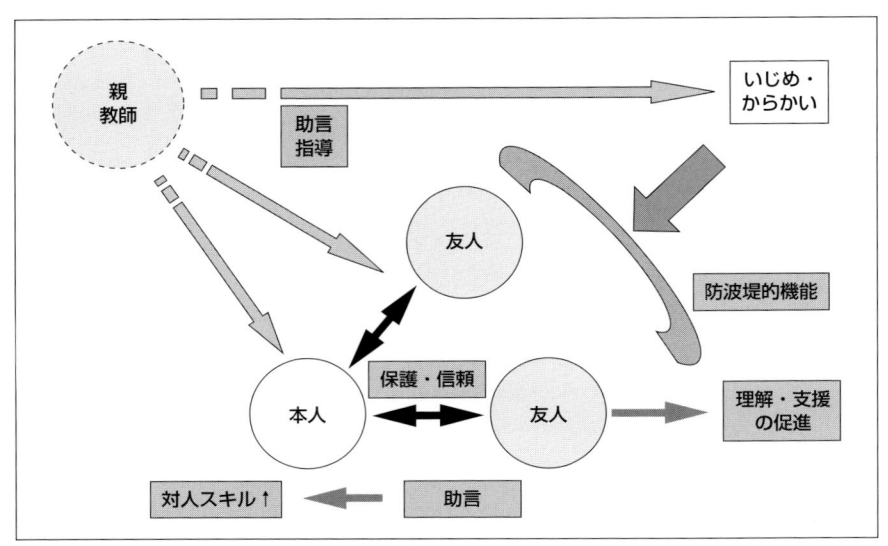

図11　他の児童生徒との関係構築の援助（概念図）

　しかし，適当な児童生徒がいない場合や不登校の子どもの抱える不安レベルが高い場合には，まず大人との関係の再構築から始める必要がある．保健室や相談室，適応指導教室，フリー・スクールといった「居場所」を提供し，そこで教師やスタッフとの安心できる関係をもつことから始め，少しずつ同年代集団へと拡大していくのである．病院に入院し，病棟という守られた環境でスタッフや他の子どもとの関わりにより対人関係の再構築が可能となる子どももいる．

　不登校の子どもに安全な「居場所」を提供し対人関係を再体験させていくためには，多くの資源を効果的に活用していくことが必要であり，治療者には他機関と積極的に連携する姿勢が求められる．

文献

1) Berg I. Absence from school and mental health. Br J Psychiatry 1992 ; 161 : 154-166.
2) 保坂亨．学校を欠席する子どもたち―長期欠席・不登校から学校教育を考える．東京大学出版会；2000.
3) 文部科学省．平成16年度児童生徒の問題行動等生徒指導上の諸問題に関する調査．文部科学省ホームページ．

4) 森田洋司,編著.不登校―その後,不登校経験者が語る心理と行動の軌跡.教育開発研究所;2003.
5) 齊藤万比古.思春期の仲間集団体験における"いじめ".思春期青年期精神医学 2001;11:107-114.
6) 齊藤万比古.児童精神科における入院治療.児童青年精神医学とその近接領域 2005;46:231-240.
7) 桜井美加.いじめ加害者へのカウンセリング―アメリカでの臨床経験から.こころの科学 2003;108:2-8.
8) 若林慎一郎,伊東秀子,伊藤忍.学校恐怖症または登校拒否児童の実態調査.児童精神医学とその近接領域 1965;6:77-89.

［清田　晃生］

7 不登校の評価における臨床検査

7-1 身体的諸検査

はじめに

　不登校児の多くが身体症状を訴える．不登校児の70％に身体症状を認めたという児童精神科の臨床統計があり，小児科受診例を含めた医療機関を受診する不登校児の身体症状はそれ以上であろう[2]．

　しかし，不登校児にみられる身体症状を器質的疾患によるものでないと否定することは非常に困難である．また，心の問題との思いこみによる誤診や診断の遅れの報告も散見されることから，母親だけでなく本人も受診した場合は身体疾患との鑑別が重要になる．鑑別を要する代表的な身体疾患を**表17**に示す．

　表17に示した疾患のなかで，予後不良とされていた副腎白質ジストロフィーは骨髄移植による進行の停止が報告されるようになった．今後も治療法が確立される疾患は増加することが予想され，器質的疾患鑑別のために児童精神科医や精神科医も小児科の知識が必要となる．また，小児科医との連携はますます重要となる．

表17　鑑別を要する代表的な身体疾患

悪性疾患（白血病，脳腫瘍）
膠原病（全身性エリテマトーデス）
甲状腺機能亢進症
副腎白質ジストロフィー
多発性神経炎
亜急性硬化性全脳炎
てんかん
染色体異常（Prader-Willi症候群，Klinefelter症候群）
虫垂炎
憩室炎
胃炎
胃潰瘍
腸回転異常症
アレルギー性紫斑病
副鼻腔炎

　不登校児が身体症状を訴えた場合，詳細な問診や身体所見，検査所見から総合的に身体症状の原因を検討する必要がある．

問診

　不登校では詳細な問診が必要であることはいうまでもないが，身体症状の問診も必要である．疼痛，睡眠障害，自律神経症状，下痢・便秘の有無なども面接に組み込むべきであり，訴えがない場合でも質問すべきである．

　疼痛は頭痛，腹痛，胸痛，下肢痛，

その他の疼痛について聴取する．とくに頭痛は部位，拍動性，前兆（視覚・その他），消化器症状，持続時間，好発時間，肩こり，鼻汁，家族歴について聴取する．腹痛は部位，持続時間，好発時間，食事との関連，排便による軽減の有無，嘔気，痛みの種類について聴取する．睡眠障害は入眠障害，中途覚醒，早朝覚醒，夜驚，夢中遊行などを聴取する．自律神経症状には悪心，めまい，微熱，倦怠感などがあり，下痢・便秘の有無も聴取する．また，これらの症状があれば，症状の開始時期と経過中の増減も必ず聴取する．

不登校児の身体症状の特徴は，①午前中症状が強く午後や休日は軽快する傾向があり，②症状が多彩で頭痛，腹痛，嘔気の三症状がそろうことが多い，③経過が長く動揺が激しい，④言動と症状があわない，などがある．

身体症状を聴取するときには難しい医学用語を用いないようにする．子どもの人生経験の少なさを補うために，「頭痛のとき眼の前がチカチカする人って結構いる」といった言葉を加えるとよい．また，羞恥心から本当のことを答えないこともあるため「ウンチしたら腹痛が治ることって先生はよくあるけどどう」「先生はすぐ下痢になるけどあなたは1日に何回トイレに行くの」といった配慮も必要である．

身体診察

不登校児の身体所見の特徴は所見がないことである．しかし，身体診察を省略してはならない．

児童精神科医や精神科医は身体診察を省略する傾向があるように思うが，身体症状を訴えて医療機関を受診した場合には身体を診察すべきである．身体を診察することによって医療機関受診に対する罪悪感を軽減させる効果があり，次回受診の動機づけになる可能性もある．さらに，治療者との信頼関係形成の点でも有用である．不登校児の一部が心の問題を専門としない一般の小児科に通院している．この問題を扱う専門家の少なさや精神科の敷居の高さなどの要因は否めないが，身体診察を軽視しない小児科医の姿勢も要因の一つであるように思う．

身体診察のコツは決められた手順で所見をとることである．筆者は全体の視診ののち胸部，腹部，頸部，咽頭の順で行っている．

体に触れるときは言葉をかけてから行い，触診は時間をかけて行う．とくに，

腹部症状のある子どもでは腹部を9か所に分けて圧痛の有無を聞きながら丁寧に触診をする．また，打腱器を用いて深部腱反射をみると，打腱器や手技をおもしろがることで緊張がほぐれ喜ばれることが多い．

8歳以上の女児は裸になることに抵抗感をもっていることが少なからずあることを理解して，基本的に下着は着用したままで診察する．この年代の女児は裸を見られることはいやがるが，触れられてもあまりいやがらない特徴がある．また，虐待による傷の有無を確認するため背中はしっかり見るべきである．

身体検査

身体検査は血液・尿検査，胸部・腹部X線検査，心電図などを行い，頭痛や神経疾患が疑われる場合に頭部CT・MRIや脳波を追加し，腹痛があれば便潜血検査と腹部超音波検査を追加する．

これらの検査はMRIやCTを除けば全部施行しても窓口負担は数千円であり，MRIを追加しても1万数千円である．得られた情報の重要性とともに経済的観点からもたいへん有用な検査である．また，丁寧な診察に加えて，数値化・画像化されたデータを提示することによって治療関係をより強固にする可能性もある．

血液検査

身体疾患の検索において経済効率のよい検査である．末梢血液と生化学，CRPはスクリーニング的に行うことも許される．

悪性疾患である場合，LDHが高値になることがあり，AST，ALTも軽度増加することが多いことから，血液検査施行時にはLDH，AST，ALTは必須である．白血病であれば，白血球数の著増もしくは赤血球と血小板の減少がみられ，残った検体で白血球の形態を目視してもらう．その日のうちであれば採血をしなおす必要はない．

小児の正常値の注意点としてALPは成長期に成人より増加しており，成人の正常値の倍以上になることも多いため，ALT，AST，総ビリルビン（T-Bil）が正常であれば問題にならない．LDHも小児は成人より高いが，ALPと違ってLDHは成人の正常値の倍以上にはならない．BUNは成人の正常下限を下回ることがほとんどであり，低栄養を意味しない．クレアチニンもBUN同様正

常下限を大きく下回る．

　特殊な血液検査として内分泌系と免疫系の検査があるが，スクリーニング的に行ってはならない．これらは疾患を疑ってからの検査であり，児童精神科医や精神科医は小児科医との連携が欠かせない．また，染色体検査は清潔操作と凝固しないよう注意する．

◆ 尿検査

　学校検尿があるため，春であれば省略してもかまわないが，不登校児では学校検尿も受けられない可能性があり，血液検査と同時に行ったほうがよいだろう．血尿や蛋白尿を認めたら小児科を受診するよう指示する．

◆ 胸部・腹部 X 線検査

　放射線被曝の問題もあるため全例撮影する必要はないが，親子のどちらかでも不安が強い場合は撮影すべきである．息苦しさや動悸がある場合は胸部 X 線単純写真を，腹部症状がある場合は腹部 X 線単純写真を撮影する．

◆ 腹部超音波検査

　腹部症状が強い場合，腹部超音波検査を施行する．超音波を用いるため放射線被曝がない利点がある．ただし，実質臓器と比較して腸管の描出は難しく習得に時間がかかり，施設によっては施行できる検査技師がいない場合もある．

　腹部症状を訴える場合に腸管の軽度拡張や腸管粘膜の軽度浮腫，腸管内容物の動きの悪さなどを経験する．これらの所見だけでも痛みの原因となる可能性がある．

◆ 中枢神経画像診断

　頭部 MRI は頭蓋内の占拠性病変の検索に優れる．CT と MRI を比較すると年式にもよるが MRI は解像度で勝り被曝もないため，緊急性のない場合は MRI を選択すべきである．また，MRI は T1 強調，T2 強調，FLAIR 法と条件を変えることが可能であり，骨による artifact がない利点もある．ただし，MRI は最新式であっても CT よりも撮像に時間を要し，motion artifact があるため低年齢児では鎮静を必要とする欠点がある．逆に，CT は転落しないよう

注意すれば低年齢児でも鎮静を必要としない．また，細かいことではあるが，頭部 MRI・CT の読影は必ず放射線科医に依頼して誤診の可能性を低くする．

MRI や CT 以外にも中枢神経画像診断として SPECT，PET，機能的 MRI などがあり，とくに SPECT は広く臨床応用されている．しかし，小児では解析ソフトによる定量的な診断ができないため補助診断にとどまる．今後の研究開発が期待される．

◆ 脳波

脳波は中枢神経系の障害のすべてが検査対象となる．また，脳波は生体に対する侵襲が全くないという特徴がある．脳波の異常所見には，背景脳波の異常と焦点性棘波や全般性棘徐波などの突発性異常波があり，前者は多くが基礎律動の徐波化で，これは意識障害などと関係することがある脳機能障害の一般的な指標であり，後者は小児期のてんかん患者では 80 ～ 90 ％でみられ，診断に役立つ．しかし，棘波や棘徐波は正常小児でも 5 ～ 10 ％で認めるため，これらの波形を認めても対応するてんかん発作がなければ，てんかんではない．

特殊な脳波として事象関連電位（ERP）がある．事象関連電位のなかでも特定の刺激を加えたあと 300 msec 以降に出現する陽性電位である P300 は，高次脳機能の分野で PET や機能的 MRI と並んでさかんに研究されている．しかし，現時点で P300 は研究レベルであり臨床応用されているとはいいがたい．

◆ 起立試験

日本小児心身医学会による小児起立性調節障害診断・治療ガイドライン 2005 より新起立試験を紹介する[1]．これは，従来の起立試験に起立後血圧回復時間測定が加わった方法であり，起立性調節障害の 4 つのサブタイプである①起立直後性低血圧，②体位性頻脈症候群，③神経調節性失神，④遷延性起立性低血圧が判定できる．

検査はなるべく落ち着ける場所で行い，午後は正常化することがあるため午前中に行う．水銀血圧計，聴診器，コッヘル，ストップウォッチ，心電図蘇生セットを用意する．起立試験の手順を以下に示す．

①安静臥位 10 分間を保つ．その間に水銀血圧計を上腕にセットする．可能な限り，四肢誘導心電図を装着する．

②安静臥位が10分経過した後，聴診法により，収縮期/拡張期血圧を3回測定し，中間値の収縮期血圧を決定する．さらに脈拍数を測る．
③血圧計のカフに送気し収縮期血圧（①の中間値）にする．コッヘルで血圧計のゴム管をクリップして固定する．（この時，聴診器ではKorotokov音はわずかに聴取できるか，できないかの状態である）
④聴診器を腕に当てたまま（あるいはテープで固定する），ストップウォッチをスタートさせ，同時に患者に起立させる．この時に聴診器は耳に当てておく．
⑤Korotokov音が，いったん聞こえなくなるが，再び聞こえ始めた時点でストップウォッチを止める．ウォッチが示した時間（秒）を記録する．これが血圧回復時間にあたる．
⑥コッヘルを外してエアーを解放する．
⑦起立後，1，3，5，7，10分における収縮期/拡張期血圧を測定する．
　新起立試験法によるサブタイプ判定はp.81 図1を参照されたい．

文献

1) 日本心身医学会．小児起立性調節障害診断・治療ガイドライン2005．田中英高，藤田之彦，石谷延男ほか，編．2006．p.1-7．
2) 齊藤万比古，山崎透，奥村直史ほか．登校拒否の成因および病態について（4）登校拒否群と対照群の成育史についての比較検討（5）三年間のまとめ．厚生省「精神・神経疾患研究依託」平成3年度報告書．1993．p.67-75．

〔飯山 道郎，宮島 祐〕

7-2 心理検査

はじめに

　児童思春期の不登校は，子ども自身の個人的な要因と子どもたちをとりまく環境である学校生活や社会生活，そして家族や仲間集団とのさまざまな対人関係のあり方などが背景となり，症状としても不安や抑うつ的な気分，身体症状，行動上の問題などを伴い発現する現象であるとされている．そのため，子ども自身のあり方を理解するための一つの方法として，臨床の場では心理テストを含むアセスメントがしばしば行われるが，そこでめざすものは「不登校」としての共通点を探して名づけることであるよりは，その「不登校という現象を示している子ども」が知的能力や自我機能としてどのような力を基本的にもっているのか，不登校という現象が表面に現れるまで保っていた（あるいは保っているように見えていた）平衡状態がなぜこの時期に損なわれてしまったのか，などについて理解することであるといえよう．

心理テストバッテリーについて

　具体的には心理テストバッテリーとして標準化されているいくつかの心理テストを組み合わせて行い，生育歴やその子どもをとりまくさまざまな環境との関わり方など，その子どもについて得られている情報と考え合わせてアセスメントを進める．その際，用いる心理テストとしては WISC-Ⅲ などの知能テストを第一選択として行い，これに加えて文章完成法テスト，HTP（House-Tree-Person）などの描画テスト，ロールシャッハ（Rorschach）テスト，絵画統覚検査（CAT，TAT），そのほか不安や抑うつなどに関する自記式インベントリーテストを組み合わせて行う．けれども，実際には不登校を主訴に来談して間もない子どもたちを対象に心理テストを行うことはしばしば容易ではないものとなる．表面的にはむしろ強がった姿勢を押し通そうとする，あるいは萎縮してどのような場かよくわからない場面で新奇な課題に取り組むことが難しい，併存する症状や行動への介入を優先することが必要であると考えられる，などの状態にある子どもたちに対しては治療的介入のベースラインを把握するための一助として心理テストを行うことを計画してもその適切な時期を慎重に

選ぶことが求められる．

　先に子どもたちの全体像を把握するための糸口として知能テストをあげたが，実施に際しては児童思春期の不登校状態にある子どもたちでは，初めて出会う課題として比較的抵抗が少なく全体像についておおまかな見立てをたてることのできる描画テストを ice breaker として最初に行い，これに続いて知能テストを行うほうが子どもの実像をより的確に把握できるものとなることが少なくない．

心理テストからみえるもの

　不登校を主訴として受診した子どもたちの全体像を理解する過程で，その子どもをとりまくさまざまな環境との力動関係などを検討していくなか，どこか矛盾し腑に落ちないときにその間隙を埋める手がかりを心理テストが与えてくれることがある．そのような視点として心理テストからみたあり方を3つの例をあげて考えてみたい．

症例 21

中学校2年生・女子

　小学校低学年までは積極的と評価されたこともあり，自分の手に負えないことでも興味を示し，年齢に比べてやや子どもっぽい面があるが，とくに問題なく過ごしていた．小学校高学年になり，狭義の学習では理解することが難しくR子自身も興味を失ったように見えることが目立つようになっていたが，一緒にお稽古ごとや塾通いなどをする仲間もあり，成績は低下したが小学校年代を終えた．中学入学と同時に転居に伴い転校し，新しい仲間関係と難しくなった学習に徐々に消耗する様子が目立つようになった．中1の1学期後半から何となく疲れたという理由で欠席するようになり，部活動での仲間との関係が夏休みの合宿をきっかけに難しくなったこともあり，2学期半ばから欠席する日が多くなった．3学期はほとんど不登校という状況で児童精神科を受診した．

WISC-Ⅲ：言語性 IQ 72, 動作性 IQ 82, 全検査 IQ 74.

　言語性検査の課題で，自信をもって答えることが難しい課題や失敗が続き苦手な状況と感じると疲れを訴え，課題に集中することが難しい．けれども動作性の課題に対しては結果をどのように評価されるか気にしながらも一生懸命に取り組む．体験に基づいて考えることのできる課題では，自分自身の体験について話すことにやや逸脱してしまいながらも得点で

きる答えにたどり着くことができるが，言語表現の幼さが目立った．正確な知識を問われる課題や抽象的な概念操作が必要とされるような課題では，生活年齢よりも幼い発達段階にあることが推測されるような結果が得られた．日常生活のなかでは同年齢集団に合わせて過ごしているが，実際には理解できていないままにかなり無理に背伸びをして話題についていっているようなあり方を続け，むしろそのような姿勢が誤解を生じて仲間集団との緊張関係に発展してしまい，居場所のない思いをしているのではないかと推測される結果だった．

　コミックを真似て練習して描けるようになったのではないかと思われる女性像とバランスをとって描くことの難しい男性像，単純な線で描かれた小さな樹木と家屋が HTP 描画検査では描かれた．誤字やひらがなが多く，さまざまなことに思春期らしい興味をもつようになっていることが推測されるものの，幼さの目立つ文章完成法テストなどからみても，R 子の不登校の背景としては，境界知能の範囲にあるという R 子のキャパシティの問題が大きいのではないかと考えられた．

症例 22

中学校 2 年生・男子

　小学校年代までは友だちとの遊びよりも興味をもつことに集中して時間を過ごすことが多い子どもではあるけれど学業成績も良好で，とくに問題なく過ごしていた．中 2 になったころから徐々に欠席が目立つようになり，2 学期後半からはほとんど登校せずに昼夜逆転して複雑なパソコンゲームを行い，気に入らないことがあると妹に当たり散らすというような過ごし方となり児童精神科を受診した．学校生活は中学年代になっても対人関係は広がらずパソコン部の部員の一部と関わる程度だったが，学校と家族が話し合ってみても，とくに不登校につながることが推測されるようなライフイベントも見いだすことができなかった．

WISC-Ⅲ：言語性 IQ 109，動作性 IQ 120，全検査 IQ 115

　言語性検査は 6 項目の下位検査がすべて評価点 10 から 12 の中にあるというムラのない結果で，簡潔に淡々と課題に答えていくことが続く検査状況だった．動作性検査優位の結果となっているが，そのプロフィールとしては「積木模様」が非常に高く「符号」と「記号探し」が S 男個人の評価点平均からは 1 SD（+/− 3）以上低い結果となった．言語性検査のなかでは「算数」と「数唱」が苦手な課題であると考えられたが，これらの結果は S 男の WISC-Ⅲのプロフィールが SCAD プロフィール（広汎性発達障害や注意欠陥/多動性障害に多いとされるプロフィールのパターン）の傾向をもつことを示していた．

　HTP 描画検査では細部も描かれているが固い線で平板に描かれた家屋画，少し大きく

描かれた以外は髪型以外の身体部分や衣服の描き方がほぼ同じパターンの人物画が描かれた．ロールシャッハテストはカードによっては何か見えたものを言葉にするまでに3分から5分かかるという非常にマイペースな取り組み方で，反応数としてもほとんどのカードに1つ，総反応数12個という量的には乏しいものだった．けれどもその内容はやや固執的ともいえるが「カブトムシ」や「鹿の角」，「正面を向いて進んでくる砲台が両側に突き出た帆船」，「タワー．下から見上げる」など力強さや能動性への指向を示す反応と赤いイチゴ，鍋を温めているところというやや退行的な心性を反映していると考えられる反応が混在するものだった．他者と関わることの難しさが思春期の変化に対して同年代集団のなかで支え合うことに力を得て立ち向かうことを難しくしむしろひきこもってしまっていること，その背景として発達上の問題（Asperger障害）があるのではないかと考えられた．

症例 23

小学校6年生・女児

　私立中学受験を考え，本人が希望して塾通いをするようになり数か月過ぎたころから食欲低下と疲労を訴えるようになり，徐々に遅刻して登校するようになった．小5の2学期終わりごろからは学校を欠席することが増え，3学期になると欠席する日のほうが多くなったが塾通いは続け目標を変えようとしなかった．不眠などの症状も出現したため家族に伴われ児童精神科を受診したが，本人は体調不良や欠席のことを認めたがらず努力家で几帳面という姿勢を崩そうとしなかった．通院しはじめても大人びた態度と言葉遣いで，言葉少なに近況を主治医に伝えることが続き，実像をとらえにくいと判断した主治医から心理テストを用いたアセスメントが依頼された．

　TVや雑誌で「心理テスト」を見たことがあると言い，とくに知的側面を評価されることに非常に防衛的であるためHTP描画テスト，文章完成法テスト，ロールシャッハテストを支持的な姿勢で行うこととした．方形と三角で描かれた家にはドアがなく大きな窓だけが描かれた．樹木と人間の絵では尖った指先と枝先が目立っていた．文章完成法テストでは口うるさい父親への不満が繰り返し綴られた．この2つのテストの後で日常生活のことなどについて問いかけると，不眠症状を示すようになったころのいやな気分になった夢のことなどを少しずつ話すようになった．そしてそのような夢を見るようになってからどこにいるのかわからない感じになったり，急に見ているものがぼんやりとしてその距離がわからなくなり近くに押し寄せてきているような感じに襲われたり，さまざまな形で現実感が失われたような感覚を体験していることが戸惑いと同時に語られた．その後行ったロールシャッハテストは，明細化を進めるな

かで少しずつまとまりをみせてくるものの何枚かのカードでは反応すること自体が難しく，とくに人間像をとらえることが平凡反応とされるカードにおける混乱が認められ，年齢を考慮してもその後の経過を慎重にとらえながら関わることが必要であると考えられるような水準のものであると考えられた．前思春期から思春期の子どもでは投影法の心理テストがその子どものもつ脆弱さを強調して見せることを少なからず経験することを考え合わせ，その全体像についての判断は慎重に行わなければいけないと考えると同時に，その後の治療のベースラインとして把握しておかなければいけない一面であると考えた．

おわりに

ここでは，不登校という現象を示した子どもたちを心理テストというツールを通してとらえようとしたときにしばしば出会う，彼らの不登校の背景となっていると考えられる要因について3つの事例を想定して検討した．

まだ自分自身の内面を十分に言葉で表現することの難しい年代にある児童・思春期の子どもたちは，不登校という子どもたちにとって少なからず戸惑いや罪悪感をもたらす状況をどのように体験しているのだろうか．意識的に取り組むことのできる課題から無意識的水準に働きかける課題まで，それぞれの心理テストがもつ特徴を把握し組み合わせて行い，それぞれの心理テストの結果に一貫して見られる面と食い違う面に注目して検討し，その全体像を描いてみることによりとらえられるものであるといえよう．

文献

1) 齊藤万比古，生地新，編．不登校と適応障害．思春期青年期ケース研究3．東京：岩崎学術出版；1996.
2) 齊藤万比古．不登校．山崎晃資，編．現代児童精神医学．大阪：永井書店；2002. p. 343-353.

［佐藤 至子］

VI章

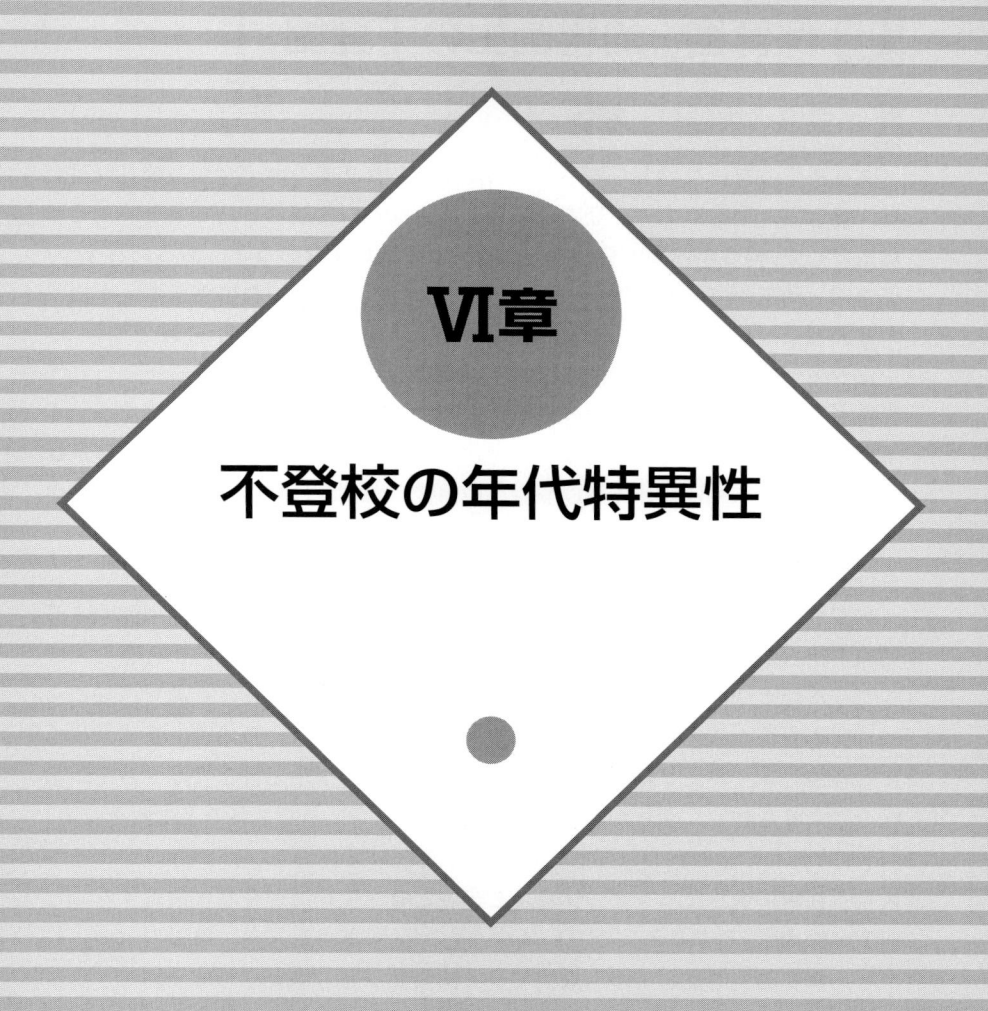

不登校の年代特異性

1 保育園・幼稚園生の不登園

不登園の実態

　文部科学省をはじめとした不登校に関するこれまでのいくつかの統計資料では，保育園・幼稚園生の不登園については，ほとんど触れられていない．その理由として，他の年代の不登校と比較してその数が少ないこともあるだろうが，保育園・幼稚園生の不登園で表面化したものは，氷山の一角にすぎず，水面下の実態は，つかみきれないことが多いからではないかと考えられる．

　保育園・幼稚園生の不登園は，多くの場合，分離不安の直接的な表現として[2]，母親や家から離れることが困難になるものだが，行きしぶるだけではなく，下痢，嘔吐，微熱，頭痛，腹痛などの身体症状を呈するケースが多い．身体症状を伴う登園しぶりは，休み明けや行事の前後，あるいは転居や同胞の出生，病気などを契機に始まり，急性かつ一過性の経過でおさまるケースが多いが[6]，これは，保育園・幼稚園生の不登園の特徴ともいえる．

　登園刺激が強すぎると，出かけの行きしぶりや身体症状がさらに増強する悪循環を招き，不登園の遷延化につながる場合もある．逆に，出かけに行きしぶっても，なだめつつ登園してしまえば，身体症状が軽減することもあり，昼ごろには何事もなかったように元気に遊んでいたりする場合すらある．身体症状を伴う登園しぶりが長く続くと両親は不安になり，まず小児科を受診するが，諸検査により身体的に明らかな異常所見が，必ずしも見いだされるとは限らない．「精神的なもの」といわれてしまうと，それだけで休ませていいものかどうか両親も判断に悩むだろうが，休んでしまうと身体症状は速やかに消退することが多いため[4]，母親の不安が強い場合などには休ませる方向に傾きやすい．しかし，保育園・幼稚園生の不登園では，園側も子どもが安心して登園できるように配慮・検討し，子どもを登園させる方向で親側と足なみを揃えて対処が講じられることが他の年代の不登校に比べて多く，心配のあまり容易に休ませ続けてしまうことは比較的少ないと考えられる．

　すなわち，登園を望む大人側の意向が強く反映されやすく，立場の弱い子どもはそれに従わざるをえず，行きしぶりはあっても，結果的に長期の不登園にまで至らずに済んでしまうケースが相当あるというのが実状と思われる．また，

身体的な病名が明らかになった場合は，両親も無理に登園させずに納得して休ませやすくなるが，こうしたケースは身体的疾患による欠席として「不登園」から除外されることがあり，統計としてもあいまいになりやすい．それゆえ，保育園・幼稚園生の不登園は，潜在的にはさほどまれではないとも推測されるが，一過性のケースも多く，実態を明らかにするのはきわめて難しいといえよう．

1992年，文部省が不登校はどのような子どもにも起こりうるものと公認してからは[3]，不登校の子供が百人いれば百通りの不登校があるという見方が一般的になりつつあるが，不登校の個々の症例において，重層した成因を個別的に検討する必要性が指摘されてきている[5]．不登校の特徴を年代別にみていくと，年齢が低いほど不登校の多様性はまだ小さく，年齢が進むにつれてよりいっそう複雑に分化して，不登校の多様性が増していくようにも思われる．それゆえ，保育園・幼稚園生の不登園では，ある程度似通った面もみられると考えられるので，ここでは保育園・幼稚園生の不登園の典型的な症例〔匿名性を配慮して一部改変〕を提示する．また，不登校の年代特異性を考えるうえで，保育園・幼稚園生の不登園を本書のテーマに沿って多軸的に評価すると，各軸においてどのような特徴がみられやすいかについても，検討していくことにする．

症例 1

幼稚園年中（4歳）・女児

父親は長距離トラック運転手，母親は雑貨店パート勤務，3人姉妹の末子で5人家族．もともと母親に甘えがちで，いつも母親のそばにいた．幼稚園はいったん3年保育で入園したが，登園時に毎朝ひどくむずかるために，結局1年見送り，2年保育で改めて入園した．しばらくは母親と一緒に楽しく登園できていたが，母親がパートの仕事を始めたころ，散歩中の犬に不意に激しく吠えられたことがきっかけで，翌日から朝起きると微熱が出るようになった．母親が心配して近医小児科を受診させたが，とくに異常所見もなく，身体的には正常と言われた．しかし，朝の微熱は続き，登園できない状態が3週間ほど続いた．

その後，母親がパート勤務を控えたところ，微熱は週に数回にまで軽減したが，以前にもまして母親にまとわりつくような行動が目立つようになった．母親は精神的なものと考え，微熱が出なかった日には，やや強引に連れて登園させたが，門の前まで来ると泣きじゃくり，座り込んでしまうことがたびたびあった．こうした状態が1か月ほど続いた後，園の担任の勧め

によって精神科受診に至った.

　初診時は，母親の陰に恥ずかしそうに隠れ，声をかけてもうつむいて，時々母親の顔色をうかがうだけで，結局最後まで一言も質問に答えることができなかった．女性臨床心理士が週1回約50分ずつ遊戯療法を行い，母親面接も併行して行いながら経過を診たところ，A子は最初，緊張して硬い表情だったが，次第に声をあげ笑いながら遊べるようになった．2か月ほどで微熱も全くみられなくなり，母親に泣いてしがみつくこともなく，元気に毎日登園できるようになった．

　A子は，母親との分離不安が基盤にあり，微熱を呈して不登園となったが，遊戯療法によって内面的な感情やイメージが表現され，治療者との間でも心理的な交流をもつことができ，次第に不安が解放されて登園が可能になったものと考えられる．母親面接は，入園後やや性急にパート勤務を始めたことへの罪責感の軽減や，子供の成長を焦らずに楽しむゆとりの回復をめざしながら継続した．母親自身の変化と，保育園の協力による母親同伴の慣らし通園も効を奏し，A子が単独で登園を再開した後も，安定した母子関係と園生活が継続されていることを見届け，治療を終結とした．

多軸評価

◆第1軸：背景疾患の診断

　保育園・幼稚園生の不登園においては，「少なくとも4週間の持続」などといった診断基準を十分に満たしきれずに，厳密には第1軸診断がつかない場合も多々あると思われるが，第1軸診断がつくもののなかでは「不安障害」，とくに「分離不安障害」が多く，夜尿や指しゃぶりなどといった退行した行動や不安・抑うつの形で現れる「適応障害」や，気管支喘息など狭義の「心身症」も比較的みられやすい．

◆第2軸：発達障害の診断

　保育園・幼稚園生の不登園を最もきたしやすい発達障害は，広汎性発達障害であろう．とくに，こだわりが強く，環境の変化にも順応しにくく，見通しが立てにくい広汎性発達障害児では，頻回に激しいパニックとなる場合があり，親も園の担任も対応に困惑・難渋することも多い．そのために，登園を一時控えるという選択肢をやむなく選ばざるをえなくなることもある．また，聴覚や

触覚,味覚の感覚過敏から行事や給食になじめず,不登園につながる場合もある.

◆第3軸:下位分類評価

保育園・幼稚園生の不登園は,年齢が低ければ低いほど母親や家から離れることへの不安が,直接的に表現されたものとして理解することができる.幼いころから受動的で消極的な姿勢が前景に出ている子供に多いと考えられ,過度の不安と緊張から萎縮してしまい不登園に至るが,不登校の下位分類では,受動型に相当するケースが多いと思われる[2].

◆第4軸:経過の評価

保育園・幼稚園生の不登園は,総じて経過が一過性で,予後も良好な場合が多い.
①準備段階において,下痢・嘔吐・微熱・頭痛・腹痛などの不定愁訴や気管支喘息をはじめとした心身症的身体症状がみられる場合が多い.これらは,高まる内的な葛藤の緩和を図るための心理的防衛手段,あるいは援助を求めるアピールと考えられる[3].
②不登園開始段階に入ると心身症的身体症状が速やかに消退することも多いが,不登園開始後も頑固に持続するものもある[3].学齢期では,こうしたケースでは前者に比べ,不登校が遷延する傾向があるとの指摘もある[7].
③ひきこもり段階においては,退行的心性が特徴的で,母親との結びつきは共生的となり,母親に過剰な要求をして,母親を独占したがり,父親や同胞は排除したがる行動がみられやすい[3].
④社会との再会段階としての再登園は,分離不安などが軽減され,子どもの内面に新しい自我の能力が芽生え,それが統合されていくことで,比較的スムーズに達成されやすい.

◆第5軸:環境の評価

保育園・幼稚園生の不登園においては,環境としての家族の問題が,非常に大きな比重を占める.換言すれば,家族の問題が解決することによって,子どもの不登園も解決する場合すら少なくない.岡田ら[1]はErikson EHの発達課

題と対比させながら，不登校を撤退先によって分類したが，key person である母親の成長により「慈愛に満ちた過保護」や「責任感あふれる過干渉」が軽減し，適切な母子間の距離を保つことができるようになったことで，不登校が改善した例が多いことを指摘している．

　保育園・幼稚園生の不登園では，園側の協力が得られやすいので，親側とも連携して不登園の長期化を防ぐ環境整備がなされやすい．

　しかし，保育園・幼稚園生の不登園では，それを契機に幼児虐待が発覚する場合もあり，両親の不仲や離婚・病気なども含めて，家族の問題が容易に解決しない不登園ケースにおいては，児童相談所など地域の関係機関とも連携して対応を検討していく必要がある．

文献

1) 岡田隆介，米川賢，杉山信作ほか．登校拒否児の発達的類型化．精神医学 1981；23：713-719．
2) 齋藤万比古．登校拒否の下位分類と精神療法．臨床精神医学 1987；16：809-814．
3) 齋藤万比古．不登校．山崎晃資，牛島定信，栗田広ほか編．現代児童青年精神医学．第1版．大阪：永井書店；2002．p.343-354．
4) 齋藤万比古．子どもの攻撃性と脆弱性―不登校・ひきこもりを中心に．児精誌 2003；44：136-148．
5) 清水將之．不登校論再考―不登校をどう考え，どう対応するか．児精誌 1992；33：361-373．
6) 山崎晃資．不登校．山内俊雄，小島卓也，倉知正佳ほか編．専門医をめざす人の精神医学．第2版．東京：医学書院；2004．p.502-505．
7) 山崎透．不登校に伴う身体化症状の遷延要因について．児精誌 1998；39：420-432．

［水野 智之，本城 秀次］

2 小学生の不登校

はじめに

　小学生の不登校の年代特異性について検討してみると，同じ小学生であっても，低学年と高学年では，明瞭な差異がある場合が多いことがわかる．小学校低学年の不登校は，幼稚園・保育園生の不登園と類似した分離不安の直接的な表現としての色合いが強い[6]．それに対し，小学校高学年の不登校は，母親離れを中心としたテーマが背景にあることは共通しているものの，「第二の個体化過程」[2] である思春期に向かうなかで，同性仲間集団への参加など前思春期特有な心理的防衛がある点で[6]，小学校低学年の不登校とは趣を異にしているといえる．小学校高学年の不登校では，貴重なこの仲間集団の体験を損ないやすいわけだが，その結果として心理的防衛が不十分となり，「第二の個体化過程」がさらに進展しにくくなるという見方もできる一方で，心理的防衛を果たさんと必死になりすぎるあまり，破綻をきたして不登校に至るという見方もできる．まさに鶏が先か卵が先かといった格好だが，不登校の準備段階において認められる悪循環[8] を下位分類[6] ごとに整理して考えてみると，たいへん理解しやすくなる．たとえば，過剰適応的であろうとするのは，経験不足を補いつつ成長していく思春期の心性の発現そのものであるが，そうした過剰適応的な姿勢が，不登校をはじめとした児童思春期の情緒・行動障害への脆弱性を増大させるリスク・ファクター[8] となりうるということである．

　このように小学校低学年と高学年では，不登校の成り立ちにおいて達成すべき発達課題が異なるため，自ずと不登校の様相も異なったものとなるであろうし，ほかにもいくつかの視点から両者の違いを確認することができる．それぞれの症例〔匿名性に配慮し一部改変〕を提示したうえで，両者の差異を比較しながら，小学生の不登校の年代特異性について検討していきたい．

症例 2

小学校低学年の不登校　小学校1年生（6歳）・女児
　消防士の父親，看護師の母親，生後4か月の弟，父方祖母との5人家族．B子が3歳になるころまで，母親は夜勤もあり，B子の世話を祖母に任せざるをえなかった．しかし，

職場を移り夜勤がなくなってからは，母親はB子の養育にも熱心になり，保育園や習い事はもとより，遊ぶ友だちも母親が選び，子どものすべてを把握して納得のいく育児をしようとしていた．B子自身は従順で，保育園でも目立たない子であった．

保育園卒園間近に弟が生まれ，慌ただしいなか小学校入学となったが，給食が始まっても食べたがらず，促されて少し食べても吐くようになった．そのうち，朝の出かけに下痢や腹痛を訴えて学校に行きしぶるようになり，不登校となった．近医小児科受診を経て，不登校開始後約1か月で精神科受診となったが，B子の遊戯療法と併行して母親面接も行い，経過を診た．母親面接では，B子の乳幼児期に養育できなかったことへの罪責感とその後の代償的な対応に焦点を当て，支持的に検討した．罪責感で子育てはできないことに母親が気づき，子どもの成長を焦らず見守ることができるようになって，B子もそれに伴い，2学期半ばから自発的行動の一環として，登校を再開することができた．

<u>症例 3</u>

小学校高学年の不登校　小学校5年生（11歳）・男児

銀行員の父親，教師の母親，小学2年生の妹との4人家族．もともとあまり手のかからない子で，幼稚園に入っても聞きわけがよく，大人にとっては育てやすい子であった．小学校に入っても，まじめな優等生で，忘れ物がないかどうか何度も確認したり，漢字がきれいに書けないと何度も消して書き直したりすることもあった．何をするにもきちんとしていないと気が済まないため人より時間がかかり，まじめすぎて同級生から煙たがられることもたびたびあり，友だちはごくわずかだったが，努力家で成績も比較的上位だったので，教師の評価は良好だった．

小5の冬休み中に体調を崩し，じきに回復したものの始業式の日には宿題が間に合わず，「中途半端なままでは提出できない」と言って思いつめ，結局欠席してしまったことが契機となり，不登校となった．近所に住む父方祖父母が様子をみに来ると「大丈夫」と言って平静を装うが，一人でいるときはぼんやり音楽を聴いたり，ゲームに没頭したりすることが多かった．それを注意されると怒って人や物に八つ当たりすることもみられるようになった．また，母親に何度も予定を確認したり，学校を休むあいだ与えられた課題の点検をしつこくせがんだりするようにもなった．

2か月ほど不登校が続き，母親もC男への対応に心身ともに疲弊してしまい，一時休職することになったが，C男は受診を拒否したため，母親のみが相談に訪れた．当初は学校とも協議しながら再登校をめざす対応を試みたが，糸口がつかめないため，強がりは傷つきやすさの裏返しとして認め，肩の力を抜く楽な形を検討した．C男自身の来訪も含めた本児

なりの成長・変化を期待しながら，母子ともども支持すべく，母親面接を継続している．

▌症例の比較検討1　不登校の背景疾患

　症例2は「分離不安障害」ないし「適応障害」の様相が色濃いのに対し，症例3は，同じ不安・恐怖を主体とする群のなかでも「強迫性障害」の可能性を検討すべきと考えられる．

　小学生の不登校の背景疾患を検討する際に注意すべき点は，第1軸診断に必要な診断基準をそのまま適用すると，必ずしも診断基準を満たすとは限らないケースも十分ありうるということである．症例3についても，不登校の背景に，子どもの強迫性が大きく関与していることは間違いないが，「強迫性障害」の診断基準に十分合致するとまではいかず，厳密には第1軸診断はつかないケースといえる．

　不安・恐怖群には，ほかにも，失敗して恥をかいたり叱られたりすることへの強い恐れとそれに関連した予期不安を特徴とする「小児の過剰不安障害」や，人前で活動することを恥ずかしがり，緊張を強いられることを著しく恐れて社会的場面を回避する「社会恐怖」などいくつかあるが[7]，小学生の不登校では低学年よりも高学年のほうが，さらに小学生よりも中学生の不登校のほうが，不安や恐怖の性状が多岐にわたる傾向がある．また，不安・恐怖だけに限らず，小学生の不登校の背景疾患そのものにおいても，年齢が上がるにつれて多様性が増す傾向がある．誘因後の不安・抑うつを主体とする「適応障害」や，身体症状をきたす「身体表現性障害」，気管支喘息など狭義の「心身症」などが比較的よくみられる．

　このような加齢に伴う背景疾患の多様性の増加傾向は，言語化能力の発達程度や対人関係の広がりも含めた子どもの生活環境の拡大とも関連がある．不登校の多様性は，子どもたちの将来の可能性の大きさを反映しているともいえるのではないだろうか．

▌症例の比較検討2　下位分類[6]と治療

　症例2は，受動型不登校と考えられ，遊戯療法と母親支援が中心となるが，子どもの不安や萎縮を軽減し能動性を高める二段構えと母親の視点転換を図る

援助が，基本姿勢である．

症例3は，過剰適応型不登校と考えられ，遊戯療法と，言語的交流を主とした対面法による面接治療との移行期にあたる[6]．内面の言語化能力が未熟なことがこの年代の特徴だが，遊戯療法を無意味，侮辱と感じる子どももいる[6]ので慎重を要する．子どもが受診を拒否し，母親のみの相談となる場合，母子ともに追いつめられた状況であることも多く，配慮を必要とする．子どもの初診時は，それが最初で最後の出会いとなる可能性[6]を十分にふまえ，不登校に関する罪責感，劣等感，絶望感からすべてを非難と受け止めやすい[6]ことを念頭におきながら，支持的に関わっていく．挫折がすべての終わりではないことを保証するとともに，学校にとらわれすぎず，不登校の間でも成長している事実[6]などを話題にするのも有効だろう．

症例の比較検討3　発達障害

発達障害を検討すべき点は症例2よりも症例3のほうに多い．過剰適応や不安の表現の一つともいえる強迫性の鑑別として，広汎性発達障害の有無を吟味する必要がある．栗田[4]は，精神発達により認識可能となった学校でのストレスに由来する登校への嫌悪感を，広汎性発達障害の強迫性が固定する可能性があり，一過性である現象を長引かせる要因となりうることを指摘している．また，杉山が論じた「time slip 現象」[9]との関連も考えられる．さらに，不登校の準備段階に認められる悪循環[8]の形成に不可欠な「過大評価」に広汎性発達障害の特徴である「相手の意図の誤認」が関係している可能性も検討すべきと考えられる．

見過ごされやすい軽度発達障害が，不登校を契機に発見される場合もあるので，小学生の不登校を診る際に，発達障害の視点からとらえ直すことも忘れてはならない．

むすび

不登校は「均質性をもった一疾患単位」ではない[1]というのが現在のコンセンサス[7]だが，時代的変遷[3]においても均質でないといえる．同じ小学生の不登校でも，20年前と現在とは様相が異なる面もあるだろう．小学生の不登校に影響を及ぼす環境の時代的変化として，メディアやゲームの商業主義的普及

の占める割合は大きいといえる．子どもの脳への影響も指摘されるようになってきている[10]．

 大高[5]は青年期の不登校を，社会の価値観やあり方に対する青年たちの「身体を張った質問状」としたが，小学生の不登校は「声なく警告する鏡」とも考えられる．公教育の価値が著しく相対化され，不登校が内的葛藤の表現手段として以前より選択しやすくなっている分，現代の不登校は環境悪化と選択の容易さという対立的観点から評価する[7]必要がある．同時に「選択の容易さ」[7]に潜む大人側の都合も省みつつ，不登校の小学生の明るい将来を願い，何ができるか問わずにはいられない．

文献

1) Atkinson L, Quarrington B, Cyr JJ, et al. Differential classification in school refusal. Br J Psychiatry 1995; 155: 191-195.
2) Blos P. The second individuation process of adolescence. The Psychoanal Study Child 1967; 22: 126-186.
3) 本城秀次, 杉山登志郎, 若林慎一郎ほか. 登校拒否の時代的変遷について. 児精誌 1987; 28: 183-191.
4) 栗田広. 発達障害と登校拒否. 精神科治療学 1991; 6: 1181-1186.
5) 大高一則. 外来治療. 精神科治療学 1991; 6: 1149-1157.
6) 齋藤万比古. 登校拒否の下位分類と精神療法. 臨床精神医学 1987; 16: 809-814.
7) 齋藤万比古. 不登校. 山崎晃資, 牛島定信, 栗田広ほか編. 現代児童青年精神医学. 第1版. 大阪：永井書店；2002. p.343-354.
8) 齋藤万比古. 子どもの攻撃性と脆弱性―不登校・ひきこもりを中心に. 児精誌 2003; 44: 136-148.
9) 杉山登志郎. 自閉症に見られる特異な記憶想起現象―自閉症の time slip 現象. 精神経誌 1994; 96: 281-297.
10) 田澤雄作. 子どもとメディア―テレビ, ビデオ, ゲームの功罪. 小児内科 2005; 37: 938-944.

［水野 智之, 本城 秀次］

3 中学生の不登校

はじめに

　不登校は小学校高学年に増加しはじめ，中学校年代になり急増するといわれている．中学校年代とはどのような年代といえるだろうか．主なものとしては，思春期の始まり，人生において重要な友だちをつくる時期，義務教育が終了する，といったことがあげられるだろう．「思春期」という言葉にあたる「adolescence」とは10歳すぎから25歳すぎまでのおよそ15年間を指している．齊藤[7]は，「前期adolescence（10～15歳）」「中期adolescence（16～20歳）」「後期adolescence（21歳～）」に分けている．さらに齊藤は，「前期adolescence」を人生のなかでも幼児期と並んで，わずかな年月の間に劇的な心的世界の展開を遂げる時期にあたり，adolescenceにおける心的発達の課題は「両親像からの分離」と「自分探し・自分づくり」という二大目標を達成して世界へ旅立つための準備期間であるとするならば，この「前期adolescence」は主として両親像，とりわけ母親像からの分離に取り組む時期になると述べている．

「前期 adolescence」の心的特徴

　齊藤[7]は「前期adolescence」の5つの心的特徴をあげている．①幼児期の心性が部分的に再現していること（部分的退行を生じていること），なかでもこの退行により顕在化してくる幼児期心性とは主として2歳から3歳すぎごろのFreudのいう"肛門期心性"，Mahlerのいう分離-個体化理論の"再接近期"の心性が再現してくること，②この"再接近期"の特徴は自分の願望や衝動のコントロールをめぐる，そして母親への愛着をめぐる矛盾した願望の両価性があげられ，退行的心性の結果として両価性が高まること，③こうした発達的退行が親と同じ迫力や体力をもつようになって経験されなければならない危機性，④「前期adolescence」の子どもは幼児と異なり，その10年におよぶ中枢神経系の発達と社会的経験の積み重ねから外界の支持機能を親離れの支えに利用でき，親から離れはじめるときに子どもは必然的に親から見捨てられるという思い（すなわち「見捨てられ抑うつ」）をもつこと，⑤adolescenceの子ど

もにおける特異的な自己愛性，をあげている．

①を補足すると，子どもは親に支えられながら親離れを果たすという矛盾に満ちた発達課題に取り組み，その間親も子どもが向け続ける両価性に耐え，両親像からの独立に向けた子どもの心的発達を支えている．もしもここで親子関係の不均衡が存在する場合，たとえば adolescence 前半期の男子でエディプス的父親像が存在しない，女子で支配的でない受容的母親像が存在しない家族状況にあるとすれば，この年代の子どもを悪循環的に退行している幼児的心性をよりいっそう優勢な状況に追いつめていく可能性がある．④を補足すると，「見捨てられ抑うつ」に抵抗するために「前期 adolescence」の子どもは "gang" とよばれる一体感を追求する画一的仲間集団や，"chum" とよばれる理想化した親子関係を外在化した，あるいは異性との恋愛の模擬体験のような親友関係に入れ込んだり，学校での勉学やスポーツ，あるいは芸術活動などで周囲から認められたり，教師との親子関係にも似た強い情緒的結びつきを求め，この外界との関係性を利用して親離れに耐えるという方策は外界への過剰適応を強化することになり，結果として些細な失敗が驚くほど決定的な挫折となることがある[6]．⑤を補足すると，④の補足で述べたように「前期 adolescence」の仲間集団の発達を支えているものの一つが，高まりつつある自己愛である．この「前期 adolescence」における自己愛性はヨチヨチ歩きの幼児が母親から離れて探索行動に没頭しているときの万能感に根ざしたものであり，「前期 adolescence」の子どもは外界で傷ついた自己愛を母親との一体感に基づく幼児的な自己愛性に退行して防衛しようとする．

中学生の不登校をどのようにとらえ，どのように援助するかということ

1990 年初めに起こったバブル経済の崩壊後，それまで信じられてきた社会的価値観がひっくり返ってしまい，さまざま社会文化的，経済政治的な問題はいっそう複雑になり，そう簡単には解決できないような様相を呈している．世界最優秀選手を擁するサッカーのブラジル代表でもワールド・カップでは優勝できなかったりするのである．子どもの世界でも生き方の選択は多様になったといわれるが，実際には学業成績，家庭の経済状況などによって早くから「勝ち組」と「負け組」が見えてしまっているところがある．1996 年に編集された「不登校と適応障害」のなかで齊藤[5]は，「不登校という事態と向き合うこ

との深刻さが薄れてきていることは，そのまま自我感あるいは自己感とよぶべき内へ向けてのある種の実感の鮮烈さが薄れていることかもしれないからである」と述べているが，この背景にはさまざまな領域における現代的な問題の幅広さ，底知れぬ深さが子どもを圧倒し，希望をもてずほとんど無気力になって，その時をなんとかやりすごすという状況があるのかもしれない．小倉[4]は，現代的な課題について，①混沌と混迷の時代にあって，自分自身を見つめ，自分を見失わないようにすること，②意見の一致や節操の見通しなどないなかでも，自分自身は一種の倫理観，少なくとも連続性をもたねばならぬこと，③家庭が形式・機能とも崩壊しきったなかで，あるモデルを探し求め，自分を律するあるものを身につけねばならぬこと，④伝統や文化継承を重視するよりも，むしろ新しい規範をかかげねばならないと思うこと，⑤社会的・倫理的な規範が底をついているような状況のなかで，自らは生産的であらねばならぬと思うこと，⑥厭世的，あきらめ思考が強いなかで，上昇志向をもち，希望的な姿勢を保持しなければならぬと思うこと，⑦いっそのことすっかり退行し，シニカルであきらめの態度に堕するのかどうかの決断を迫られるという思いをもつこと，をあげている．さらに小倉は，治療者側の準備の問題として，これらの課題に対してある一定の答えを自らのなかにもっていることが要求されると述べている．筆者自身のなかにその答えをもっているかと問われると，はっきりいって自信はない．そのような時には常識に立ち戻るしかないのではないかと思うが，生地[3]は，子どもの治療・援助を考える際に，精神分析的な発達論を参照しながら，「学童期は社会で生きていくために必要な最低限の知識と技術を身につけ，青年期は大人から徐々に離れて自分独自の対人関係を広げ，社会のなかで自分の役割の方向を見いだし，大人になったら，社会のなかで働く場を確保し，ともに生きていくパートナーを見つけ，次世代を育てていくことが望ましい」という常識的な発達論に準拠して発達支援を行うことの大切さを指摘している．常識的な発達論に準拠することにより，子どもや家族にとってわかりやすく手ごたえのある治療・援助になると思うからである．先にワールド・カップにたとえたが，必殺技やひとりの援助者によって不登校という事態を打開することは困難かもしれないが，逆に子どもの周囲にいるさまざまな職種の大人がネットワークをつくって，子どもをなんとか支援する常識的な策を思案すること——このことこそが文字通り「マネージメント＝なんとかする」ということ

なのかもしれない——によって打開することは可能かもしれない．青木[1]は，不登校の子どもへの援助で重要なこととして，①子どもへの精神療法は重要であるが原則としては子どもからの問いかけを待つこと，②親の心理的援助が重要であり，親への援助が間接的に子どもを支えることになること，③不登校の子どもでは重要な同年輩集団のなかで「もまれる」体験が得られないため，形の異なった多様な居場所を提供することが必要なこと，④何よりも大切なことは子どもが人生を肯定的にとらえ生きられるようになることをあげている．子どもへの治療介入は成人に比べて非言語的交流が中心となり，さらに思春期の高まった両価性はしばしば言語的交流を阻む要因となり，精神療法に導入することは困難で，しばらくすると子どもは来院しなくなり，親のみが受診するということが少なくない．そのため，親ガイダンスを通じて親を支えることが大切になる．

　ここで，中学生の不登校を中心に入院治療を行っている児童精神科病棟の治療の一端を紹介したい．

症例 4

児童精神科病棟にて入院治療　中学生男子・女子

　児童精神科病棟は，病棟のルールの決定や確認，行事の役割分担などを決定する児童ミーティング，入院している中学生男子，女子を対象とした男子（女子）グループ，コミュニティ・ミーティング（以下CM）といった集団精神療法的アプローチが行われている．CMの参加者は，児童精神科病棟に入院している参加可能な患者（基本的には自由参加である），コンダクターは筆者，コ・コンダクターは心理士，当日出勤している看護スタッフが1～2人である．CMは週1度，1回45分で病棟内のデイホールで行っており，45分のうち40分はテーマをとくに定めず自由連想的な方式で進め，残り5分は病棟からの連絡事項を伝えるという構成である．

　児童精神科病棟の消灯は21時であるが，治療スタッフは入院している子どもが他者に迷惑をかけなければ，21時以降もホールで話しをすることを認めていた．ところが病棟のルールを守らないことが目立ったため，治療スタッフは21時には自室に戻ることという行動制限を病棟全体に行った．子どもはルールを守るようになり，行動制限は解除になった．中学生は「ルールを守っている人まで連帯責任で行動制限を受けることはおかしい．中学生は自己責任でルールを守るのがいい」という意見が出るようになった．児童ミーティングでは，①21

時以降も騒いで迷惑をかけた患児には看護スタッフが「イエローカード」を出すこと，②騒いでいるのがひどいときには一発で「レッドカード」を出すこと，③「イエローカード」が2枚累積した場合や「レッドカード」を出された場合には患児は1か月間21時以降自室で過ごすことが話し合われ実行に移された．実際にカードを受ける子どももいたが，CM でも「イエローカード」が話題にのぼった．仲間集団のまとまりができてきたころには，子どもはルールを自然と守るようになりカードを受けることは少なくなった．卒業が近づいてきたころに子どもから「カード」はもう必要ないということが CM で話題にのぼった．中学生の子どもと治療スタッフのやりとりを臨床素材として取り上げる．

コンダクター：「カード」というルールがない病棟になればいいじゃない？

男児 D：なければいいけど，それに代わるものが見つからない．

男児 E：なければないで，いちばんいい．

男児 D：全くなしにすれば OK ですか？ 全くルールがないとないで，縛られるものがないと，ばかだから何にもしないで，暴れまわることになりますよ．

男児 F：病棟には前は何にもルールがなかったから．

コンダクター：昔は何にもルールはなかったね．

男児 D：何もなかった．

女児 G：ルールなんかなくせばいいじゃないですか．そのかわり，夜騒がしくなるけど．

女児 H：こわいんだけど．

コンダクター：ほんとに何もなかったのかな？

男児 D：単に気をつければいい話しですけど．

ここで子どもは「ルールがない自由はほしいけれども，大人からの制限が全くないことも暴走してしまいそうでこわい」と語っているが，「大人から自立したいと思う反面，どこかで頼っていたい．大人から離れることには不安もあるので，暴れまくったり騒ぎまくってしまう」という「前期 adolescence」の子どもに高まっている大人への依存をめぐる両価性を表していると思われる．齊藤は[8]，児童精神科の入院治療では治療スタッフ（大人）が子どもの高まった両価性の矢面に立ち，子どもの「依存と反撥」に対して，受容と制限を処方しつつ子どもに伴走するということを強調している．Bradley[2] は，思春期の子どもとの治療で生じてくる混乱の多くは，誰が権威者であるのか，ということに関する再交渉に関わることと述べている．そして治療に関わる大人は自分たちが権威者に見られることを望んではいないけれども，その影響力，存在ゆ

えに威嚇する存在とみなされ，そのような不平等な関係のなかではコミュニケーションは困難となる．大人がルールを課せば抑圧的だと感じられてしまうし，ルールを課さなければ子どもには気にかけられていないと感じられてしまう，という立場に置かれ，境界を設け続けながらも，その境界について評価を下すことを許容するような対話を維持することの重要性が指摘されている．治療者はおそらくこうした押したり引いたりする子どもとのやりとりのなかに親を引きこみ，そして親の支持機能を引き出し，治療者とともにもちこたえその支持機能を高めていくことが，問題の解決につながっていくのではないかと筆者は思っている．

　最後に筆者が不登校の子どもを援助するときに強調したいことは，子どもが自分をだいなしにする攻撃的な問題行動だけではなく，逆に受動攻撃的なやり方で自分をだいなしにしていく行動へも十分に注意を払うこと，また義務教育の最後である中学3年まで不登校の問題が続いたとしても焦ったりはしないで，次の相談機関に"つないだり"，子どもやその親が何か相談したいことが生じたときには，いつでも相談に応じられるような柔軟な姿勢が望まれる．

文献

1) 青木省三．不登校の治療と援助を再考する．精神科治療学 2006；21(3)：287-291．
2) Bradley J．対決，懐柔，それともコミュニケーション？ 鈴木龍, 監訳．李振雨，田中理香，訳．思春期を生きぬく―思春期危機の臨床実践．東京：岩崎学術出版社；2000．p.70-84．
3) 生地新．発達支援の視点からみた学校不適応の予防．思春期青年期精神医学 2002；12(2)：90-95．
4) 小倉清．内的規範が重視される現代的課題とその取り組み．思春期青年期精神医学 1996；6(2)：147-151．
5) 齊藤万比古．解題1―青年期の展開とその適応障害としての不登校．齊藤万比古，生地新，責任編集．不登校と適応障害．東京：岩崎学術出版社；1996．p.111-128．
6) 齊藤万比古．思春期の仲間集団体験における"いじめ"．思春期青年期精神医学 2001；11(2)：107-114．
7) 齊藤万比古．思春期の病態理解．臨床心理学 2005；5(3)：355-360．
8) 齊藤万比古．児童精神科における入院治療．児童青年精神医学とその近接領域 2005；46(3)：231-240．

〔渡部　京太〕

4 高校生の不登校

はじめに

　小学生・中学生の不登校に比べると，高校生の不登校の実態は，あまりよくわかっていない．その最大の理由はおそらく，高校は中学までと違って義務教育でないことである．中学までであれば，何らかの事情で学校に来なくなった生徒がいれば，学校側はふつう，その事情を把握しようと積極的に努めるし，また，その結果，かなり正確に生徒の状況を把握できる．保護者も，子どもが学校に行かなくなれば，学校に相談したり，学校以外の相談機関や病院に連れていくなど，早急に何らかの対策を講じる．それは，「どの子にも不登校は起こりうる」とみなされるようになった現在においてもなお，この年代の子どもは学校に行くのが自然かつ当然であり，学校に行かないことは，多かれ少なかれ，異常事態であるという認識を，学校側も保護者側も強くもっているからである．そこには当然，義務教育だからという意識も働いているに違いない．

　もちろん，高校生の場合でも，不登校になれば，学校も保護者も心配はする．しかし，小中学生の場合と比べると，不登校を問題視したり，早急に不登校を解決しようとする姿勢や切迫感は，概して乏しいのではないだろうか．また，仮にそのような気持ちがあったとしても，その気持ちを具体的な行動に移すのにはさまざまな困難が伴うことが多いように思われる．それは，高校が本質的には行かなければならないところでも，行かせなければならないところでもないからである．昨今，高校進学率が100％に近くなり，高校の義務教育化が進んでいるといわれる．それでも，実際には義務教育でない以上，いったん不登校という形で子どもに問題提起されてしまうと，学校も保護者も，真っ向からは，なかなかそれを否定できない．心配してみているうちに，子どもは，次第に，学校という枠からはずれていってしまう．行き先は，他校への転編入，就職，アルバイト，フリーター，ひきこもり，精神疾患の発症など，いろいろあるだろうが，いずれにしても，いったん学校という枠からはずれると，子どもの実態の把握は，学校にいるときに比べて格段に困難になってしまう．もちろん，なかには学校の枠のなかで不登校を続けたり，不登校から立ち直っていく子どももいるだろうが，そのような子どもだけを対象にしていたのでは，バイ

アスがかかりすぎて,高校生年代の不登校の全体像を把握することはできない.

このような事情から,高校生の不登校については,今なお,わかっていることよりはわかっていないことのほうがはるかに多いのが現状である.本項ではこの点をふまえ,今後,明らかになっていくことを期待したい多くの領域のなかからいくつかを選んで呈示することで,高校生の不登校をとりまく現状の一端を考えてみたい.

高校生の不登校・中途退学

まず,高校生の不登校に関連する基礎資料を示す.最近の文部科学省(文科省)[1] 統計によれば,

- 国・公・私立高校における不登校(30日以上の長期欠席)の割合は約2%である.
- 不登校生徒のうち,中退に至った者は37%,原級留置となった者は約11%である.
- 不登校生徒のうち,中学校時に長期欠席の経験があると高等学校で把握している者は,全体の約21%である.
- 不登校となった直接のきっかけは,「学校生活に起因(友人関係の問題や学業不振など)」と「本人の問題に起因」がそれぞれ約40%を占め,残りが「家庭生活に起因」となっている.不登校状態が継続している理由は,「無気力」が最も多く,続いて「不安など情緒的混乱」「複合」の順になっている.
- 中退者の年度当初の在籍者数に占める割合(中退率)は約2%である.
- 中退事由については,「学校生活・学業不適応」が38%で最も多く,次いで「進路変更」が34%,「学業不振」が7%の順となっている.「学校生活・学業不適応」の内訳は,「もともと高校生活に熱意がない」の割合が高い.「進路変更」の内訳は,「就職を希望」や「別の高校への入学を希望」の割合が高い.
- 中退率を学年別にみると,第1学年での中退率が4%で最も高く,以下,第2学年2%,第3学年1%と続いている.中退者数全体のうち,1年生が占める割合は52%であり,以下,2年生29%,3年生9%である.
- 中退者のうち,別の高校に再入学する者の割合はおよそ1%程度,編入する者の割合はおよそ10%程度と推定される(調査年度の再入学者数,編入学者数からのおよその推定).

以上のように，高校生の不登校（約2%）は決してまれな現象ではない．その多く（約37%）が中退につながり，中退した場合，ほとんど（約90%）は，再入学や編入に至らない．また，中学時代に不登校の既往のある子どもも少なくない（約21%）．

▎不登校発現のパターン

　不登校発現のパターンには，大きく分けて，中学まで不登校になったことがなく，高校に入って初めて不登校が出現してくるものと，中学までに不登校の既往があり，それが高校に入っても続いたり，再発してくるものの二つのタイプがあると考えられる．この二つのタイプの不登校の異同がよくわかっていない．文科省の統計[2]によれば，中学卒業者の高校進学率は，平成17年度で97.6%である．中学のときに不登校になった子どもは，①中学卒業を認定されて高校入学している（つまり，97.6%のなかに入っている）か，②高校に入学していない（残り2.4%の中に入っている）か，③卒業認定が得られないため，この統計に入っていないかのいずれかである．②，③については，彼らが高校に入学しない限り，統計上は高校生の不登校として扱われないが，高校生年代（およそ15歳～18歳）の不登校を考えるうえでははずせない対象である．

　①に属する子供が高校でどのようになっていくかの詳細は不明だが，上に示した統計からは，相当数が，高校で再び不登校になる可能性は否定できないように思われる．すなわち，不登校生徒のうち，中学校時に長期欠席の経験がある者は，把握されているだけで全体の約21%いること，「もともと高校生活に熱意がない」という中退事由から想像される不登校絡みの不本意入学の多さ，またおそらく，それとある程度関連して，中退者の過半数が高校1年生に集中していることなどである．彼らのなかには，形式上は高校に入学したものの，実質的には中学時代の不登校がそのまま続き，退学に至る者や，ある期間通学した後に不登校になる者が含まれているはずだが，そのような継続型・再発型の不登校（上の②，③のように高校に入学していない者を含む）と，高校時初発型の不登校のあいだに違いはあるのだろうか．両者の異同を検討することは，高校生の不登校の特徴を明らかにするうえでも，彼らの援助を考えるうえでも，意義あることであろう．

ひきこもりとの関連

　高校生年代の不登校とひきこもりの関連もよくわかっていない．これまでに実施された不登校の転帰調査をみると，調査によって相当のばらつきはあるものの，転帰は概してそれほど不良ではなく（社会適応できている者が56～88％），また，追跡期間が長くなるほど，転帰は良好になる傾向にある．すなわち，不登校から慢性的なひきこもりに至るケースは少ないと考えてよいようである．しかし，これまでの調査のほとんどは，小中学生の不登校や，その時期から始まって高校生年代まで続いている不登校を対象にしたものであり，高校生年代を対象にした調査の数は限られている．その結果をみると，たとえば森口[3]の調査では，経過観察期間が8年以上の23例中，転帰不良例は10例（43％），3年～7年の18例中，転帰不良例は6例（33％）と比較的高率であり，その生活状況をみると，8年以上の群では10例中2例，3～7年では6例中5例が「家でぶらぶら」となっている．「家でぶらぶら」を，即ひきこもりとみなしてよいかどうかは別にして，このような結果は，少なくとも，高校生年代の不登校が，中学生年代までの不登校よりも，ひきこもりに高い親和性をもつ可能性を示唆するものではあろう．

　また，ひきこもりの側から不登校をみると，ひきこもる青年の多くが，不登校を経験していたり，不登校をきっかけにひきこもりになっているようである．斎藤[5]によれば，その割合は実に90％であったという．また，同じく斎藤[5]によれば，ひきこもりが始まった年齢は，高校1年生が一番多かった．

　不登校の大半はひきこもりに至らないが，ひきこもりの大半は不登校を経験している．不登校のほうが圧倒的に数の多い場合には，このようなことが起こっても，論理的には不思議はないのだが，一説によればひきこもり100万人ともいわれる時代にあって，この命題の信憑性は，やはり今一度，疑ってかかる必要があるだろう．高校生年代の不登校においても，慢性的なひきこもりに移行してしまうケースは本当に少ないのか．ひきこもりに移行してしまう割合は，果たしてどれくらいなのか．また，その特徴はどのようなものか．これらの点を明らかにすることは，不登校の援助にとってもひきこもりの援助にとっても，重要な意義をもつと考えられる．

精神疾患との関連

　不登校の背景に精神疾患がないか，あるいは不登校の経過中に精神疾患が出現してこないかといった点に注意する必要があるのは当然で，この点は，高校生の不登校でも，小中学生の不登校でも変わることはない．わかっていないのは，不登校全体のなかに，精神疾患の関係するものがどの程度含まれているか，また，精神疾患の種類や頻度が，小中学生の不登校と高校生年代の不登校では異なるのか，異なるとすれば，どのように異なるのかといった点である．不登校と精神疾患の関連についてのこれまでの研究は，小中学生を対象にしたものがほとんどで，高校生年代のデータはまだまだ不足しており，現状では，これらの疑問に正確に答えることはできない．しかし，不登校に対して，今後，精神医学がどの程度関わるべきか，あるいは，関わることができるのかといった問題を考えるうえで，この疑問を避けて通ることができないのは明らかである．

　また，不登校と精神疾患の関連を調べたこれまでの研究は，その大半が，医療機関を訪れた子どもを対象にしたものである．いうまでもなく，不登校の子どもの大半は，医療機関を訪れることはない（この傾向は，おそらく高校生年代の不登校により顕著であろう）．この点で，これまでの研究は，必然的に対象選択バイアスから自由でありえない．直感的・常識的には，そのバイアスは，精神疾患の比率を高める方向へのものであろうが，しかし，このことは，医療機関を訪れない不登校の子どもが精神疾患を抱えていないことを意味するものではない．今後は，医療機関を訪れない子どもの精神疾患にも，もっと目を向けていく必要がある．

不登校後の進路・適応

　前述した統計に示したように，高校生の不登校はかなりの割合で中退に至り（37％），中退者のうち，別の高校に再入学したり，転編入する者の割合は比較的少ない．彼らのその後については，ベールに包まれている部分が多く，実際，この点を明らかにすることが，今後の重要な研究課題になると思われる．「進路変更」の内訳として「就職を希望」や「別の高校への入学を希望」の割合が高いことから考えると，彼らの多くは，おそらく，就職やアルバイトをしたり，別の高校への入学をめざしたりしているのであろう．このことと関連する近年

の動向として，高校中退者や不登校の子どものための受け皿が増えてきたことは注目しておく必要がある．学校一つをとっても，全日制高校だけではなく，通信制高校，定時制高校，高等専修学校，高卒認定（大検）予備校，技能連携校，全寮制高校，サポート校，インターナショナルスクール，インターネットスクール，留学，フリースクール等々，選択肢の幅が随分広くなった．また，学校以外にも選択肢はいろいろ用意されている．

このことから想像されるのは，不登校から中退へと至る道が，子どもにとって，必ずしも不本意なコースとは限らないということである．場合によっては，今の高校よりももっと自分に合ったところをめざして，積極的に中退を選ぶということも，当然起こりうるだろう．難しいのは，仮に中退がそういう積極的な選択であったとしても，その後の進路が本当にその子どもに合っているという保証がないことである．逆に，中退が子どもにとって不本意なものであったとしても，その後の進路によっては，子どもが大いに元気を取り戻すこともあるだろう．あるいは，中退せずに，同じ学校にとどまることが，その子どもにとって一番良いという場合も当然あるに違いない．不登校後の進路と適応の関連については，個別的な事情も加わるため，一般化することは難しいが，それでも，可能な範囲でその関連を調べていくことは，援助の観点からきわめて重要なことであろう．

症例 5

中学時に不登校傾向がみられ，高校で再び不登校となった女子

小学校のころは明るく活発で，いつもリーダー的な存在だった．中学校に入学し，それまでと同じような態度で同級生に接したところ，「偉そうにしている」と反感を買い，無視や陰口などのいじめを受けるようになった．学校に行きたくなくなり，休みがちになった．とくに学校行事があるときはよく休んだ．2年になって友人ができ，その友人のグループに入れてもらったことで，いじめはなくなった．その後は，休まず登校できるようになったが，1年のときのショックが尾をひいたせいか，引っ込み思案でおどおどした性格に変わってしまった．

高校は，父親の転勤のため，遠方の高校に入学した．クラスには地元の同じ中学出身の生徒が多く，その生徒たち同士で固まってワイワイやっているため，なかなかクラスに溶けこめなかった．1学期は何とか頑張って登校したが，2学期に入ると，朝が起きづらくなり，登校時間になると頭痛や腹痛が出現し，そのため，遅刻や欠席を繰り返すようになった．近

くの病院の内科を受診したが，とくに異常は見つからなかった．しかし，症状はとれず，学校を休んでいても一日中，体がだるく，横になっている状態になったため，別の病院の心療内科を受診したところ，「自律神経失調症」と診断された．しばらく通院し，安定薬を服用したが，症状はほとんど改善しなかった．ますます学校に行きづらくなり，3学期は，わずか3日しか登校できなかった．何とか2年には進級できたものの，1学期は1日も登校できず，2学期に入っても，この状態が続いたため休学し，そのまま退学に至った．その後，紆余曲折はあったものの，大検（現在の高認）に合格し，20歳で大学に入学．現在は元気に通学している．

最後に

以上，高校生の不登校について，今後の研究課題をいくつかを呈示し，高校生の不登校をとりまく現状の一端を考えてみた．高校生の不登校については，まだわかっていないことも多く，上にあげた問題は，そのごく一部にすぎないが，これらを含め，さまざまな未解決の問題を一つずつ明らかにしていこうとする努力のなかから，高校生の不登校の治療や援助にとって有用な知見が少しずつ獲得され，集積されていくことを期待したい．

文献

1) 文部科学省．平成16年度 公・私立高等学校における中途退学者数等の状況調査．http://www.mext.go.jp/b_menu/toukei/001/index30.htm
2) 文部科学省．平成17年度学校基本調査．http://www.mext.go.jp/b_menu/toukei/001/05122201/index.htm
3) 森口祥子．高校生の不登校―その予後解析と臨床的考察．横浜医学 1986；36(2)：133-151．
4) 齋藤万比古．不登校．山崎晃資，牛島定信，栗田広，青木省三，編．現代児童青年精神医学．大阪：永井書店；2002．p. 343-354．
5) 斎藤環．社会的ひきこもり―終わらない思春期．PHP新書．京都，東京：PHP研究所；1998．

［水田　一郎］

5 青年期のひきこもり

▼不登校とひきこもり

　学校に行けない，あるいは行かない状態は小学校から大学までのあらゆる年代でみられる現象である．とくに義務教育において「不登校」は重大な問題となっている．文部科学省の指導の下で学校は不登校生徒を教育のレールに戻すためにさまざまな方策を試みている．

　義務教育ではない高校と大学で不登校はどのようにみられているのであろうか．高校は義務教育ではないが，高校への進学率はきわめて高く，義務教育の延長ともいえる状況にある．しかし高校生は自分の意思で退学することが可能であり，登校が義務づけられているわけではない．大学において学生は自立した個人とみなされ，自立的に行動することが期待され，またそのような前提の下に教育が行われている．大学生の不登校は登校するか否かまず本人の意思が確認される．自らの意思で進学する大学は他から強制されて登校したり，あるいは卒業しないといけない場所ではなく，退学も選択肢の一つと考えられているからである．しかし理念的にはそうであったとしても，現実に大学生の不登校は大学がかかえる大きな問題であり，学生に対する支援が大学の重要な課題となっている．

　青年期後期の発達段階にある大学生は，年代固有の心理社会的問題をかかえている[1]．大学生の不登校は，小・中学校における不登校と質的に異なった問題を含んでいると考えられる．そして不登校のなかにはひきこもりとよばれる深刻な状態を呈している学生も認められる．

◆ひきこもり現象

　小・中学校の不登校生徒数は増加傾向を示している．不登校生徒数の全生徒数に対する割合の年次推移をみると，中学校では昭和55年ごろから，小学校では昭和60年ごろから著しい増加傾向が認められる．平成4年，文部省は不登校が一部の生徒に生じる特別な事態ではなく，誰にでも起こりうるとの見解を打ち出した．その後，保健室登校，スクールカウンセラーの配置[2]，友人・教師との人間関係改善のための配慮，教育相談センターへの紹介などさまざま

な対応策が実行されている．義務教育の場で生じた不登校問題への対応は学校教育の一環とみなされ，基本的に学校に復帰し学習過程を終了する方向が追及されている．

　教育の枠内で取り上げられている不登校と比べると，ひきこもりはより広い概念である．ひきこもりは，長期間にわたって社会活動に携わることなく，主に自宅で過ごし，家族外の対人交流がない状態をいう．ひきこもりの実態調査（三宅ら）[5]によると，低めに見積もられた値として全国で約32万世帯にひきこもりの子どもがいるとの推定値が出されている．また齊藤[6]によるとひきこもり人口を全国で80万人から120万人と推定する調査（臨床教育研究所「虹」）もあるという．より明確な数字は今後の調査を待たねばならないが，いずれの数字もきわめて大きな値を示唆しており問題の深刻さを示している．

　ひきこもりのなかには高校生，浪人生，大学生が含まれている．彼らのひきこもりは同時に不登校状態でもある．ひきこもりは不登校を排除する概念ではない．しかし，ひきこもりと不登校は完全に重なる概念ではない．ひきこもりがかかえる問題は不登校の定義には収まりきれない広がりをもっている．たとえばひきこもっている人のなかにはいったん就職した後にひきこもった人たちがいる．彼らは社会人経験者である．またひきこもりが長期化して，30代，40代になった人たちも含まれている．30代，40代の人たちの問題は内容的に不登校問題からはるかに遠いところにある．学校教育の枠内の問題であり年齢層が限定されている不登校に比べて，ひきこもりは幅広い層を対象にした概念であることがわかる．

　不登校は主に義務教育課程にある生徒を対象として学校精神保健の枠でとらえられ，学校が対応の中心的役割を引き受けている．一方ひきこもりは学校という枠内に止まらず，社会という広い世界に向き合って生じている問題である．社会とのつながりが希薄になり，社会への所属性が失われることがひきこもりの問題の中核にある．学校において問題が発生し学校を中心において解決の道を模索するのが不登校であり，ひきこもりは個人と社会との関係において生じている事態である．

青年期とひきこもり

　ひきこもり問題の基盤に現代の社会と青年との関係のあり方をみることがで

きる．青年の社会参加の困難さは現代に始まったものではなく，普遍的なテーマである．従来大学生の典型的な不登校とされていたスチューデントアパシーにおいても，社会参加の課題の困難さの存在が指摘されていた．不登校の一例としてスチューデントアパシーを取り上げ，現代のひきこもりとの違いについて検討したい．

◆ ひきこもりとスチューデントアパシー

1960年代，学生にみられる無気力状態をスチューデントアパシー（student apathy）と名づけたのがWalters[7]である．スチューデントアパシーとよばれる学生は大学の授業に出席せず，進級することができなくて留年してしまう．勉強に対する意欲がなく，大学生活は停滞し，将来への展望は開けてこない．しかし彼らは日常生活における全面的な意欲の低下を示しているわけではない．やる気の低下は本業である学業に限られ，趣味の分野ではむしろ活動的ですらある．このような特徴からスチューデントアパシーは「部分的撤退」とよばれた．

Waltersによると，彼らは勝ち負けが明確にされる場面で負けることを過度に恐れ撤退するが，勝ち負けと関係のない趣味の領域ではのびのびと活動することができる．このような青年心理の背景としてWaltersは青年期の自立の課題に注目した．成功した強い父親，あるいは青年を非難する父親がいて，父親の要求に達しないことを恐れて青年は自己の能力が明確に測られる競争場面を回避していると考えた．社会参加の段階での逡巡や躊躇が主要な心理的要因であると説明している．

スチューデントアパシーは実社会参入を前提にした競争，社会人として自分の前に立ちふさがる父親像の克服といった青年期後期特有の発達上の問題に直面していると考えられた．わが国においても笠原[4]がスチューデントアパシーの若者の存在を指摘している．

一方，現代のひきこもりの大学生はどのような青年であろうか．近年，大学生のなかに未熟な発達段階にある者が多くみられるようになってきた．若者が自分の役割を社会のなかに定めることがさらに困難になってきた社会状況があり，社会に触れる経験が乏しい現代の若者には社会参加することへの不安が高まっているのではないだろうか．

彼らは社会との接触が乏しく,自宅か下宿にひきこもった生活を続けている．人間関係がほとんどないか,全くない．下宿でゲームやインターネットをして過ごし,食事はスーパーやコンビニで弁当やおかずを買ってすませている．学校や友人との接触がなく,狭い生活空間にひきこもり,将来のビジョンがもてないままに生活している．一方,不登校であっても趣味やアルバイトなどの活動を行っている学生がいる．ひきこもりの学生は学校だけでなく社会との接触も限られている．彼らを不登校とよぶだけでは,その生活状態を的確に表現することはできない．生活の狭さや他者との関連の乏しい生活など,彼らの全体像を表現するために「ひきこもり」という言葉が使われるようになった．彼らはスチューデントアパシーにみられるような部分的撤退ではなく,生活全体が社会から撤退している．

　不登校とひきこもりはその概念の成立する世界が異なっている．不登校は学校という枠のなかでの事象であるのに対して,ひきこもりは社会との関係における問題である．大学生のひきこもりに対応して学生相談室,保健センター,担任などが協力して対応しているが,大学からの働きかけに応じない学生は大学教育の枠内での対応は困難となる．

　ひきこもりへの支援は地域精神保健活動として位置づけられ[3],保健所,精神保健福祉センター,NPO,病院などの地域精神保健を担う各機関による協力体制の下に支援活動が遂行されている[5]．必要に応じて医学的な対応（発達障害,人格障害,感情障害〈うつ病〉などへの医学的な対応）が必要であり,社会参加への道を開くために,精神衛生相談員による家庭訪問,個人カウンセリング,グループ活動,就職支援活動などの社会的なサポートが行われている．不登校からひきこもりへ移行する事例の実態調査や対応法の検討が今後の重要な課題である．

文献

1) 井上洋一．青年期の発達論．青木省三,清水將之,編．青年期の精神医学．東京:金剛出版;1995. p. 32-45.
2) 井上洋一．大学の学生相談室の現状．思春期青年期精神医学 2005;15(2):175-180.
3) 伊藤順一郎,吉田光爾,小林清香ほか．「社会的ひきこもり」に関する相談・援助状況実態調査報告．厚生労働科学研究,こころの健康科学研究事業．「地域精神保健活動における介入のあり方に関する研究」（主任研究者:伊藤順一郎）総合研究報告書 2003．平成 14 年度厚生労働科学研究費補助金心の健康科学研究事業，地域精神保健活動にお

けける介入のあり方に関する研究—10代・20代を中心とした「ひきこもり」をめぐる地域精神保健活動のガイドライン（最終版）．2003．
4) 笠原嘉．退却神経症— withdrawal neurosis という新しいカテゴリーの提唱．中井久夫，山中康裕，編．思春期の精神病理と治療．東京：岩崎学術出版社；1978．p. 287-319.
5) 三宅由子，立森久照，竹島正ほか．地域疫学調査による「ひきこもり」の実態調査．心の健康についての疫学調査に関する研究（平成16年度総括・分担研究報告書：主任研究者・竹島正）．2002．p. 89-93.
6) 齊藤環．社会的ひきこもりの現状と展望．思春期青年期精神医学 2002；12：13-20.
7) Walters PA Jr. Student Apathy. Blaine GB Jr, McArthur CC, editors. Emotional Problems of the Student. New York : Appleton-Century-Crofts ; 1991.
　石井完一郎ほか編．大学生の情緒問題．東京：文光堂；1971．

［井上　洋一］

Ⅶ章

不登校の医療的治療・援助

1 はじめに──多軸評価の不登校支援への適用

はじめに

　本章「Ⅶ章　不登校の医療的治療・援助」では，児童精神科的あるいは小児科的な医療が不登校の治療・援助に関わる際に選択する主な技法をあげてその内容を解説している．それらは各々独自の工夫がなされた治療・援助技法であるが，臨床現場ではこれらの技法の一つだけで対応し続けるということはあまり行わない．たとえば，背景疾患として全般性不安障害が診断された不登校に対して，不安の解消のための薬物療法だけで，受診から学校復帰に至るまでの不登校経過の全体にわたって対処できることはきわめてまれである．大半のケースでは，本章に示すような複数の技法を合理的に組み合わせて対応するとともに，次章「Ⅷ章　不登校に対する医療以外の支援の場」に示すような医療以外の領域の支援システムを治療・援助過程にタイミングよく組み込む工夫が求められることになる．

　本書では，ここまで不登校の子どもの全体像を理解するための臨床的評価を，5軸にわたる多軸評価法に従って実施することを推奨してきた．こうした臨床的評価から導かれた個々の不登校像こそ，治療技法と治療の場の選択の具体的な指標である．そこで，ここでは多軸評価法の各軸の評価とそれに対応する治療・援助法選択のためのおおまかな基準を示したい．

多軸評価に基づく治療構造：第一層

　図1は，多軸評価に対応させた治療の組み立てを三角形の積木で表現した模式図で，5種類の軸にわたる評価に対応した3種類の治療・援助的観点にまとめ，図1のような順序で積み上げた構造となっている．この三層構造のうち，治療・援助システムの土台とよぶべき第一層は，多軸評価法の第5軸で見いだした環境要因に対する介入である．評価結果として得られた家族，学校，地域の病原的でネガティブな要因と子どもの発達をサポートするポジティブな要因に関する資料は，子どもを不登校へと追いつめたストレス要因をいかに減少させ，また不登校克服の推進力としての環境をいかに整備すべきかを教えてくれる．

　不登校の子どもの環境要因として最も重要な家族機能の問題点に向けた治

はじめに――多軸評価の不登校支援への適用　249

療・支援は，その評価からすでに始まっているといえよう．家族機能の障害が見いだされる場合，図2に示すようにその障害の程度を「障害がないもの」「軽度のもの」「中等度のもの」「高度のもの」に分類し，各評価に対応する家族支援策を組み立てることになる．すなわち，家族機能が「障害なし」か，あるいは不登校中の子どもに巻き込まれた母親の姿に父親は反発を感じつつ無関心を決め込み，一方で母親はそんな父親の姿勢に強い不満をもちはじめているといった程度の「軽度の障害あり」の家族には親ガイダンスを中心に，不登校中の子どもの心性の把握と，不登校中の子どもとの関係性の調整に関する検討，

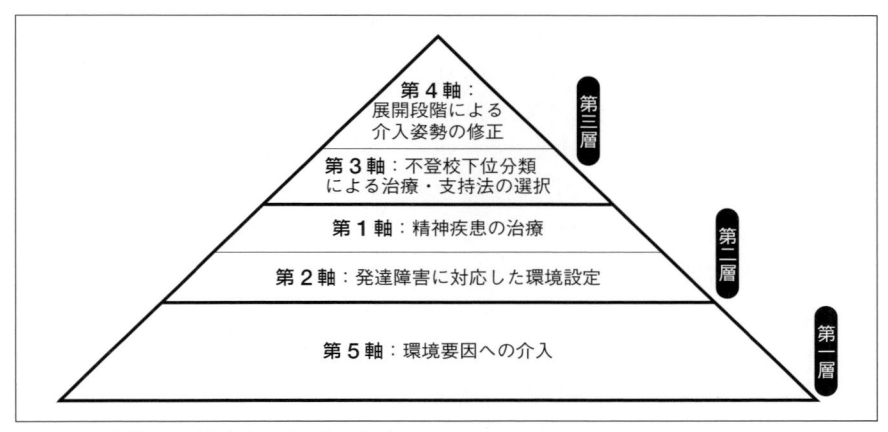

図1　不登校の多軸評価に基づく治療

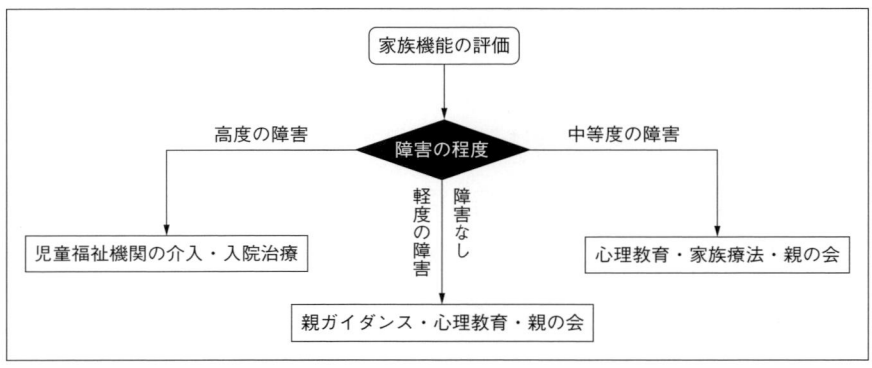

図2　家族機能による家族支援技法

および心理教育的な情報の伝達を中心にした家族機能のサポートを提供する．また不登校の子どもをもつ親同士のピア・カウンセリング機能をもつ親の会への参加は，親自身の孤立を避けるためにも前向きに検討すべきである．

夫婦間の対話がほとんどなくなり，母親は子どもと共生的な関係に陥っていたり，両親間の相互不信が嵩じて双方が別居や離婚を考え始めていたりといった「中等度の障害あり」の家族には，親ガイダンスに加えて，家族療法を通じ，積極的に家族システムの修正に取り組む必要がありそうである．この水準の家族でも，親の会への参加はピア・カウンセリングの場として推奨される．

さらに，両親のどちらかによる児童虐待（夫婦間のDVを含む）が強く疑われたり，深刻な精神疾患をもつ親が病的な被害妄想に従って子どもを家に縛りつけていたりといった，家族機能に「高度の障害あり」と評価できる家族の場合には，まず児童福祉機関の介入によって子どもを保護することが優先される．そのうえで，もし子どもに精神疾患の診断がなされたり，強く疑われたりする場合には，児童福祉機関との連携の下で入院治療へ導入し，子どもの保護と治療をともに実現する必要性も出てくる．

家庭外の環境要因への介入は，地域や学校がもっているサポート機能を上手に活用していこうとする観点に基づいて行われる．学校には適応指導教室の利用，スクールカウンセラーや養護教諭の活用，教育相談機関での心理療法の提供などが，また地域には各種の公的機関によるデイケア的な居場所と集団療法の提供，児童思春期精神科医療での外来および入院治療，保健所などの保健師の家庭訪問，児童福祉施設への入所などの支援が期待できる．さらに地域の民間機関が子どもや親への居場所の提供，フリースクールでの教育支援，親の会活動，就労支援などを提供している場合もある．これら地域社会のリソースを積極的に利用しつつ，ひきこもり段階の子どもの社会への関心を根気強く育むことが不登校の治療・援助における基本原則である．

多軸評価に基づく治療構造：第二層

不登校の治療・援助システムの第二層は，「精神疾患の治療」と「発達障害に対応した環境設定」である．

◆ 精神疾患の治療

「精神疾患の治療」は、いうまでもなく第1軸評価の結果見いだされた精神疾患の特性に応じた疾患固有の治療のことであり、もしその疾患の治療法が確立されている場合には、その治療を優先させるべきである。しかし、だからといって診断された疾患の治療が不登校を改善させるとだけ理解していると、不登校という現象そのものがもっている、特有な家庭内および社会的な関係性のダイナミックな変化がもたらす影響に無関心となり、原因疾患を超えて存在する不登校に共通な心性を織り込んだタイミングよい支援を提供できなくなる。

◆ 発達障害に対応した環境設定

次に「発達障害に対応した環境設定」とは、第2軸評価により発達障害が見いだされた場合の各発達障害の特性に適合させた治療・援助における配慮を意味する。たとえば注意欠陥/多動性障害（AD/HD）であることがわかった不登校の子どもでは、多動性、衝動性、不注意といった基本症状や、学習障害などの副次的症状によって自信を極度に失い、学校に居場所を見失ってしまった結果が不登校であると考えられる。また広汎性発達障害を伴う子どもであれば、中学校入学後のある時点で自分が仲間に入れてもらえず、クラスメートから「変人」扱いされていると知るに至り、しかも自分ではその「変な」言動に気づかないまま反復するため、クラスで孤立し、被害的になって混乱した結果、登校を拒んでいる可能性がある。これに対して、たとえばAD/HDの子どもの場合なら周囲の刺激量を制限する環境づくりや指導法を選択し、また広汎性発達障害なら他者の気持ちの理解が難しいなどの障害特異的な認知の問題を考慮した教示法や環境の構造化を図ることで学校での適応感を高めることをめざすことになる。

▌多軸評価に基づく治療構造：第三層

不登校の治療・援助システムの最上層に位置する第三層は「不登校下位分類による治療・支持法の選択」と「展開段階による介入姿勢の修正」である。

◆ 不登校下位分類による治療・支持法の選択

　評価の第3軸にあたる不登校の下位分類が示唆している個々の子どもの社会に対する対処法を治療・援助者が目の当たりにする局面は少なくとも2回ある．第一のそれは不登校の開始前後に見せる頑固で激しい学校や友人への拒否行動の様式であり，初期の治療・支援の方法と姿勢を選択する際に非常に有益なヒントを与えてくれる．第二の局面は，ひきこもり段階から社会との再会へと動き始める時期に，居場所的な機能を提供する適応指導教室や民間のフリースクール，あるいは医療機関のデイケアなどとの関係を築き上げるために，どのような支援法を採用すべきか，どのようなタイミングで介入すべきかなどの課題に有力なヒントを与えてくれる．たとえば，過剰適応型不登校では，子どもの顔をつぶさないことに心がけるべきで，いかに平気そうな背伸びを見せていても，恥をかきそうになると，この下位分類の子どもは敏感にそれを感じて回避する，すなわち家に引きこもってしまうことを心得て関わる必要がある．受動型不登校では，あくまで穏やかで保護的な姿勢を保ち，子どもが自信を取り戻すことをめざして静かに手を貸すべきで，援助を焦って子どもを怯えさせてはならない．萎縮すれば，受動型の子どもの傷つきやすい誇りは容易に潰れてしまう．衝動型不登校では，子どもが過去の経験から，援助のなかで加えられる制限を自分に対する大人の怒りや嫌悪の表現と感じやすいので，子どもの傷ついた誇りをそれ以上傷つけることなく育むことに心を砕く配慮がとくに求められる．

◆ 展開段階による介入姿勢の修正

　第4軸の評価対象である不登校経過の展開に沿って，子どもが見せる各段階特有な心性を心得ておくことは治療・援助に大きな影響を与える．不登校準備段階での対応は，あくまで行動，情緒，身体の各領域に生じる症状をデリケートな心の救難信号として理解することから始まっている．

　不登校開始段階は嵐のような激しさをもった時期であり，この段階ではよほど問題点が明確な場合を除いて，当事者に指示しすぎないことにとくに留意すべきである．この段階では，子どもと周囲の人間との関係性が本来もっている修復力，あるいは復元力が，その力を発揮すべきだからである．しかし，やが

て不登校が遷延する傾向が見えはじめたら，治療・援助者は学校の価値に対し相対的・中立的な姿勢を明確にし，「今は子どもに心の休養を与えるべきである」というイメージを親の対処法として処方することが多くの場合有益である．また，この段階の対応では，子どもの不登校をめぐって親や担任教師も深く傷ついていることを治療・援助者は十分に心得ておくことが求められる．

　ひきこもり段階になると，このままひきこもり続けるのではといった親の不安を支え，親を孤立させないことにとくに心がけなければならない．そして徐々に「子どもの成長は家族の成長を促し，家族の成長は子どもの成長を支える」というイメージを処方しながら，親が問題の全体像に関心を向けることができるよう支援すべきである．その過程で治療・援助者は，問題がどう動いているかを敏感に感知できる感性を常に保持し，冷静に子どもの病理，家族機能，学校の支持機能などを評価し続けることも求められている．

　やがて多くの子どもは社会との再会段階に静かに入っていく．この段階では，治療・援助者は芽生えてきたばかりの子どもの外界に対する関心を親と協力してデリケートに育むことが求められる．この段階で，治療・援助者は周囲の大人が動きだした子どもに対し嵩にかかって「この道はどうか，あっちはどうか」といった介入をしないよう調整することがとくに求められる．このような大人の細やかな配慮によって，ひきこもり段階からの脱却は子どもが自分自身で主体的に動き出したという体験になるのである．

　本書が提唱する三層構造の治療・援助システムとは，ここまで述べてきたような各層特有の配慮を基盤として，5軸にわたる臨床評価の結果に対応させて治療・援助技法を選択し，組み合わせたものである．本章はその各治療・援助技法について以下で具体的に解説する．

［齊藤　万比古］

2 小児科プライマリケア医の対応

はじめに

　文部科学省の統計で不登校児は全国で14万人といわれているが，文部科学省の不登校の基準（**表1**）はかなり厳しいことから，登校しぶりや断続的な不登校などを含めればその数倍になることが予想される．
　すべての不登校児が児童精神科医を受診できることは理想であるが，児童精神科医は少ないため健診的な対応としても難しいだろう．小児科プライマリケア医は身体症状をもった不登校児の初期対応にあたる役割を担うことになる[4]．

表1　文部科学省の不登校の基準

何らかの心理的，情緒的，身体的あるいは社会的要因・背景により，登校しないあるいはしたくともできない状況にあるため年間30日以上欠席した者のうち，病気や経済的な理由による者を除いたもの．

プライマリケア医の利点

　子どもの心の問題に関して児童精神科医がプライマリケア医よりも優れていることはいうまでもないが，不登校児への対応としてプライマリケア医が児童精神科医より部分的には優れている点がある．プライマリケア医の利点を**表2**に示す．
　①身体疾患の診察に慣れていることはいうまでもない．
　②信頼関係についても当然であるが，不適切な対応によって，せっかくの信頼関係を壊してしまうことも少なくないので注意する．
　③時間的余裕に関しては意外に思われるかもしれないが，プライマリケアレベルの小児科では登校しぶりや断続的な不登校を含めても不登校児はそれほど受診しないため，昼休みを少し削るような工夫で時間をつくることができる．逆に，児童精神科医のもとには心の問題や発達に問題のある子どもが次から次へと集まってくるため，昼休みを削る程度ではどうにもならないのが現状である．受診まで長い時間待たされ，ようやく診察となっても十分な時間をかけて

くれないため，子どもや家族は児童精神科医に不満をもつことが少なくない．これは数が少ない児童精神科医にとって悪循環としかいいようがない．児童精神科医の負担を減らすためにもプライマリケア医がもう少しこの分野に関わるべきであろう．

　また，現状ではすべての児童精神科医が三次医療をしているといっても過言ではない．入院施設のない施設では入院適応であってもなんとか外来で診ているのである．プライマリケア医は手に負えなければ④児童精神科医や専門医を紹介すればよいことを忘れてはならない．紹介できる施設は数少ないが，把握しておかなければならない．

プライマリケア医の欠点

　プライマリケア医の欠点を**表3**に示す．

　これも①不登校の対応に慣れていないことは当然のことであろう．対応に関しては順を追って説明する．

　②外来の混雑が流行疾患に左右されることは致命的ともいえるのだが，小児科が本当に忙しいのは12月後半から3月前半の3か月間だけであるため，その時期をなんとか乗りこえる工夫をする．プライマリケア医が多忙であれば家族が遠慮する傾向もある．

　③診療圏が狭いため立ち入った話をしにくいことに関しては患者側からみれば良いことではないが，近隣在住のスタッフを雇用しないわけにはいかない．また，医者自身の子どもや孫が同級生の場合もある．このような理由もあって身体症状があまりない不登校児はプライマリケア医に相談しにくいようである．逆に，プライマリケア医が不登校で相談されたときは子どもの状態をどのように学校や地域に伝えるか家族と話し合い，共通認識をもつことが重要である．また，公にすることによる子どもや家族の利益・不利益とそのバランスを

表2　プライマリケア医の利点
①身体疾患の診察に慣れている
②子ども，家族ともに信頼関係ができている
③不登校児は少数しか受診しないので時間的余裕がある
④児童精神科医に紹介することができる

表3　プライマリケア医の欠点
①不登校の対応に慣れていない
②外来の混雑が流行疾患に左右される
③診療圏が狭いため立ち入った話をしにくい
④経済的な利点はない

常に意識しなければならない．

④経済的な問題とは時間をかけたわりに儲からないことだけでない．たとえば，身体疾患の懇切丁寧な治療や外科疾患の早期診断，入院適応の適切な判断などは地域医療への貢献として評判をあげ，患者増につながる．一方，不登校児に時間をかけて対応しても目に見えた成果は少なく，よい結果を得たとしても家族は隠す傾向がある．逆に，短期的には恨まれることも珍しくない．また，身体医学が弱いと勘ぐられることもある．このように不登校をはじめとする子どもの心の問題に積極的に関わろうとするプライマリケア医が損をするような構造があるため，なるべく多くのプライマリケア医がこの分野に取り組み，一部が貧乏くじを引くような現状は改善されるべきであろう．

身体症状を訴える子どもに

まずすべきことは器質的疾患の否定と発達障害の否定である．器質的疾患の否定には丁寧な問診と時間をかけて身体所見をとることが重要である．検査は血液・尿検査，胸部・腹部X線検査，心電図，場合によっては頭部CT・MRI，脳波などで十分である．必要があれば経過次第で他の検査をすればよい．（p. 206参照）

発達障害に関しては発達障害の理解と構造化した問診が重要である．問診のポイントを表4に示す．学齢期に不登校を起こしやすい発達障害は注意欠陥/多動性障害（AD/HD），高機能広汎性発達障害，軽度精神遅滞などである．（詳細はp. 122〜145を参照）

これらで器質的疾患や発達障害が否定された場合，その説明が重要になる．検査で異常が見つからなくても身体症状はあっておかしくないことを丁寧に説明すべきである．「病気ではない」「気のせいだ」などの発言は論外であり，「精神的な問題」「自律神経の問題」「ストレスによる」なども医者から言わないほうがよい．これらの言葉で子どもは裏切られた気持ちになり，信頼関係が壊れ

表4 発達障害の問診のポイント

周産期異常，独歩の時期，始語の時期，1歳時の言語理解，二語文開始時期，視線が合うか，利き手，トイレトレーニング，共同行動の有無，興味の限局の有無，幼稚園・保育園の入園年齢と適応状態，幼児期の反抗期の有無，小学校入学時の問題行動，行動特徴，学校でのいじめ・友人関係，家庭での養育態度・両親間の問題・学業期待

る．また，家族の間違った認識を増強させ，不登校児と家族の関係を悪化させる．さらに，こういった経験の積み重ねはひきこもりの要因にもなる．

まず，検査では重篤な疾患が発見されなかったことを告げ，生命に関わるような病気の可能性は低いこと，検査で異常を示さない微細な疾患や体調不良の可能性があることを説明する．また，こういったことは子どもによくあり，ほとんどが成長に伴い改善し，長期間続く可能性は少ないことを強調する．診断は保留でもよい．

医者が言わなければ親から精神的な問題の可能性について質問されることが多い．その時は「そうかもしれないが，早急に結論づけないほうがよい」と曖昧に答える．また，精神的な問題とは生まれつきの性質の弱さや悪さ，養育の失敗などではないことを保障する．さらに，臓器の成長や調節機能の一過性の不具合などを例にあげて，自然に改善する可能性を強調する．すでに教師や友人，他の医療機関で身体疾患の原因を精神的な問題と指摘された場合にはより丁寧に説明する．

これらの説明で親が納得しないようであれば，他の医療機関を受診しても結果はあまり変わらないと釘を刺しておく．それでも他医を受診する場合があるが，これは患者側の権利であり悪いことだと思わないようにする．戻ってきても，他医受診についてはあえて触れないようにする[5]．

▎外来フォローでの注意点

身体疾患と発達障害が否定された後のフォローは身体的な診察を定期的に続けていくことである[1]．診察は省略せず，なるべく丁寧にする．忙しい小児科外来だからこそ丁寧な診察は受診の動機づけや治療関係の成立に役立つ．小児科医がこのような対応を続ければ，心理的な特別な対応は必要なく，受容的な対応だけでよい．改善したらほめるといった行動療法的なアプローチも有効であるが，これらは子育ての知恵や常識といったレベルであり，精神療法とは考えなくてよいだろう．

プライマリケア医を受診する不登校児には，体調さえよければ休まず登校するという理屈で自身のプライドを守っている子どもが多い．この部分を身体科医であるプライマリケア医が侵してしまうと，不登校児のプライドを守る方法はひきこもるしかないのである．プライマリケア医は身体面の治療で不登校児

を援助するという姿勢は崩さないほうがよいだろう[2]．

　通院後しばらくしてから子どもの問題行動が明らかになることがある．不登校児の母親は家庭内での子どもの異常行動を積極的に話さない．家庭内暴力は主治医どころか父親にも隠すことがある．自殺企図や非行，過食嘔吐なども隠そうとする．毎回ではなくてもよいが，親だけとの診察時間もつくったほうがよいだろう．逆に，こういったことを話してくれたら治療関係が深まった証拠といえる．

登校刺激について

　不登校の専門家の意見として，登校刺激や学校に関わる話を子どもに絶対しないとする主張は少数派になってきているが，典型的な不登校児に登校刺激をなるべくせずに家で過ごすべき時期があることは，おおむねすべての専門家が認めるところである．

　一方で，1980年ごろから不登校はそれほど珍しい現象ではなくなり，不登校児をサポートする社会資源の整備も進んだ．必然的に再登校もいろいろな選択肢のなかの一つとなり，不登校児を援助する側もさまざまな選択肢を示す役割をもつようになった．そのため，ある時期には学校の話題をしないわけにもいかないという事情もある．

　このような状況であることから不登校児の登校刺激には地域で利用可能な不登校の社会資源を把握することが必要であり，プライマリケア医には荷が重いように思う．また，登校刺激によって治療関係がこじれる可能性もあるため，プライマリケア医は積極的に登校刺激をしないほうがよいだろう．

昼夜逆転について

　不登校児は身体症状に加えて朝起きられず，夜なかなか眠れないことが多い．教育界を中心に生活リズムを整えると不登校は治るという意見があるが，これはニワトリと卵のようなものでどちらが先ということがないように思う[3]．

　昼夜逆転は学校に行くべき時間の合目的な過ごし方という考えもあるが，プライマリケア医から子どもや家族に言う言葉ではない．起きられれば学校に行けるという子どもの主張に耳を貸さなければいけないが，この言葉もそのまま信じてはいけない．また，睡眠薬を試すことは悪くはないが，薬物療法は効果

がないことが多いため深追いしないほうがよいだろう．

睡眠障害さえ治れば学校に行けると子どもだけでなく家族も強く主張する場合には，児童精神科医や専門医を紹介する．また，途中覚醒や早朝覚醒が認められる場合は気分障害（うつ病）や不安障害を疑ったほうがよい．

薬物療法

薬物療法は漫然とはせず，原則として症状にターゲットを絞って行う．プライマリケア医レベルでの子どもへの安易な精神科領域の薬剤使用は犯罪行為と認識すべきである．経験とは恐ろしいもので，何人かに投与すれば使い慣れた薬剤と思うようになる．

小児科医が使い慣れた薬剤をまず使うべきである．腹痛や嘔気にはビフィズス菌（ラックビー®），ドンペリドン（ナウゼリン®），年長児であれば上腹部痛にレバミピド（ムコスタ®），クエン酸モサプリド（ガスモチン®）などで効果がある場合もある．頭痛にはアセトアミノフェン（カロナール®），イブプロフェン（ブルフェン®）をまず試してみる．倦怠感や起床困難には塩酸ミドドリン（メトリジン®），メシル酸ジヒドロエルゴタミン（ジヒデルゴット®）などで効果のあるケースもある．これらの薬剤の副作用は経験があるか知識があるため投与する価値がある．

重ねていうが，抗不安薬や抗うつ薬などを専門医以外は処方しないほうがよい．逆に，効果があった場合はうつ病や不安障害などの可能性を再検討すべきである．

教育的配慮

小児科受診例では登校しぶりや断続的な不登校は多いが，文部科学省の定義する不登校の基準を満たす不登校児は少なく，教育的配慮が必要な子どもはほとんど受診しない．小学生年代では保健室登校や親が付き添った登校，時間を制限した登校などの対応でうまくいく場合もある．

全例教師と連絡をとる必要はないが，頻回に保健室を利用する場合は養護教諭，時間を制限した登校では担任教師と電話で連絡するとよい．現状ではプライマリケア医が電話するだけでも教師との信頼関係形成に役立つ．しかし，これはプライマリケア医への期待の低さでもある．

教育的配慮が必要な場合でも，近年，不登校児に対する社会的資源の整備が進んでいることから基本的には教育界に任せて，プライマリケア医は教育界に対する親の批判や愚痴を聞く役割をすればよいだろう．

家族への対応・指導

子どもの問題に関する親の不安についてはプライマリケア医が対応しなければならない．子どもが病気になれば親が不安になるのは当然である．身体疾患であれば病態や予後を丁寧に説明することでこの不安は解消するが，心の問題は病態や予後がはっきりしないことから親はなかなか納得できないことを理解して共感的な対応をする．

親の不安を支える注意点として，治らないことに対して医者自身も焦らないことである．他の小児科疾患と比較してこの分野の時間の流れは非常にゆっくりしていることを肝に銘じ，医者自身が焦らないように注意する．

母親の不安が強い場合は1か月後でも2か月後でも必ず予約をとるようにする．「いつでもいらっしゃい」は一見優しい言葉のように思えるが，不安が強いと医者にいつかかるべきかといった判断力も低下することがあるため，結果的に不安を増強させることになる．プライマリケアレベルでも親の不安への対応として「何月何日に来てください」と予約指定することは大切である．

経過のなかで発症要因が顕在化することもある．こういった場合もプライマリケア医は得意になって自己流の解釈を披露することは控えなければならない．あくまでも発症要因がすべてではないことを強調し「お母さんのおっしゃることはそうかもしれない．そうであるならどうしましょうか」といった態度を通したほうがよい．

児童精神科医（専門医）との連携

不登校状態が文部科学省の基準（**表1**）を満たすようになったら児童精神科医に紹介したほうがよい．しかし，不登校状態であることを家族が了解しなければ専門施設の受診は難しい．本人が納得しない場合には母親一人で受診してもらう．母親のみでも受診可能であることが多い．

家庭に問題がある場合や親が精神疾患や人格障害で，それが子どもの葛藤の主要因になっていることもあり，プライマリケア医レベルでの対応ははじめか

ら難しい．親族に精神疾患の既往がある場合は精神科受診の抵抗が少なく，精神科紹介は難しくない傾向がある．

　紹介状の記載内容は簡単な経過と身体疾患を否定した根拠となる検査結果などで十分である．見立てはとくに記載する必要はないが，どのような説明をしてきたかは記載したほうがよいだろう．しかし，紹介状を書いて手放すような態度は慎むべきであり，身体症状は引き続き診ることを保障する．母親は児童精神科で診てもらい，子ども本人は引き続きプライマリケア医が診てもよいだろう．

　身体疾患もそうではあるが，この分野はとくに医師と患者の相性のようなものが重要になるため，合わなければ1回でやめてよいことも説明して送り出すべきである．また，児童精神科を受診しても短期間での改善はまれなため，期待させすぎないようにするのも大切である．

▌治療終了

　不登校の終了とは再び登校することではない．再び学校に行けなくなったらどうしようという恐怖心が親子ともになくなったときが不登校の終了である．つまり，かぜをひいてもくったくなく学校を休むことができたら不登校状態は脱したといえる．「かぜをひきました」と，母子ともに笑顔でプライマリケア医のもとに来れば，治療終了を確認したことになる．

文献

1) 星加明德．小児科外来の心身症をめぐる諸問題．治療 1991；73：1883-1894．
2) 星加明德，本多輝男．大学病院での入院治療システム．小児科 MOOK 1991；60：209-213．
3) 星加明德，髙見剛，武隈孝治．睡眠相後退症候群．星加明德，宮本信也，編．よくわかる子どもの心身症．大阪：永井書店；2003；p. 221-225．
4) 飯山道郎，齊藤万比古，星加明德ほか．小児心身症，小児精神疾患，発達障害を対象とした小児科特殊外来患者における小児精神科に関する意識調査．小児の精神と神経 2004；44：255-261．
5) 飯山道郎，星加明德．身体表現性障害（転換性障害，心身症）．小児内科 2004；36：961-966．

［飯山　道郎，星加　明德］

3 児童精神科における支持的対応

支持的な対応とは何か

　一般の小児科医療や精神科医療の臨床現場で，個々の外来治療に費やすことのできる時間は驚くほど少ないのが普通である．支持的な対応は，そのような臨床現場で行っている日常的な対応の一つとしての言語的交流をよぶのに用いられることが多く，従来医師の間で「ムンテラ（独語の Mundtherapie のこと）」とよんできた患者−医師関係のなかでの一般的な病状説明や治療の説明なども基本的には支持的な対応に含まれる．一方，より構造化された体系をもつ支持的精神療法も，クライアントの内面を探索するのではなく，その苦悩を受容し支持することによって，クライアントに本来備わっている治癒力の増大を図るという技法であることから，やはり支持的対応の範囲にあると理解できる．不登校に対する支持的対応においてもムンテラとよぶべき水準から，精神療法の枠組みのなかで実施する支持的精神療法までの幅広い方法や姿勢の選択肢がある．以下では，不登校に関する支持的対応のあり方についていくつかの観点から検討する．

支持的対応の対象

　支持的対応は不登校中の子ども本人に対して行われるだけではなく，親や同胞に対する対応においても基本的な技法であり，さらには親の許可を前提としたうえで，その子どもに関わる学校の教師に対しても適用できるものである．不登校開始以来，本人は親から繰り返し叱責されたり，教師から登校を促されたりしており，また親と教師は周辺の人間により不登校をめぐる無責任な原因探し・犯人探しの標的にされるという外傷的な刺激が加わっていることが多い．そのために本人のみならず，親も教師も自尊心を著しく傷つけられ無力感を感じているのが常であり，不登校の事情やそれをめぐる心情について子どもは直面することを拒絶し，親も教師もそれについて考えることを可能なら回避したいと感じている．支持的対応の対象は，本人と家族や教師たちのこのような心情である．

支持的対応の目的

　不登校に対する支持的対応の目的は，不登校状態に陥ったことから，いたずらに自罰的になって自己を責め立てたり，逆に他罰的になって犯人探しをしたりといった極端な心性が優勢な不安定な内面を扱いかねている子どもを支え，その苦悩をいささかなりとも和らげるとともに，きたるべき近未来の自己像にわずかでも希望の光を射しかけることにある．この目的は，不登校を一律に正当化しようとすることにあるわけではなく，現実に生じた事実としての不登校を，善悪を越えて冷静かつ客観的に，そして個別性をふまえて受容することから始めようとするものである．すなわち，子どもがいたずらに自己を責め立て傷つけたり，他者にすべての責任を負わせて現実を回避したりといった姿勢を一日も早く克服し，不登校が投げかけた真の課題と直面できる余裕を獲得できるように支えることをめざすものである．これは親や担任教師に対しても全く同じである．

支持的対応の行われる場

　支持的対応の実施される場は外来および入院診療の場に設置された診察室や面接室が多いとは思われるが，決してそこに限局されるべきものではない．外来待合室で診察室への入室を告げる声かけの際のやりとりに，あるいは診察が終わって別れる際に，本人や親，あるいは診察室に入室せず待合室で待っていた家族メンバーに対しての語りかけにも支持的対応の要素を含めることはできる．さらには，たとえば担任教師との電話での情報交換や，通院の予定に関する親との電話連絡に際して行われる言語的交流においても同様のことがいえるだろう．入院診療の現場では，外来診療におけるよりもさらに多彩な交流の機会があり，そのような場での交流においても支持的対応が中心になることはいうまでもない．

支持的対応とその留意点

　支持的対応の基本姿勢は，不登校にある子どもの現状を，不登校は善悪の問題ではなく，現実的な選択である，として肯定的に受容することにある．そのうえで，個々の不登校という行動はどのような次の行動を求めているのか，そ

してどのように自分の生き方を組み立てなおしていくのかといった課題と冷静に取り組む心境に本人が至る日を待つ，そしていつかその日が来たら一緒に考えたいと思っているという思いを抱きながら，そこ（診療の場）に存在し続けることが何よりも支持的といえるだろう．

　以上のような治療・援助者側の思いを伝えることができるのは，決して雄弁な言葉ではない．むしろ，経験した出来事やそこでの人間関係を通じて子どもの心の中で動く優勢な感情と思考，そしてそれらが投影された子どもの言葉と態度に，関心をもって注目し耳を傾ける傾聴の姿勢こそ，そのような治療・援助者の思いの最も基本的な伝達法といえよう．また，傾聴に伴う穏やかで暖かい相槌の仕草や言葉，あるいは静かに落ち着いた視線は，そんなに自分を責めなくてもよいという肯定的なメッセージを子どもに伝えることに役立つだろう．

　不登校開始段階の子どもが外来受診してきた場合は，どのような対応をすることが支持的なのであろう．この時期の面接は親が苦境を一気呵成に訴えようとする場合が多いが，治療・援助者は経過を聴取する過程でも子ども本人の観察を冷静に続け，経過聴取が必然的にもつ子どものネガティブな側面への焦点当てに対する子どものかすかな抗議や異議の気配を見逃さず，親の説明だけの経過ではない，あるいは親の解釈とは違う感情をもっているという本人の気持ちに気づいていることを穏やかに伝える必要がある．恐る恐るついてきたこの受診が，実は，不登校を選択せざるをえなかったやむをえない事情や気持ちについて，公平な関心をもってくれる大人との出会いであったと子ども本人が少しでも感じることができれば成功である．筆者は，よほど特殊な事情がある場合を除いて，不登校をめぐる経過と現状に関する聴取から子どもをはずす必要はないと考える．

　不登校開始段階での子どもとの出会いは，残念ながら安定して続くことが難しく，中断しやすい．したがって治療・援助者は，今ここでの出会いが最後の出会いとなる可能性を常に念頭においた交流に心がける必要がある．その目的のために，「人はピンチに陥った時には立ち止まるしかないことがある」「疲れきったときには休む必要がある」というイメージと，いずれ社会や学校との再開に向けて動き出す際には手伝う用意があるという保障の提供が有効であるだろう．初期の出会いの後で親に「あの医者とは合わない」「結局学校へ戻した

いだけじゃないか」などと言ってその後の受診を拒否したとしてもあわてる必要はない．その子どもが，社会との再会段階に進んだ後になって，再度支援を求めて外来受診するということはよくあるエピソードである．

　不登校の子どもの診療では，子ども本人が受診しない時期がしばしばあり，その時期には治療・援助者からの支持的なメッセージが親を通じて子どもに届くように，親面接を工夫する必要がある．その際，「お子さんに○○○と伝えてください」と直接指示する仕方よりは，「お母さんが今日の面接で感じられたことを，お母さんの言葉でお子さんに話してみたらいかがでしょう」と示唆することを通じて，親の実感を媒介とするメッセージの自然な伝播に期待するほうが有効な場合が多い．このようなメッセージは，支持的な治療・援助者の存在を伝える媒介であり，子ども本人がいずれ直接受診してくることを容易にするための布石の役割を果たす．

　多くの場合，子ども本人が治療・援助の場に再び現れるのはひきこもり段階から社会との再会段階に移行する前後の時期である．この時期の支持的な対応とは，不登校を善悪の水準ではない冷静な取り組み対象として受けとめる視点を本人と親や教師にもってもらうよう努めることにある．すなわち，登校できない現実に自信を失いすぎたり，必要以上に学校復帰を迫ったりといったこの時期特有な本人と親や教師のそれぞれの焦りを支え，暴走させないような支援を工夫すべきなのである．

　支持的対応を実施する際に，全段階を通じてとくに注意しなければならない点は，支持的対応とは子どもの不登校をいたずらに美化することではないということを肝に銘ずるということにある．このことは，子どもに擦り寄りおもねることが支持的なのではないということを熟知していることを意味する．

〔齊藤　万比古〕

4 プレイセラピー

はじめに

　プレイセラピーは自分自身が感じとっていることを言葉でまだ十分に表現することの難しい幼児期から児童期の子どもたちを対象とし，主な自己表現・コミュニケーションの手段として「遊ぶこと」を媒介とする心理療法の一つであり，医療・教育相談など子どもの心の臨床で広く行われている．厳密には力動精神医学的立場・来談者中心療法的立場・分析心理学的立場など，それぞれが拠り所とする理論的立場により，その介入方法・対象とする問題・治療構造などについてかなり異なる面がある．けれどもわが国の不登校の子どもたちなどを対象として個人的な心理療法を行う多くの臨床では，プレイルームの遊具と一緒に箱庭療法の用具が置かれ，Winnicott DW の考えを背景とするスクイグル・ゲームを行う，というように実際には子どもの発達段階とニーズに合わせて折衷的な立場に立ってプレイセラピーが行われることが多い．

　不登校を主訴あるいは主訴に含み相談機関を訪れた子どもたちのプレイセラピー事例としては，三浦[2]による「小学四年生（女児）とのプレイセラピィ」，谷山ら[4]による「抜毛症と不登校を呈した8歳男児に対する箱庭を使った遊戯療法」，栗林[1]による「小1女児の人形遊びを中心とした遊戯療法」などがあげられる．武井ら[3]による児童青年期を対象とする医療機関を受診し非言語的治療を受けた6～18歳までの神経症圏症例71例に関する検討をみても，6～12歳の22人の対象児のなかで12人が不登校と診断されており，その他は，遺糞・遺尿とチックが各2人，強迫性障害・盗癖・円形脱毛・神経性無食欲症が各1人と不登校と診断されたものが最も多く，その関わり方，期間などはそれぞれ固有のものであるが，不登校状態を呈した小学校年代の子どもたちへの治療的介入として，プレイセラピーが医療・教育相談などの臨床でしばしば行われるといえよう．

　本項では不登校を呈した子どもたちへの介入として，最初に1人の男児のプレイセラピーを例示し，齊藤[5]による不登校の下位分類の中から臨床で出会うことの多い過剰適応型と受動型の不登校，それぞれのタイプに合わせた治療的介入の工夫などについて述べてみたい．

症例 1

小学校 5 年生・男児

　小 5 になり，担任がそれまでのゆったりとした指導方針の教師から学習指導に熱心な教師に代わり，学校でも塾でも A 男は張り切って過ごしているように見えた．梅雨の始まりごろにひいたかぜが軽快せずに時々発熱し，欠席しなければいけないことが 1 学期の終わりごろまで続いた．夏休みは発熱することもなく過ごし 2 学期を迎えた．数日が過ぎて突然行われた小テストで A 男は 1 学期に欠席することがありながらもとり続けたよい点数をとることができず，帰宅後も次の日にも行われることになっていた小テストを気にして落ち着きない様子が目立った．翌朝，微熱を理由に欠席した A 男はその後朝になると発熱するようになり，小児科を受診してもとくに原因が明らかにならず児童精神科を受診した．2 学期の終わりが近づいても登校しようとすると発熱することを繰り返したため，3 学期になることを期に A 男とのプレイセラピーが計画された．

　待合室で待っていた A 男に声をかけると母親に手を振って A 男はプレイルームに向かった．プレイルームの遊具を見ながら A 男にこれから毎週 1 回 50 分この部屋で一緒に遊ぶことにしたいと治療者（以下 Th）は話しかけた．A 男は時々熱が出てしまうために学校に行くことができず友達とも遊べなくて退屈しているのでちょうどいいと思うと答え，遊具棚を見はじめた．

トランプを手にした A 男は器用にシャッフルして見せ，学校で流行っているゲームなのだと言いながら 2 人で赤黒 2 組に分けたカードを持ち数の順に出し合っていくゲーム（スピード）を行うことを提案した．何回か続けて勝つとちょっと自信ありげな安堵した表情を見せ，A 男は樽に剣を指して当たると人形が飛び出すゲームを行うことにした．予測していたよりも人形の飛び出し方が激しかったことにたじろいだ A 男は，このゲームをやめて再び棚にある遊具を何か探すような様子で見はじめたが，何か一つのものに決めかねる様子で選びにくいままに最初のセッションを終了した．

　A 男のプレイセラピーの最初の 2 か月ほどはプレイルームに入るとすぐにトランプを手にして A 男が得意ないくつかのゲームを Th に教えるということが中心となった．A 男が負けることのないように設定されているようなゲームであるにもかかわらず Th が勝ってしまうと，A 男は潮が引くように素早くその場を終えてしまうということが繰り返された．

　やがてトランプとボードゲームを組み合わせたようなゲームを思いついた A 男はそのルールを少しずつ複雑で偶然性も含まれるようなものとして完成させていくことに興味をもち始めた．毎回少しずつ書き加えて完成させていくことにした手書きのボードと，ボードゲームを進めるために行われる何種類かのトランプゲームのなかで，A 男はそれまで見せなかった "負

けたくない気持ち"や"初めて手をつけることに対する臆病さ", Th のちょっとした反撃やミスに対する辛辣な言葉, などそれまで見せなかった面を見せるようになった. この A 男の考えついたゲームがほぼ完成したころ, プレイルームに新しい大きなアイスホッケーゲームが置かれた. A 男はすぐにこのゲームに興味を示したが, A 男の腕の長さほどもある棒を操作してフィギュアを動かすという操作自体が A 男には最初はかなり難しかった. 自分の意図するように動かないフィギュアに悪態をついたり手を使ってパックを動かすというようなちょっとしたズルをしてでも Th を負かしたいという気持ちを隠そうともせずに, スティックをぶつけ合いパックを取りあうというゲームに A 男は夢中になっていった. ゴール前での激しいパックの取り合いの末に得点できた時の歓声や自責点を悔しがりながらも認めるようになった A 男の様子には, 器用にトランプをシャッフルして見せながらもどこか警戒的な表情を見せていた初期の A 男には見られなかったエネルギーが感じられるようになった.

　プレイセラピーを初めておよそ半年ほど過ぎ夏休みを間近に控えたある日, 不登校状態が続くままに進級して 6 年生になった A 男を担任教師が訪問した. 最近まで担任教師から母親に電話があったと聞くだけで不機嫌になり家族に当たり散らすというような行動が見られたこともあったが, この日の A 男は突然の担任教師の来訪にも嫌がる様子を見せず, 6 年生になった仲間たちの体育大会での出来事などの話題に耳を傾けていた. 夏休みになって A 男はそれまでより緊張せずに自由に外出するようになったように見えた. A 男のアイスホッケーゲームの腕は確実に上がり, 長いシュートを器用に決めたり, Th を出し抜くトリッキーなプレイを考えてその成功を楽しむと同時に本格的なアイスホッケーのルールにも興味をもつようになり, 細かく判定しながらも, その得点にはこだわらずにむしろゲームのプロセスを楽しむようになった. A 男のプレイセラピーではこれまでは夢中になってゲームを続けることが多かったが, このころから A 男はゲームの合間に, 夏休みに一緒に遊んだ同年代のいとこたちのことや外出したときに久しぶりに会った同級生のことなどを自分から話題にするようになった. 誘われると休日には同級生の仲間と遊ぶようになった A 男は, 2 学期が始まってしばらくして行われた社会科見学に誘われたことをきっかけに放課後になると担任教師に会いに行き一緒にキャッチボールをするようになり, 徐々に登校するようになった. プレイセラピーの場では, 登校しはじめてもしばらくの間 A 男は登校していることにはまったく触れようとせずむしろ寡黙にアイスホッケーゲームを行った. 2 学期の終わりに近い時期になって A 男はかぜを引き発熱した. 解熱して登校した A 男は, プレイセラピーのなかで今回はかぜをひいても 5 年生のときのように長引かずにすんだこと, 欠席をした日の学校での出来事は何人かの友だちが教えてくれたことなどについて話した. ゲームの合間にごく自然なこととしてクラスでの出来事を話題にし, 進学する中学校の制服のことや登校途中に目にする A 男の先輩となる中学

生たちのことなどにも興味を示すようになったA男のプレイセラピーは卒業を控えあわただしさを増すと同時に，確実に次の時期に視点の移ったこの時期に終結とした．

不登校の下位分類とタイプ別にみたプレイセラピー

過剰適応型の子どもたちのプレイセラピー

ここに例示した症例1のプレイセラピーの経過は過剰適応型の子どもたちのプレイセラピーでしばしばみられる展開である．

A男のプレイセラピーがそうであったように，過剰適応的にそれまで過ごしてきた子どものプレイセラピーは，しばしば自分自身も学校に行きたいと考えていて仲間関係にも学習にも何も問題ないことを強調するような言葉や態度から始まる．患児（以下Pt）たちはしばしば積極的に自分自身をアピールするような姿勢を見せる．プレイセラピーの時間を自分のあらかじめ考えていることに沿って自分を表現する場，と考えているかのように何か持ち込んでその場を仕切ろうとしているかのようにふるまうことも少なくない．このようなやや強迫的ともいえるきちんとした自分自身の在り方を保とうとする姿勢そのものが，その子どもの過剰適応的な緊張感・不自由さを示すものであると考えられるが，この時期のThはある程度は自分自身をアピールしようとする姿勢を認めながらも，なぜそのような姿勢を保とうとするのかということの背景に目を向け，そこで示される結果や過度の積極性に対してThとして反応しすぎずに，プレイセラピーの場が頑張りすぎなくてもゆったりと過ごせる場であるという感覚を共有できることをめざし，彼らが行きづまってしまった背景にある問題に向かい合いこれを解決していくための場としてプレイセラピーの場を使えるようになることを心がける．

このような初期の介入がある程度の期間続くと，子どもたちは日ごろ見せないような幼い一面や不器用な面などを少しずつ見せるようになり，"問題のない良い子"という自分自身もよりどころとしていたそれまでの在り方とは違った面が遊びのなかで表現されるようになる．Thとのやりとりでちょっとした意地悪をしてみせたり，身体を使った激しい遊びを夢中になって行うようになるなかに，家族・仲間・成長していく自分自身についてのさまざまな思いが表

現されるようになる．そのなかでは日ごろ見せている自信ありげな姿勢の背後にある心細さや不満などが遊びのストーリーを通じて表現されたり少しずつ言葉として明らかにされる．Thは子どもがそれまでのパターンとは少し違ったかたちで興味を示しはじめたり行動しはじめたことをその年代の発達課題と関連させて理解し，必要な場合には家族・学校など子どもをとりまく環境にその意味を伝えたり働きかけたりしつつ，子どもが自分自身の力で展開していくことを支えることを心がける．

　これらの時期を経て，プレイセラピーの場ではそれまでの自分自身と比べて少し違った自分の在り方を子ども自身が受け入れることができるようになるが，この少し変化したその子どもらしさをそれまでの環境のなかでも無理なく表現できるように軟着陸させることが次の段階で必要な作業となる．登校を再開すると過剰適応的な態度を再びとり始めてしまう子どもたちも少なくないが，等身大の彼らがもう一度仲間たちのなかに戻っていくためのサポートを現実面でも考えながら，この時期のプレイセラピーのなかにさまざまな形で表現される緊張感や不安感をプレイセラピーの場で表現されるもののなかから汲み取り，Mahler M のいう refueling と gentle push の機能をもつものとして Th が在ることが求められる．小学校中学年ごろの過剰適応的であるとはいってもまだ比較的柔軟な子どもたちでは，ここで述べた導入期と作業期ともいうべき時期をそれぞれ比較的短期間で通り抜けることができることが多いが，小学校高学年になって不登校状態を示すようになった心身症あるいは身体表現性障害などの症状を伴う不登校児のプレイセラピーなどにおいては，この二つの時期が前思春期から思春期にまたがる長期間の関わりを必要とするものであることも少なくない．

◆ 受動型の子どもたちのプレイセラピー

　受動型の子どもたちのプレイセラピーでは，行動全般にわたる受動性が特徴であるものか，それとも受動攻撃的な特徴も含むものかについての見通しをもってプレイセラピーを進めることが一つの視点になると考えられる．

　このタイプの子どもたちのプレイセラピーはしばしばプレイルームの遊具の前に立ちつくし自分から何かに興味を示し遊びはじめることが難しく，Thもどのように声をかけたらよいのか戸惑ってしまうような緊張感をはらんだ状況

から始まる．Pt の能動性を尊重することがプレイセラピーでも介入の原則ではあるけれども，このような子どもたちに対しては Th からトランプの一人遊びや単純なゲーム，ごく簡単なフェルト細工などをゆっくりとしたテンポでして見せながら話しかけたりするという，侵入的ではない働きかけが必要とされることもしばしばある．話しかけながらゆっくりと遊具を一緒に見て，Pt の視線が止まるものを一緒に使って遊んでみる，というようなセッションが続くことも多い．

このような初期のそっと包むような時間を過ごしていると少しずつ子どもたちは Pt らしさを見せるようになってくる．けれどもその見せ方は非常に臆病でゆっくりしたテンポのものであると同時に，しばしば Pt なりのこだわりともいえるような頑なさをもつものであることも少なからずみられることであり，このような Pt にかかわる Th には Pt の微かな心の動きを見逃さないと同時に先走ったり過敏に反応しすぎないゆとりが必要となる．

この段階が進むなかで子どもたちは積極性の一つの表れとして攻撃性を人形などのフィギュアを使った物語やゲーム，ボール遊びなど体を使う遊びのなかで表現するようになるが，その現れ方のなかに先に述べた二つの受動型のタイプの違いが見えてくることが多い．

受動攻撃型の子どもたちとのプレイセラピーでは Pt たちが十分に向かい合うだけの力をもつようになった後にもどこか不自然な形で最後に勝ちを譲り，Th としてはむしろ居心地の悪い思いを味合わせられてしまう，というようなことがしばしば起きる．素直に自分自身の力が増したことを楽しみ十分に発揮することのできる伸びやかさをもつことの難しいこのような子どもたちに対しては，彼らが自分自身の能動性を発揮しても決して過剰に期待を向けられ結果的には自分自身の能動性が認められなくなってしまうものではない，ということを実感できるための十分な回数のセッションを積み重ねる必要がある．能動性を徐々に見せるようになり，自分自身の力をさまざまなかたちで表現してみることを楽しめるようになるプロセスが，これらの受動的な子どもたちのプレイセラピーでは最も重要な作業の時期となるといえよう．

おわりに

この項を終えるにあたり今回触れることのできなかった「衝動統制未熟型」

と「混合型」の子どもたちのプレイセラピーについて考えてみたい．

齊藤[5]は前者を衝動統制機能の未熟さから孤立し結果として不登校状態となる子どもたちの一群としているが，その多くは軽度発達障害をもつ子どもたちという範疇に入るとも考えられる子どもたちであり，この群の子どもたちを対象とするプレイセラピーには limit setting に関する技法の修正などの工夫が必要となる．彼らの低下してしまった自己評価の回復と衝動統制の自律的な機能を変化させるためには，彼らがその時点で獲得している機能の的確なアセスメントと，それに基づいて安定した長期間の関わりを可能にする設定が欠かせないものであるといえよう．この2群の子どもたちはしばしばパーソナリティの問題として長期の介入を必要とする子どもたちであり，基本的な知的能力や認知機能の問題をもつ子どもたちであることも少なくない．不登校児への介入としてはさまざまな場でプレイセラピーが行われるようになり，多くの子どもたちにとって有効な介入であると筆者は考えているが，同時に，その出発点における的確な評価が欠かせないものであることを常に念頭におく必要があるといえよう．

文献
1) 栗林理人．子どもの精神療法．児童青年精神医学とその近接領域 2005；46(30)：307-310．
2) 三浦脩．小学四年生（女児）とのプレイセラピィ．山崎晃資，編．プレイセラピィ．東京：金剛出版；1995．p.139-164．
3) 武井明，太田充子．児童青年期症例に対する非言語的治療―年代別にみた治療法の検討．児童青年精神医学とその近接領域 2002；43(5)：461-473．
4) 谷山純子，西村良二．抜毛症と不登校を呈した8歳男児に対する箱庭を使った遊戯療法．児童青年精神医学とその近接領域 1999；40(3)：277-285．
5) 齊藤万比古．不登校．山崎晃資，編．現代児童精神医学．大阪：永井書店；2002．p.343-353．

［佐藤　至子］

5 力動的精神療法

はじめに

　力動的精神療法とは，広い意味のフロイト派の精神分析理論に準拠して行われる精神療法を意味している．その特徴の一つは，今，顕在化している問題を乳幼児期から現在までの発達という文脈のなかで理解しながら，その若者のパーソナリティの発達を支援するということにある．

　治療の手段として，年少の子どもには遊戯療法を，青年期以降には対話による精神療法を用いることが多いが，いずれにしても言語的な交流を重視するとともに，治療者と患者（クライエント）のあいだの情緒的な交流や治療関係を治療の媒介として用いるという点も，力動的精神療法の独特な点である．患者が治療者に向けるさまざまな感情は，多くの場合，乳幼児期からの体験のなかで重要な人物へ向けられた感情に類似していると考え，転移感情とよんでいる．

　力動的精神療法のもう一つの特徴は，近年の精神医学における記述的で表面的で現象中心の診断よりも，発達上のつまずきやその人の対人関係や葛藤の処理のパターンを理解することに診断の重点をおくことである．たとえば，不登校だから，こう治療すべきという単純なマニュアル的な方法は存在しない．すでに本書のなかで繰り返し述べられていると思うが，不登校というのは一つの現象であり，その状態像自体も多様であるとともに，背景にある要因も多様である．不登校は，狭い意味の精神医学的な診断名ではない．近年の状況では，不登校だけを理由に児童精神科医を受診するケースも減少している．教育機関のなかでの対応や家族会や自助グループにおける支援などの対応で，不登校状態から回復していく若者たちも増えているからである．なお，ここで回復といっているのは，原籍校に復帰するとか，再登校することではなく，仲間との交流が可能になり，社会のなかで生きる術を身につけることができるようになるということである．このあたりの基本的な考え方は，以前の筆者の論文[2]を参照されたい．

不登校という現象についての力動的な理解

　本書全体から理解できるように，不登校という現象は，あらゆる年代の子ど

もに生じうることであるし，その背景にある要因も多様である．現実的な環境要因の問題が背景にあって，病理的現象とはいえないケースもあるだろう．ここでは，青年期前期から中期，つまり中学生から高校生くらいの年代で，神経症水準から軽症の境界例水準のケースを想定して話を進める．重症の境界例水準や精神病水準，それにAsperger障害などの発達障害に伴う不登校の治療については，ここでは述べない．また，遊戯療法（プレイセラピー）については，前項を参照されたい．

◆ 神経症水準から軽症境界例水準の不登校

神経症水準から軽症の境界例水準の不登校というのはどういう状態を指しているのかを明確にする必要があるだろう．神経症水準というのは，力動精神医学や臨床心理学の領域ではよく使われる言葉であるが，現実的検討能力が保たれていて，抑圧・反動形成・昇華・知性化などの他者を巻き込まない防衛方法を用いることが多く，自己や他者についてのイメージもおおむね統合されているパーソナリティの状態を意味する．軽症の境界例水準では，投影や分裂（自分や他者を良い部分と悪い部分に分裂させてしまう防衛）などの退行的な防衛の方法も用いるが，現実検討能力もある程度保たれていて，自己破壊的な行動も比較的少なく，精神病的な状態になることもほとんどないようなパーソナリティの状態を意味する．

このようなレベルのパーソナリティの若者はどこにでもいるし，特別な存在ではない．神経症水準や軽症の境界例水準のパーソナリティの若者たちは，ほどほどの養育環境のもとに育ち，外傷的な体験も少なく，激しい行動化や精神病症状を示さないため，ほとんどの場合，医療機関に来ることは少ないし，来たとしても，一般的には，外来治療や外来の心理相談で支えることが可能である．もちろん，このような若者たちがすべて不登校を示すというのではなく，摂食障害になる場合もあれば，強迫性障害になることもあるし，一見，行動上の問題や精神症状を示さない場合もあるかもしれない．逆に精神病水準のパーソナリティの若者が不登校になることも少なくないが，それは通常の力動的精神療法だけで治療することは難しい人たちである．

そこで，ここでは，不登校を主訴として治療機関に援助を求めてきた若者に対する力動的精神療法を論じるにあたって，パーソナリティの水準を限定して

述べたいと思ったのである．なお，神経症水準から軽症の境界例水準の不登校とは，齊藤[3]の分類に従えば，過剰適応型や受動型に比較的重なるものと思われる．

◆ 青年期前期から中期の発達課題と不登校

　比較的健康度の高い神経症水準や軽症の境界例水準の若者たちにとっても，現代社会が彼らに課している青年期前期から青年期中期にかけての発達課題を達成していくことは，容易なことではない．発達課題自体，時代や文化，社会階層などによって異なっているが，比較的，均一で流動性の高いわが国の社会では，この時期の若者たちは，①第二次性徴の発現から完成までの身体的な成熟過程を受容し，性欲や攻撃衝動の高まりに持ちこたえて，自分の性的な同一性を確立していくこと，②同性の仲間と交流しながら，親から分離し，異性との交際に踏み出すこと，③自分の将来の生き方や仕事についてある程度の見通しを立てて，自分の立てた目標に向けて現実的な努力をすることなど，多くの課題を達成することを要求されているのである．働く親の後ろ姿を見ることも少なく，親の育った時代とは違う価値観が社会を支配し，地域のなかでの子どもの集団や若者の集団などの子どもや若者が社会的なルールや対人関係を覚える場も減少している．だから，学校の教育方針や教師とその若者の相性，同級生集団とその若者の相性，家族の生活状況，偶然の外傷的な体験，海外からの帰国や転居，学習やスポーツなどにおける目標達成の挫折など，さまざまな条件の組み合わせによっては，こうした発達課題の達成に失敗することや，その達成のための努力によって疲れ果てることは珍しいことではないのである．そして，その結果として，「学校へ行くことに伴う楽しみが失われる」「学校へ行くことが怖くなる」あるいは「学校へ行く意味がわからなくなる」などの心理状態が長引けば，「不登校」として事例化するというふうに著者は考えている．実際，不登校になる契機は，上述の①〜③の発達課題に関連したものが多い．たとえば，「自分の体型が気になる」「自分と価値観や趣味の合う仲間が見つからない」「友達グループからはじき出されてしまった」「同級生たちの異性に関する会話についていけない」「志望した学校に進めなかった」「自分の将来の方向を決めることができない」「親との葛藤状況から抜け出せない」「異性との交際がうまくいかなかった」などである．これらの契機は，それ自体が辛いこと

であるかもしれないが，力動的な立場では，これらのことだけを不登校の原因とは考えない．さまざまな不利な条件の重なり合いのなかで，ちょっとした出来事や不適応状態が契機となり，「今，このまま人生を先に進むことができない」あるいは「進まないほうがよい」という無意識の判断が働いて，不登校となるのだろうと著者は考える．そして，その背景には，過去の時期の発達課題や現在直面している発達課題を達成できていないという問題が隠されていることも多い．したがって，きっかけとなった事態を解消するだけでは，不登校から回復できないし，登校や原状回復だけを目標とした「治療」だけでは，本当の意味での治療にならないと力動的な立場の治療者は考えるのである．

ともかく，上述のようなことを契機として，現象としては，「夜寝つけない」「朝起きられない」「身体的な不調を訴える」「気力を失う」など，心身の変調をきたし，不登校となることが多い．いったん不登校状態になると，親や教師や本人が焦りを感じ，さまざまな働きかけが行われ，それが時には悪循環的な事態を生み出して，二次的に精神症状や身体化症状が加わる．そして，事態がさらに遷延化したとき，あるいは自傷行為や家庭内での暴力的な行為がみられたときに，その若者は親と一緒に医療機関や心理相談機関を訪れることになる．これが，たぶん，典型的な事例化した神経症水準あるいは軽症境界例水準の不登校のケースである．一時的な不登校に陥っても，自宅でゆっくり休むことや，一時的な待避場所として，保健室・相談室・適応指導教室・フリースクール・自助グループなどの場を利用することで回復していくケースも多いのだろうが，そういうケースに，児童精神科医が病院やクリニックで出会うことは少ない．

不登校のケースにおける力動的精神療法の進め方

さて，いったん医療機関等で「患者」あるいは「クライエント」としてやってきた不登校状態の若者たちに対して，力動的精神療法を行うというのはどういうことなのだろうか．そして，力動的精神療法には，どのような意味があり，どのような効果があるのだろうか．最初に述べておきたいことは，不登校状態になれば，すべて医学的な治療を受けるべきであるとか，力動的精神療法を受けるべきであると筆者が考えているわけではないということである．しかし，その一方で，筆者は「不登校の若者はゆっくり休ませればよいのだ」とか，「不

登校は現代の教育システムの問題なのだ」といった単純な言説にもくみすることもできない．力動精神医学的な理解や力動的精神療法が確かに役立ったと思われるケースは何例も経験しているからである．

◆ 診断面接と力動的定式化

　不登校のケースにおける力動的精神療法の場合，最初に1～3回程度の診断面接が行われる．診断面接では，不登校という問題だけでなく，その若者の発達歴や家族歴，教師や同級生との人間関係や家庭での様子などを親と本人から聞きとっていく．診断面接は，できれば最初は一緒に面接して，後から親子別々に話を聞くとよい．そして，情報を聴取しながら，「過去の情緒的な発達において積み残した課題があるのか」「どのようなパーソナリティの傾向をもっていて，どのような防衛機制を用いることが多いのか」「現在，どんな発達課題に直面しているのか」「不登校に陥ったことが，その若者にとってどんな意味があるのか」「若者の親がどのように自分の子どもの発達や成長に関わってきたのか」といった点について，精神分析的な立場から一定の理解を得て，その理解に基づいた見立てを親や若者にわかりやすい形で説明することになる．このような精神分析的な見立てを述べることを，力動的定式化とよぶ．架空の例であるが具体的な定式化の例をあげておこう．「○○さんは，3人きょうだいの一番上で，小学生くらいのときからきちんと勉強して，お母さんやお父さんの言いつけを守るようにしてきたみたいだね．小学校時代はだいたいうまく過ごしてきたのでしょう．ところが，中学校に入る直前に生理が始まり，自分の体が大人の女性の体になっていくのが少しいやだったのだけれど，2年になると，同級生の女の子達の話題は，ファッションやメイクや誰と誰がつきあっているといった話が増えてきて，そういう話題についていけない気持ちになっていたのでしょう．ちょうど，そのころにお父さんが単身赴任になって，お母さんが受験のこととかで口うるさくなってお母さんに反発を感じるようになったのですね．そのうえ，たまたま仲の良かったお友達とけんかになって，あまり話さなくなったころから学校へ行く朝になると頭が痛くなって起きにくくなってしまったようですね．お母さんは心配して何度も起こそうとしたけれど，あなたが反発するので，困っていたのですね．そして，小児科に連れて行ったりしたけれども体には原因が見つからなかったわけですね．あなたは，思春期に

なって体も心も急に変化していることに戸惑っているし，親の言いつけを守って，友達と仲良くしていればよかった小学校時代と違って，親の価値観を離れて自分の考えで行動するように自分を切り替えなければならないのだけれど，その切り替えがうまく行かずに困っているのでしょう．それで学校へ行くのが辛くなっているのかもしれないですね」といった内容を伝えるわけである．このような説明は，一種の治療上の仮説であって，後で修正されるものであるし，その時に親子に完全に理解してもらう必要はないが，このような話をすると，多くの子どもは治療者が自分を理解しようとしていることを感じて，精神療法を続けてみようという気持ちになることが多いように思う．

◆ 治療上の取り決めと治療の進め方

　定式化を伝えた後は，治療の枠組みについての取り決めを行う．時間や料金やキャンセルの取り扱いなどである．一般的には，不登校のケースでは，親に対する月2～4回（1回30～50分程度）の親ガイダンスと，子どもに対する週1回45～50分の対面法による力動的精神療法とを組み合わせて行うことが多い．親ガイダンスとは，精神分析的な発達理解を親に伝え，必要に応じて親の子どもへの接し方についての助言を行う方法で，親自身の心理的な問題や夫婦間の問題を直接には扱わない．また，診断面接のすぐ後に，不登校という問題の原因について断定的な意見を述べることもないし，登校刺激を与えるべきだとか，登校刺激を絶対に与えるべきでないといった助言を行うこともしない．親ガイダンスについて，さらに詳細に知りたい人は，皆川の論文[1]を参照されるとよいだろう．

　若者に対する力動的精神療法のほうは，基本的には彼らが話したいことを話してもらって，治療者はそれに耳を傾け，時々質問をしたり，コメントをしたりという形で進むことが多い．言語化が苦手な若者や緘黙傾向のある若者の場合は，相互スクィグルや風景構成法などの描画や箱庭，筆談などの方法も用いてもよいが，多くの場合は言葉を中心とした対話で面接は成り立つ．最初，学校の話題は治療者側からはあまり持ちださず，今の生活のしかたや暇のつぶし方，興味をもっていること，家族のこと，不登校でも行き来のある友だちのことなどが話題になるだろう．親子が落ち着きを取り戻すと，昼夜逆転の生活や身体症状，焦燥感やイライラ感などは，次第に軽減していくものである．治療

者は，その若者へ関心をもち続け，おだやかな陽性の関係を保つように心がける．ただし，子どもに迎合する態度を示すことや子どもの気持ちをわかったふりをすることは，すぐに見抜かれるので避けたほうがいい．その子が関心をもっている音楽とかゲームのことなどで，わからないことは子どもに教えてもらうという立場でいればよい．このようにして話を聞いていけば，信頼関係が醸成されて，学校や家庭のなかでのネガティブな感情や自分についての不安を語ることが可能になっていく．自分自身のなかに怒りや憎しみなどの陰性の感情があると，治療者がどう思うかが心配で，なかなか言いだしにくいことがあるし，その種の陰性の感情が転移として面接の場に持ち込まれることもある．ただし，このような場合に，転移を解釈するのは，治療的な対話を妨げている場合などに限定したほうがよく，転移感情を強め，退行を促進するような対応は避けたほうが無難である．解釈よりも，質問や明確化と共感および支持が技法の中心となる．内面を深く掘り下げて理解するというよりは，足踏みしている若者が自分の意志で歩きだすのを支援すること，つまり発達促進的な態度が基本である．若者を理解しながら見守り，「それで大丈夫．その方向で行けばよいと思う」「ちょっとその方向は危ないかもしれないから気をつけて」という程度の存在になれるとよいのである．病理がやや重い例では，行動上の問題に対して，それを予防する方法を話し合うとともに，短期間の入院などのマネージメントが必要になるケースもある．

◆ 治療過程

　自分の言葉に耳を傾けて理解しながら見守り，特定の価値観を押しつけない治療者の存在は，権威的な大人に強い反発を感じ，偽善的な態度に不信感をもちやすく，甘えたい欲求と自由になりたい欲求の狭間でゆれ動いている若者たちには，新鮮な存在となりうる．そして，そのような中立的な大人との対話を通じて，自分のなかの弱さや葛藤を言語化し，自分の夢や希望も語れるようになるものである．不登校状態の若者の話題は，最初は，趣味や家族，ごく近い友だちの話題程度で，それほど豊富な材料を提供しないことが多い．それでも治療者がその若者に関心をもちながら待っていると，大人への不満や批判，自分の心のなかの夢や空想，過去の友人関係の悩み，性に対する不安などを語ることができるようになる．また，他者や社会に関する話題が増えてきて，ファッ

ション，音楽，スポーツ，異性への関心などを語るようにもなる．やがて，親戚の家に泊まる，幼なじみの友だちと外出するなどの動きが報告されるようになる．もちろん，保健室や相談室への登校を開始するなど，元の学校への復帰を考えはじめる場合もある．注意すべきことは，このような一見前向きの動きを治療者はあまり喜びすぎないことである．不登校状態の若者のなかにある，外へ向かおうとする気持ちや成長したいという欲求と，不安から内にこもりたくなる気持ちや子どものままでいたい気持ちの両面を理解して，時にはその理解を治療者が言語化しながら，ゆっくり見守ることが大切である．

　治療者に見守られているという感覚のなかで，焦らなくなった周囲にも支えられて，日常生活における小さな挑戦の積み重ねが可能になると，過剰な自意識（自己愛）が弱まり，厳しすぎる倫理観（超自我）も適度に緩み，親も教師も良い面も悪い面ももったふつうの大人であることが実感できるようになる．自分の夢や希望を叶えるための現実的な努力も始めるようになる．情報収集や勉強を始めるものもあるし，アルバイトを始める若者もいる．そして，次第に対人関係の輪も広がっていく．最初のころの幼く硬く不自由な印象が，のびやかで大人っぽいものへ変化していくことも多い．そして，元の学校の教室に入れるようになる若者もいれば，フリースクールやたまり場の利用，通信制や単位制の高校，サポート校への進学を考えはじめる若者もいる．試行錯誤を経て，彼らは自分の所属できる仲間集団を見つけ，自分の将来へのポジティブな展望をもてるようになり，異性への接近も始め，そして，精神療法面接に来ることの意味が薄れていく．突然，面接の中止を言いだす若者もいるし，頻度を少なくしながらフェードアウトする若者もいる．いずれにしても，治療者の側には，何か置いて行かれたような寂しさを残すような形で巣立っていく若者が多い．終わりに近づいたら，一度，これまで成し遂げたこととこれからの課題について話し合うセッションを設定したほうがよい．青年期の不登校の力動的精神療法においては，少し心配しながら送りだすような終わり方がたぶんちょうどよい終わり方である．

文献

1) 皆川邦直．親への心理教育・ガイダンスと子どもへのサイコセラピー．思春期青年期精神医学 2004；14(1)：23-30．

2) 生地新．発達支援の視点からみた学校不適応の予防．思春期青年期精神医学 2002；12(2)：90-95．
3) 齊藤万比古．その他の行動障害1 不登校．山崎晃資，牛島定信，栗田広，青木省三，編著．現代青年精神医学．大阪：永井書店；2002．p. 343-354．

［生地 新］

6 認知行動療法

はじめに

　認知行動療法は，精神科領域で広く使用される精神療法の一つである．Eysenck（アイゼンク）は実験的研究によって導かれた学習理論に基づく治療理論や技法が重要であると考え，行動療法を提唱した．また Beck（ベック）はうつ病患者に特有の思考形式があることから，その認知構造を変えることで症状が緩和されるという認知療法を提唱した．認知行動療法は両者の特徴を備えたものであるが，現在は行動療法と認知行動療法とに違いをほとんど認めないという考えが多く，本項もその考えに従う．

　臨床上，認知行動療法がよく用いられる疾患として，パニック障害や強迫性障害といった不安障害と摂食障害があるが，社会技能訓練や行動修正などの技法が，発達障害や統合失調症にも適用されている．不登校に関しては，海外でのオープントライアルや無作為二重盲検法による研究で，不安や抑うつを伴う不登校児童・生徒に対する認知行動療法の有用性が報告されている．しかし認知行動療法の具体的技法には種々のものがあり，各研究で使用している技法にも異同がある．

　ここでは最初に認知行動療法の基本的特徴について述べ，その次に各種報告で用いられた技法を中心に認知行動療法の概要について検討するが，技法の分類は文献ごとに差があるため，筆者にとって理解しやすい形にしてあることをお断りしておく．

認知行動療法の基本的特徴

　認知行動療法の特徴は，心の問題や精神症状を，行動という観察可能な単位で理解し，その生起頻度や強度，早さ，持続時間などの量的側面を変容していこうとする点である．認知面についても，なぜそのように思考するようになったかという仮定や仮説には踏み込まず，その認知によって導出される行動を指標にして理解しようとする立場である．たとえば，「登校意欲」という抽象的観念は直接観察できないが，「出席」という行動は観察可能である．認知行動療法では観察可能な「行動」を標的とし，その変化の客観的評価により治療効果を判定することになる．

　そして行動は基本的に学習理論に従うと考える．つまり各種の経験を通じて一定場面での行動パターンや頻度，強度，時間が決定される，と考えるわけである．行動が学習される基本パターンは，図3に示すように先行刺激，行動，結果の三者が一組になった単位としてとらえることが可能であり，これを三項随伴性とよぶ．このとき，Cの結果・効果（環境変化）によって，Bの行動が増加したり（強化），逆に減少したりする（消去，罰）という前提に立ち，この三者の関係を分析し，そこに何らかの介入をすることで標的行動の変化を起こすことが治療目標となる．

　認知行動療法では行動や感情に影響を及ぼす予測や判断,価値観,信念といった認知も介入対象である．不適応状態では，外界の出来事や事実の認知に歪みが生じており，その結果，否定的な思考に支配された行動パターンが持続する．この「認知の歪み」（あるいは「推論のあやまり」）の例を表5に示す．Beckらの考えでは，認知は三つの階層からなると考えられている．最も深層に位置

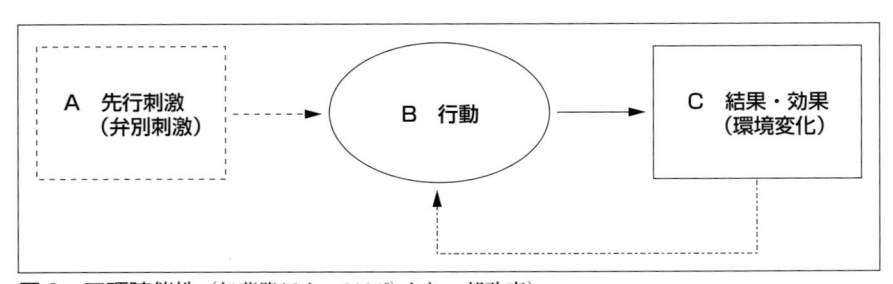

図3　三項随伴性（無藤隆ほか，2004[8]）より一部改変）

表5 認知の歪み（坂野雄二ほか，2005[10]）

破局的推論	現実的な可能性を検討せずに，否定的予測をエスカレートさせること
読心術推論	他者が考えていることを確認もせずに，自分はわかっていると思いこむこと
個人化の推論	出来事の成り行きや結果を自分のせいだと思いこむこと
選択的抽出推論	ある特定の事実だけを取り上げて，それがすべての証拠であるように考えること
トンネル視	出来事の否定的な側面のみをみること
レッテル貼り	自分や他者に固定的なラベリング（たいてい否定的な）をすること
全か無か推論	少しの失敗や例外を認めることなく，二分法的に結論づけをすること
自己と他者のダブルスタンダード	自己にだけ他者と異なる厳しい評価基準をもつこと
「すべし」評価	自己や他者に対して，常に高い水準の成果を要求すること

するのがスキーマといわれる信念で，「自分はダメだ」というような自己に関する固定的で絶対的な内容が多い．そのスキーマに基づく基本的な態度や思い込み，個人的ルールなどが媒介信念で，たとえば「少しでもミスしたらみんなから嫌われる」というようなものである．そして媒介信念に影響され，ある状況で自動的に生じる解釈や判断を自動思考とよぶ．「うまく話せなかったら……相手が嫌な気持ちになったら……誰も自分と話してくれないかもしれない……」とふと浮かんでくる思考である．認知行動療法では，こうした理解に基づき合理的な認知構造へ変容することをめざすのである．その結果として適切な行動が増加することになる．

認知行動療法の技法

　前述のように認知行動療法には種々の技法があり，それが利点でもあるが，逆に治療技法の選択の問題や各技法への習熟の問題も生じうる．基本的には，多くの技法を中途半端に行うことは好ましくなく，一つの技法を習熟してから次の技法を実践していくことが望ましい．以下に，これまでの不登校研究で使用されてきた技法について概説する．

◆ リラクセーション

　リラクセーションは不安や緊張状態に対する拮抗反応として広く用いられている．手軽に行える方法として，呼吸法（腹式呼吸を中心に，呼吸をきっかけとして心身の弛緩を図る）や漸進的筋弛緩法（身体各部位で筋緊張と弛緩を自発的に行い，内部感覚を磨くことで生理学的緊張を自己調整する），自律訓練法（段階的に自己暗示を進め，身体的弛緩を行うことを通じて心理的弛緩を図る）がある．自律訓練については，自験例では第1段階（重感）と第2段階（温感）で相当数で有効であった．

◆ 系統的脱感作（段階的暴露）

　古典的条件づけを応用した代表的技法である．まず不安を誘発させるような状況を具体的に列挙してもらい，それを不快の程度（主観的障害単位；SUD）に応じて段階的に並べ，不安階層表を作成する．SUDの低いほうからその場面を想像上あるいは現実に体験してもらい（暴露），不安反応に対してはリラクセーションなどの拮抗反応を行いながら脱感作していく．そして段階的にSUDの高い刺激を暴露していく方法である．不登校に対して，まず校門まで行き，慣れたら玄関，廊下，教室などと少しずつ登校範囲を広げる方法や，低学年児で保護者が教室に付き添うやり方はこの系統的脱感作を基礎としている．このとき，不安や緊張が強くなる場合には前述のような不安拮抗反応を用いるが，薬物を使用して不安レベルを下げる場合も現実には多い．

◆ オペラント条件づけ

　これは図3で述べた強化随伴性に基づく方法である．前述の例で考えると，段階的に登校範囲が拡大するにつれて，保護者や教員から賞賛や何かご褒美を得る（「快」の環境変化）ことで登校という行動がより強化される，という具合である．このとき賞賛やご褒美は正の強化子（報酬）として働いたことになる．撤去により行動を強めるものを負の強化子といい，提示により行動を弱めるものを罰とよぶ．発達障害児への関わりなどで用いられるトークン・エコノミーも同じ原理である．

◆ ソーシャル・スキル訓練（社会生活技能訓練）

不登校児童・生徒には，同級生とのコミュニケーションが苦手な者が多い．とくに不登校が長期化するほど，同年代の子どもとどのように接してよいか想像ができず，その不安から登校を回避する場合も少なくない．ソーシャル・スキル訓練では，こうした本来は集団のなかで自然に学習していく社会的行動について，治療者との間で練習しスムーズな社会参加をめざすことを目的としている．ソーシャル・スキル訓練は，統合失調症や発達障害への援助技法としても幅広く行われている．

ソーシャル・スキル訓練はアサーション訓練（自己主張訓練）をひな形として社会的学習理論を取り入れて発展してきた．たとえば，必要とされる行動が未学習の場合に，治療者が見本を提示して子どもの観察学習を促すことをモデリングという．同級生に挨拶できない子どもの前で，親や教師が「おはよう」と声かけしてみせるような場合が該当する．そのほかにも，実際の場面を想定したロールプレイで練習したり，行動を分割して段階的に練習するシェイピングという方法を用いたりする．

◆ 認知の変容

不登校の子どもは，とくに他者との関係に関して「自分が好かれるはずがない」「みんなと同じでないと仲間外れにされる」といった歪んだ認知をもっていることが多い．この思考パターンは生活歴のなかで強固に習慣化しており，単なるアドバイス程度で変化させることはできない．したがって，子ども自身が自分の思考パターンに気づくこと，それが自分の気分や感情に影響を及ぼしていると理解すること，そして自分の思考の妥当性を再検討しながら新しい考えや理解の仕方を探すこと，その有効性を実生活のなかで確認していくこと，これらを根気強く援助していくことが重要である．

具体的には，生活記録をつけながら外的出来事，自分の考え，気分，行動などをセルフ・モニタリングすることから始める．セルフ・モニタリングに慣れてきたら，落ち着いたときに当時の考えや行動の妥当性を振り返って検証していく．そして合理的な思考，行動パターンは何かを考え，次の機会にそれを試みる．具体的方法については本項の域を超えるため成書を参考にされたい．新

しい行動の試行には当然不安が随伴するため，前述のようなリラクセーションやオペラント条件づけ，ソーシャル・スキル訓練などの各技法を併用する．また新しい思考，行動により子どもにとって有害な事象が生じないことを十分に検討しておくことも，不安レベルを抑制するための重要なポイントである．

筆者は認知の変容を促す場合に，よくブリーフセラピーの手法を用いる．否定的にとらえているこれまでの思考に新しい意味づけを行ったり（リフレーミング），例外を探したりすることで，かたくなな認知が和らぐことも多い．

◆ 予測外の事態への対応

上記のような技法を用いながら行動や認知の変容を図っていくが，現実場面では予想外の出来事のために期待していた行動や思考ができないこともある．そこで学校や家庭と協力し，子どもが迷ったり対処に困る場合に相談できる体制をつくっておく．そのため家庭や学校に対して，認知行動療法の基本的事項やその子どもの標的行動，目標について心理教育を行っておくことが望ましい．これは子ども自身への介入ではないが，子どもの変容を支持する重要な点である．

▎まとめ

認知行動療法は技法が明快で理解しやすいが，臨床場面で使用する場合，実際にはそれほど簡単ではない．教科書的に認知行動療法の外観だけなぞっても，途中で子どもの抵抗にあい治療が進展しなくなることは必定である．治療が進展しない場合には，以下の点の再検討が必要である．

第一に，標的行動の設定が適切であるかである．これは行動の分析が間違っていることを示唆する．先行刺激や強化子の同定が誤っている場合，治療への動機づけは困難になる．

第二に，治療目標の設定が適切であるかどうかである．過大な目標や曖昧な目標では治療動機は生じにくい．子どもの本心に合致した治療目標であるためには，子どもをとりまく状況全体を正しく理解することが重要である．

第三に，治療技法の選択の問題がある．子どもの特性や標的行動との相性を検討する．過去の研究では，不安や抑うつをベースにもつ子どもに対しての有効性が示されている．したがって，いわゆる怠学型あるいは無気力型の不登校

の場合などでは異なる対応が必要であろう．

　第四に，治療技法が正しく実行されているかである．治療者の教示が誤っていたり，具体的手順や内容を子どもが十分理解できていない場合もある．

　第五に，環境の問題である．まれにではあるが，保護者が子どもを学校に行かせたがらない場合もある．こういう場合は援助の枠組み自体の再検討が必要になる．

　認知行動療法において，治療者は子どもの良き協力者であり，モデルであり，強化者であり，そして理解者であることが求められる．そのためには子どもの行動を注意深く観察し，三項随伴性の構造を正しく把握するよう努めなければならない．

文献

1) Bernstein GA, Hektner JM, Borchardt CM, et al. Treatment of school refusal : One-year follow-up. J Am Acad Child Adolesc Psychiatry 2001 ; 40 : 206-213.
2) Blagg N, Yule W. The behavioral treatment of school refusal : A comparative study. Behav Res Ther 1984 ; 22 : 119-127.
3) Elliott JG. Practitioner review : School refusal : Issues of conceptualization, assesment, and treatment. J Child Psychol Psychiat 1999 ; 40 : 1001-1012.
4) King NJ, Tonge BJ, Heyne D, et al. Cognitive-behavioral treatment of school-refusing children : A controlled study. J Am Acad Child Adolesc Psychiatry 1998 ; 37 : 395-403.
5) King NJ, Tonge BJ, Heyne D, et al. Research on the cognitive-behavioral treatment of school refusal : A review and recommendation. Clin Psychol Rev 2000 ; 20 : 495-507.
6) King NJ, Bernstein GA. School refusal in child and adolescents : A review of the past 10 years. J Am Acad Child Adolesc Psychiatry 2001 ; 40 : 197-205.
7) Last CG, Hansen C, Franco N. Cognitive-behavioral treatment of school phobia. J Am Acad Child Adolesc Psychiatry 1998 ; 37 : 404-411.
8) 無藤隆，森敏昭，遠藤由美ほか．心理学．東京：有斐閣；2004．
9) 中尾和久，武田雅俊．行動療法．臨床精神医学　2000；増刊号：235-238．
10) 坂野雄二，鈴木伸一，神村栄一．実践家のための認知行動療法テクニックガイド．京都：北大路書房；2005．

［清田　晃生］

7 集団療法

7-1 医療機関での実践

はじめに

　児童青年期の発達においては同年輩のよい集団体験をもつことが重要であるが，とくに前思春期以降では同世代の仲間集団の緊密な関係がその精神発達に不可欠なものとなる．仲間集団を通して，人といる楽しみを知り，人に打たれ強くなり，人との付き合い方を学ぶ．自分が大勢のなかの一人であることを知り，同時にかけがえのない自分であることに気づく．そして仲間集団に支えられながら，親から心理的に独立しはじめる．だからこそ，質のよい集団体験をいかにもつことができるかを考える必要がある．不登校の援助においても，子どもに安全な場を提供し，群れたり，もまれたりすることを繰り返し体験することが，社会へ出ていく契機の一つとして重要となる．

　本項ではまず集団療法について概観し，そのなかでもとくに集団体験について，構造化されていない場の代表として居場所を，次いで構造化された場の代表としてデイケアを紹介し，今後の課題について述べる．入院治療における集団療法については別項に譲る．

集団療法

　集団療法とは，治療者と患者が1対1の関係のなかで適応力や人格的成長を図る個人精神療法と対置されるもので，複数のクライアントを対象に精神療法的介入がなされるものである．集団の場がもたらす作用やそこに参加するメンバー同士の相互作用，メンバーとスタッフとの関係の変化などを通して，互いに良い影響を及ぼしあうようになることを目的としている．これは子どもに限らず，親同士の相互作用もありうる．この場合，集団の場に関わるスタッフは，メンバー間の建設的で有用なやりとりを促進するという重要な役割を担っている[10]．

　狭義の集団精神療法は，言語的コミュニケーションによる集団相互作用を主な治療媒体に，社会適応技術の習得，対人関係の改善，自己洞察や人格成長を

めざした治療[13]で，言葉による話し合いを中心としたものから，心理劇（サイコドラマ）のようにアクションを取り入れた技法まで，また支持的な技法から直面化させる技法まで，さまざまな技法がある[7]．

わが国における児童青年期の取り組みとしては，①発達障害児（高機能自閉症，学習障害，AD/HD）を対象とした集団療法とその親の会，②精神科治療の一つとして行われる集団療法（入院治療場面での集団療法[11,12]，外来での活動集団療法や居場所「たまり場」の提供の試み[3]），③思春期青年期デイケア[2-4,9,13]や村瀬[8]が報告している通所中間施設の試み，などに大別できる[14]と述べられている．本項では，集団療法を広くとらえ，子どもの居場所やデイケアなどでの集団体験を中心に述べたいと思う．

居場所（構造化されていない場）

子どもへの心理的援助や治療では，個人精神療法が主体となりやすい．この個人精神療法が適切に治療的に働くこともあるが，これだけではうまくいかない場合もある．もちろん，これには治療者の力量も関係するが，単にそれだけではないように思う．

たとえば，診察室と現実社会とのあいだに大きなギャップが生じ，子どもが社会に向けて一歩足を踏みだせない場合もあるし，治療者以外との対人関係が広がらず，一時の支えであったはずの治療者が子どもの唯一の家族以外の対人関係になってしまう場合もある．何か，子どもの対人関係が広がるような場をつくれないか？　そんな理由で筆者らの一人は，思春期外来の一角に子どもたちが集まれる居場所，「たまり場」[1]をつくった．学生のボランティアに「兄貴」，「姉貴」としてその場にいてもらい，主治医の面接を待つ間や面接が終わった後に，待合室のようなつもりで気軽に利用できるようにした．

居場所は以下のような運営を心がけた．

第一に，子どもに参加するように軽く声はかけるが，決して強制はしない．軽く誘うのにとどめる．第二に，いつ来ても，いつ帰ってもよい．いやだったら，1回だけでやめてもよい．第三に，プログラムを決めてやるという場にならないように心がける．「何となく，そこにいてお茶を飲むだけでもいいし，何もしなくてもいい．そこにいるだけでいい」と話した．第四に，暴力だけは絶対にいけない，ということをルールとした．

このようにあまり構造化されていない居場所の経験から，①対人関係を求められない場が，逆に対人関係を少しずつ育んでいくこと，②年齢差のある集団が対人関係をもち始める契機となること，③無駄話やたわいのない話ができるようになることなどが，仲間集団のなかに居やすくさせること，など多くの示唆を得た．

また，居場所は，診察室と現実社会を橋渡しする中間的空間となりうる．それは一面では，主治医をはじめとするスタッフに護られた空間であり，もう一面では，人数は少なくとも一つの小さな社会であり，そのなかに現実社会のさまざまな情報が流れこんでくる現実空間でもある．

居場所は子どもを支える場にもなるが，それは○○さんという個人に支えられるのとは異なり，対人関係の網の目が子どもを包むように支え，激しい特定の個人への依存やしがみつきを引き起こしにくい．いつものメンバーが2，3人来なくてもたまり場はそれほど変わりなく続いていく．居場所では，一人一人への負担は分散されて，関係の網が支えるようになる．これらがたまり場のもつプラス面であろう．

Yalom[15]は集団のもつ治療的因子を，①希望をもたらす，②普遍性の共有経験，③情報の交換，④愛他主義（他者を助け他者から援助を得ることの体験），⑤社会的適応技術の習得，⑥学習と模倣，⑦カタルシス，⑧初期家族関係の修正的繰り返し，⑨実存的因子，⑩対人学習などをあげている．それらはすべて対人関係に基づくものであり，前述した居場所のなかでも，一般的な社会生活のなかでも起きていることである．個人はこのような他者集団のなかでさまざまな心理的体験をしていて，そのなかで他者との交流の意義を体験し，自信や他者への尊敬，他者からの評価による自己像の形成発展など，自己の人生の意義を体験していく[5]．

デイケア（構造化された場）

前述したように居場所としては，プログラムを決めず，より自発的な行動を尊重することが大切であると考えていた．しかし，しばらく居場所を運営しているうちに，自発的な行動を待っているといつまでたっても行動の起こらない場合もあり，またプログラムや適度な働きかけや外からの刺激をうまく利用して自発的な行動を始める場合もあることなどから，プログラムなどをもった構

造化された居場所やデイケアも援助的,治療的となる場合が少なくないと考えるようになった.

医療機関によるデイケアプログラムの内容はさまざまである.全国的に不登校の子どもたちだけを対象にプログラムを組むところはまれで,児童青年期を対象としたプログラムも多くない.実際には従来から行われていた成人の統合失調症患者を主な対象としたデイケアプログラムのなかで,参加できそうなプログラムに入り,過ごすことが多い.

プログラムは意欲や主体性が乏しいメンバーでも参加しやすく,相互交流しやすいようになど工夫がなされている.内容としては,身体を通してコミュニケーションを行う集団活動療法,言語を介してのミーティング(社会技能訓練〈Social Skill Training;SST〉,アサーション・トレーニング(自己主張訓練),発達障害をもつ子どもに対して専門的な教育プログラムを組む場合もある(**表6**).

グループサイズは,数名から数十名と幅があるが,児童期のグループは5人,思春期のグループは6～9人がよいといわれている[14].年齢的には12～16歳くらいのグループ,17～20歳くらいのグループ,22～23歳以降のグループに分けたほうがいいといわれている[6].

親や養育者に対しての援助も必要であり,機関によっては,子どもの精神発達と親役割に関する心理教育プログラム,親同士が集まり互いに悩みを話し合うワークグループ,スタッフと家族が話し合う家族ミーティングなどがある.

以上のようなプログラムはしばしば子どもに援助的となるが,時にプログラ

表6 デイケアプログラム

・身体を通してコミュニケーションを行う集団活動療法 　スポーツ(ソフトバレーボール,ソフトボール,野球,卓球,テニス,エアロビクス,散歩など),音楽,レクリエーション,調理,創作活動(革細工,陶芸,美術など),パソコン教室,ドライブ,バーベキュー,演劇など
・言語を介してのミーティング:社会技能訓練(Social Skill Training;SST) 　基本的な挨拶から場面に応じた対応などを話し合うまでさまざま
・アサーション・トレーニング(自己主張訓練) 　社会的に許容される形で上手に他者に自らの主張することを学ぶもの,読書会,何の活動をしたいかを話し合うミーティング
・発達障害をもつ子どもに対する専門的な教育プログラム

ムという形は，新たな「学校」のようなものとして受けとめられることがあるので留意が必要である．デイケアが子どもの主体性や自主性を育むためには，プログラムに参加しないで居ることも保障されていることが大切と考える．また居場所もデイケアも比較的少人数のスタッフで運営されるようになりやすく，しばしば居場所もデイケアもスタッフの考えや理念を，さらには個人的な性格をも直接的に反映したものになりやすい．そのため居場所もデイケアも，それぞれが異なった雰囲気をもった場となりやすい．個々の家庭が異なった雰囲気をもつように，居場所もデイケアもその雰囲気が異なったものとなるのである．だからこそ，居場所やデイケアを運営するスタッフは，自身のあり方がその場の雰囲気をつくってしまう可能性があることに，くれぐれも注意する必要がある．少なくとも子どもたちがその場のなかで，スタッフの顔色を見ながら過ごすというようなことにならないように，そして少しでものびのびと過ごせるようにしたいものである．

おわりに

　子どもたちの主体性，自発性を尊重し，何かが生まれるのを待つということと，プログラムというような「形」を勧めることは，一見矛盾するものであるが，不登校の子どもたちの「何かをしてみよう」という気持ちを育むという点から考えれば，両者はともに援助的になりうる．また，居場所とデイケアは，明瞭に区別できるものではなく，両者ともに主体性，自発性を尊重するということと，形あるプログラムを勧めるということの両面をもっていることも忘れてはならないと思う．今後，さらに質のよい多様な居場所やデイケアができ，子どもたちが自分の目で見たうえで，子どもの側から自分に合った居場所やデイケアを選択できるようになることが大切ではないかと思う．

　そういう意味では，児童青年精神医学のハード面とソフト面，すなわち施設の充実と人材の育成，そして心理，教育，福祉など多職種でのチームアプローチが不可欠であり，また児童青年期デイケアの診療報酬の適正化などの経済的な面も含めて，子どもたちの心を援助する社会資源が質量ともに向上することを求められていることはいうまでもない．

文献

1) 青木省三, 鈴木啓, 塚本千秋ほか. 思春期神経症の治療における「たまり場」の意義―関係の生まれる培地として. 集団精神療法 1990;6:157-160.
2) 濱田龍之介, 中澤富美子, 村井雪恵ほか. 思春期デイケアにおける現状と諸問題. 臨床精神医学 2001;30:149-157.
3) 板山稔. 思春期のデイケア. 精神科看護 2000;97:38-42.
4) 加藤浩子. デイケア. 佐藤泰三ほか, 編. 臨床家が知っておきたい「子どもの精神科」. 東京:医学書院;2002. p.66-70.
5) 衣笠隆幸. 精神障害リハビリテーションの目標とゴール―心理的側面から. 精神科治療学 2006;21:19-26.
6) 増野肇. 集団精神療法. 精神医学講座担当者会議, 監. 専門医をめざす人の精神医学. 第2版. 東京:医学書院;2004. p.640-641.
7) 皆川邦直. 非分裂病型デイケアのプログラム構成と運営. 精神科治療学 1998;13(増):313-316.
8) 村瀬嘉代子. よみがえる親と子―不登校児とともに. 東京:岩波書店;1996.
9) 大嶋正浩. 児童思春期の外来. 外来精神医療 2006;5:6-12.
10) Philip B. Basic Child Psychiatry. 6th ed. Oxford:Blackwell Science Limited;1995.
山中康裕, 岸本寛史, 監訳. 児童精神医学の基礎. 東京:金剛出版;1999.
11) 齊藤万比古, 佐藤至子, 奥村直史. 入院治療における登校拒否の集団療法. 臨床精神医学 1988;17:1167-1173.
12) 髙林健示. 集団療法と入院治療. 中根晃ほか, 編. 児童精神科の臨床. 東京:金剛出版;1994. p.134-144.
13) 植月マミ. 思春期青年期精神科デイケア. 横井公一ほか, 編. 別冊発達27 児童青年精神医学の現在. 京都:ミネルヴァ書房;2003. p.220-225.
14) 渡部京太, 森岡由起子. 集団療法. 山崎晃資ほか, 編. 現代児童青年精神医学. 大阪:永井書店;2002. p.568-573.
15) Yalom ID, Vingradov S. Cocise Guide to Group Psychotherapy. New York:American Psychiatric Press;1989.
川室優, 訳. グループサイコセラピー. 東京:金剛出版;1991.

［野村 陽平, 青木 省三］

7-2 NPOによる実践

はじめに

　不登校の子どもたちが，初期の混乱した状態を脱して心理的な安定を取り戻し，再び外の世界に目を向け始めるようになったとき，それぞれの子どもの特性に合った適切な支援が重要な意味をもってくる．その際，学校場面で挫折し傷ついた彼らが，同年代の集団と再び出会い，個々の課題に直面し，心理的に成長していくことを支援していく場の提供はきわめて有意義な技法の一つと考えられる．

　筆者らは，医療従事者らを中心としたNPO法人を設立し，臨床心理士など子どもの精神保健の専門職によるフリースペースを運営している．本項では，筆者らによるNPO法人設立のプロセスやフリースペース活動の経過について報告し，子どもの精神保健の専門職が関与するフリースペース活動の意義について述べてみたい．

NPO法人「静岡こどものこころを支えるネットワーク」設立のプロセス

　筆者は，平成10年より公立の精神科医療機関に勤務し，主に子どもの精神科部門を担当してきた．

　医療機関で不登校の子どもたちを支援していくなかで，学校以外で彼らを支え，心理的な成長を促す場が当センターの診療圏では足りないことを痛感してきた．とくに小学生にとって，既存の適応指導教室やフリースクールは中学生が主体のために通いにくく，外の世界に再び目を向けはじめた彼らの支援に苦慮してきた．また，不登校の子どもたちの示す問題の深刻化や多様化に対応していくために，子どもの精神保健にたずさわる専門職が関与する場の必要性が高まってきていることを実感してきた．

　また筆者は，子どもの精神保健にたずさわる関係機関との連携や地域の精神保健活動を重視し，静岡市の教育委員会や児童相談所の嘱託医，静岡県医師会の学校保健対策委員会の委員などを引き受けてきた．また，静岡市医師会が中心となって設立された，医療機関，教育機関，児童相談所などの福祉機関，少年サポートセンターなど関係機関による「静岡子どもと家族のネットワーク」

にも関わってきた．さらに，「教師のための児童思春期精神保健講座」を主催し，事例検討やミニレクチャーを行いながら，教育関係者との交流を行ってきた．このような関係機関の方々との交流のなかで，前述したような不登校の子どもたちの居場所が不足しているという声をしばしば耳にしてきた．

　こうしたことから，小学生のためのフリースペースを運営することを主な目的に，当センターの精神科医を中心に NPO 法人「静岡こどものこころを支えるネットワーク」を設立し，臨床心理士である水島を常勤スタッフとする，フリースペース《かるも》を運営することとした．

　設立にあたっては，医師会をはじめ関係各機関に NPO 活動の主旨について説明し，賛同してくださった方々からさまざまな支援をいただいた．なお，NPO 法人は，フリースペースの運営以外にも，臨床心理士による個人心理療法，保護者を対象とした講演，教師などを対象とした研修会などを行っている．

▎フリースペース《かるも》の概要

　フリースペース《かるも》はJR静岡駅から徒歩3分のビルの一室にある．平日の週4日（月・火・木・金），午前9時半から午後3時まで開放している．プログラムは，公園遊びやハイキングなどの自然体験活動や，工作や手芸，調理などの創作活動を中心に行われている．当施設への通所は，静岡市教育委員会から出席扱いとして認められており，他の地域の学校とも子どもや保護者の希望にそって連携している．メインスタッフは，常勤の臨床心理士1人（水島），サブスタッフとして非常勤の保育士等1人を加え，心理学を専攻する大学生を中心としたボランティアが活動を支援している．メインスタッフは，子どもを対象とした個別面接，保護者面接，学校など関係機関との連携，日々の活動の支援など，包括的に子どもをサポートしている．

▎フリースペース《かるも》の1年間の経過

開所

　平成17年4月1日，静岡市駿河区森下町にフリースペース《かるも》を開設した．地方紙に開設の記事を掲載してもらった．1人目の問い合わせは県外から，続いて2人目は市外からと，スタッフの予想とは裏腹に遠方からの通所希望者が多く意外な歩みだしであった．

本格始動

4月21日, 2人の体験通所(5日間のチャレンジ期間)が開始された. メンバーは, 対人関係のもち方が非常に不安定で時に周りを振りまわしてしまう6年生のAさんと, 緊張が強い一方で, 衝動・多動性が強く場を読む力に問題を抱える5年生のBさんであった.

5月の始まりとともに, 2人がそのまま本参加に移行し, ゴールデンウィーク明けの第2週より, 週2日勤務のサブスタッフと, ボランティアが順次参加を開始した.

ハネムーンの終焉

通所開始から1か月ほどが過ぎ, 場に慣れてきたメンバーは, メインスタッフを甘えや衝動・攻撃性をぶつける対象として, サブスタッフやボランティアを理想化の対象として使い分けるようになった. また5月中旬ごろより, 県外から参加していたBさんの欠席が目立つようになってきた. Aさんは, 毎朝スタッフにBさんの出欠を確認し, 欠席とわかるとメインスタッフに暴言を吐いたり, たたくなどして怒りをぶつけた. しかし, Bさんに対しては全く怒りをぶつけることができなかった. 6月に入り, 問い合わせは数件来たものの, 通所につながるケースはなかった. Aさんは, ますますメインスタッフに怒りをぶつけるようになり, 連日のようにこき下ろしの日々が続いた.

待望の新メンバー加入

7月初旬, 法人主催で不登校についての講演会を開催した後, 2人の新メンバーが加入した. 非常に不安の強いCさんは4年生,「教室が怖い」というDさんは5年生である. 2人の加入は《かるも》に新しい風を吹き込んだ. それまで, メンバー内で"学校"の話題が出ることはなかったが, Cさんは毎朝学校で担任や養護教諭と話をしてから来所するという新しいスタイルを持ち込んだ.

夏休み

夏休みの取り扱いについて, スタッフ間で議論した結果, お盆のころに10日ほどの休みを設け, 残りはいつもどおり《かるも》を開けることにした. Aさんは, 夏休みに入ってすぐに1週間ほど旅行に出かけた. 帰ってくると, 自分がいなかった間に, 新メンバーとスタッフとの距離が近くなっていることを感じ, 突然「私, 新しい子たちとは仲良くできないかもしれない」と言ったり,

Bさんが休みの日に「Bちゃんって，新しい子たちのこと苦手だと思う，何か違うもん」と言って皆を困惑させることもあった．また，6年生ということもあり，学校で補習を受けるなど，次のステップに向けて動きはじめた．Cさんは，実は8月は参加するつもりはなかったが，同時期に通所を開始したDさんが自分よりも他のみんなと仲良くなってしまうのではないかと不安で参加を続けていた．そのDさんは，夏休みも終わるころ，「どうしてみんなは学校に行かないの？」「不登校になったら，必ず病院に行かないといけないの？」と皆に問いかけた．メンバーの反応は，あっけらかんと自分のことを話す子，身を隠すように聞き役に徹する子，核心には触れない子，武勇伝のように誇張して話をする子，とさまざまであった．

2学期

何があっても毎日来所していたAさんが，2学期になって突然「明日から，学校行く」と言いだした．理由は，勉強が遅れていることと，「《かるも》の会費が高い」ということであった．そして翌日から，宣言どおり"再登校"を始めた．10日ほど登校を続けた後，勉強がみんなに追いついたからとAさんは再び来所した．その日のAさんは，ガス欠の車のようだった．学校からの報告では，友だちを求めることもせず，1人でただひたすらドリルを進めており，登校が本人のためになっているとは思えない，とのことであった．その日の帰り際，メインスタッフが「明日も来ていいわよ」と声をかけると，ニヤリと笑って「じゃあ，来てあげてもいいわよ．って言うか来てやるよ！」と元気に帰っていった．

"深刻なこと会議"

9月下旬，友達関係でつまずいてしまった5年生のEさんが参加を始めた．Eさんが体験通所を始めた日，メンバーはひそひそと"深刻なこと会議"をはじめた．議題は『どうして不登校になったのか』である．みんなに囲まれて，急にそんな話題を振られたEさんだったが，「友達が嫌いだから」としっかり答えた．そして，他のメンバーも自分の身の上話を始めた．数日後，Dさんが「私，《かるも》に来てよかったよ．だってここには不登校の子しか来ないから，不登校じゃないとわからない気持ちを話し合える．私たちの気持ちって，ふつうの子に話したって絶対にわからないもん」と話してくれた．

グループ問題勃発

　Eさんが参加を始めたことで，《かるも》のなかにスタートメンバーの『Aさん・Bさん』，5年生同士の『Dさん・Eさん』という2つのグループができた．Aさんらは，陰でひそひそ相手グループについて話し合い，時には「《かるも》にグループできてるよね？」と大声で話したりして場を混乱させた．友人関係で不登校になったEさんは，「これじゃあ，学校と一緒」と《かるも》を休んで家で考え込んでしまうこともあった．このグループ問題は，Bさんの参加が週に1，2日になっていたことで，自然にAさんが他のメンバーに歩み寄らなければならないという状況となり，そのなかで，互いに相手の良さを見つけあい，関係が改善していった．

初めての男の子メンバー

　10月半ば，2人の新メンバーが加入した．1人は，1年生から断続的に不登校が続いている4年生のFさん，そして《かるも》初の男の子メンバーのG君は，「学校で友達ができない」という広汎性発達障害の3年生である．G君はすぐに「女ばっかりでつまんねぇ」と言い，トラブルやエスケープが絶えなかった．こうしたG君のあらわれに対して，他のメンバーからの苦情が相次いだことから，全員で『G君会議』をもった．そこで女の子メンバーに対しては，G君の特徴を説明し，G君とはエスケープ時の約束を交わした．

性のはなし

　10月上旬，サブスタッフの妊娠がわかった．これを機に，メンバーの中で「どうして赤ちゃんができるの？」という当然の疑問が出てきた．女の子が多い《かるも》では，いつか生理のことを含め，性にまつわる話をしなければならないと考えていた．メインスタッフが，どのように伝えるのがよいか考えあぐねているあいだに，メンバーは大人の目を盗んでこそこそとエッチな話をするようになった．とくにAさんは，中学生から聞いたという過激な話を下級生に聞かせたり，隠語を使って男性ボランティアをからかうので，本当に困ってしまった．不安の強いCさんは，コソコソ話から外れるのは怖いので一応皆のそばにいるものの，「心配になっちゃうから聞きたくない」と言い，その後，欠席が目立つようになった．

　メインスタッフは，高学年しか参加していない日を見計らって，性に関する話をすることにした．メインスタッフ自身が初潮を迎えた日の出来事，受け入

れ難かった気持ち，生理の仕組み，赤ちゃんができるメカニズム，一つ一つメンバーの質問に答えながら丁寧に話をしていった．そして，メンバーの性に対する関心の高まりを受け入れたうえで，《かるも》内でエッチな話をすることは禁止することにした．

初めての『親の会』

11月19日，初めて『親の会』を開催した．当日は，5人の保護者と，法人理事長，理事，スタッフが集まった．保護者の方からは，子どもが不登校になったいきさつや，今悩んでいること，これからの不安などを話していただいた．その一つ一つに児童精神科医でもある理事長を中心に，スタッフらが意見を寄せ，保護者同士が意見を交し合い，皆が充実した時間を共有することができた．

イスが足りない！

師走を迎え，新メンバーが一気に4人増えた．自信喪失から，ある日突然学校に行けなくなってしまった4年生のHさん，頭痛を訴え「ガス欠状態」になってしまった6年生のIさん，いじめが元で不登校になった4年生のJさん，寒い時期になると学校に行きづらくなる4年生のKさん．2人から始まった《かるも》も，ついに11人まで増え，メンバーからは「もうこれ以上は入れないでよ」と言われてしまうほど，にぎやかな毎日になった．

再登校へのチャレンジ

11月下旬ごろより，再登校にチャレンジしはじめるメンバーが出てきた．そうしたメンバーは翌日来所すれば「膝がガクガクして，おなかが痛くなっちゃった」「みんなが見に来るから嫌だった」「声をかけてもらって嬉しかった」と，自分からそのときの様子を報告してくれた．まだ再登校には早いメンバーの中には，そんな話を体を硬くしながらも耳はダンボにして聞き入っている子もいれば，飄々として「すごいねぇ，私はまだまだだな」と話に入ってくる子もいる．その後，登校と《かるも》への通所を柔軟に並行利用するメンバーが出現するようになってきた．

本格的な再登校

年が明けると，卒業が間近に見えてきたAさんや，お試し再登校がうまくいったEさん，1か月の充電の後パッと再登校を始めたHさんらが学校中心の生活を送るようになった．Aさんは，毎日学校や自宅から電話をよこしてくれた．クラスメイトの中に「おはよう」と声をかけてくれる子ができて嬉しいことや，

その一方で，自分が一度でも返事を返さなかったら，もう二度とあいさつをしてくれないのではないかという不安を語るなど，電話で向き合うAさんは，彼女の本当の気持ちに触れさせてくれた．

G君の変化とメンバーの変化

年末に新メンバーが加わったことで，これまでのG君の姿を抜きにして，その時々の彼の良さをきちんと認めてくれるメンバーが現れるようになった．子ども同士のあいだに良い関係が生まれると，自分の思い通りにならないとかんしゃくを起こしていたりしたG君が，気持ちを抑えて我慢をしたり，他のメンバーに思いやりのある行動をとることができるようになった．また，他のメンバーについても，初めのころは，彼の暴言に対して怒ったり，無視をしたりするという方法で対応をしていたが，「そういう言い方をされると，傷つくんだよ」「代わってほしいときは，代わってって言うんだよ」などと，きちんと説明をしてくれるようになったことも，彼の言動を改善させる後押しとなった．G君は進級とともに，在籍校の養護学級に通級することが決まり，仲間やスタッフとの別れを惜しむように毎日を過ごすようになっていった．

《かるも》のお別れ会

3月20日，6年生のためのお別れ会を開いた．実は，2月の末に，学校復帰ができたということで，Hさんが退所になったが，その時にはあえてお別れ会を開かなかった．これはメンバーと話し合って決めたことである．「もしかしたら，また来ることになるかもしれないから，お別れ会をやっちゃうと来づらくなるじゃん」というメンバーの一言が決め手だった．

お別れ会の日，卒業生全員に《かるも》での"卒業アルバム"を贈った．学校の卒業アルバムに写真を載せることを拒んだAさんの母親からは，「学校のアルバムと《かるも》のアルバムを合わせて，やっとAの卒業アルバムが完成したような気がします」とメールをいただいた．

▌おわりに

以上，筆者らが実践しているNPO法人によるフリースペースの概要と経過について報告した．筆者らは《かるも》を子どもたちの居場所であると同時に，集団療法的な機能も有した場にしたいと考えながら運営してきた．そして，この両者の機能を併せもつことで，フリースペースが子どもの心理的成長を促す，

すなわち子どもが「育つ」場になっていけると考えている．また，不登校の子どもたちの多様化や不登校の背景にある問題の深刻化を考えるとき，一人一人の子どもの特徴や集団の場で起こっている現象を正確に評価し，集団力動の理解に基づいて適切に対応していけるかどうかが，こうした場の「力量」を左右するきわめて重要な要素となると思われる．さらに注意欠陥/多動性障害(AD/HD)や広汎性発達障害，学習障害など，軽症の発達障害を合併する子どもたちが利用することも多くなってきていることは，フリースクールを運営している機関の多くが実感しているところであろう．したがって，不登校の子どもたちを集団として支援する場において，子どもの精神医学や精神保健の専門職が関与することへのニードは，今後ますます高まっていくものと思われる．

[山崎 透，水島 みゆき]

8 家族療法

家族療法とは

　米国を中心に1970年代からさかんになった家族療法は，従来の患者の症状や問題行動の由来を患者個人の素因や成育史に求めるのではなく，家族の関係性の問題（家族機能不全）としてとらえようとする斬新なアプローチとして登場した．家族の関係性とは家族員間の相互作用（家族内力動）であり，一方向性に働きかけられる関係ではなく，双方向性をもった家族関係の全体である．つまり，家族関係は直線的な因果関係で機能しているものではなく，相互影響を与えながら変化する総体的で循環的な因果律により成り立っていると考えられる．

　こうした一見複雑にみえる家族関係性を生き生きとしたものとして掌握する概念が von Bertalanffy の提唱した一般システム論から援用された．家族というシステム（家族システム）も個人（個人システム）と同じように，一個の独

立したシステムとして独自の機能を営んでいる．それらはシステムとして恒常性を維持しようとする機能（ホメオスターシス：homeostasis），まわりの現実や内的な必要性から変化を促す機能（モルフォジェネーシス：morphogenesis），ヒエラルキーの形成などである．

家族療法では，不登校といった問題もこれらの家族システムの機能不全としてとらえ介入戦略を立てる．換言すると患者の「不登校」という事態は，家族システムが援助者であるわれわれに救済を求めて発している SOS であると考えられる．したがって，「母親の育て方の問題」とか「父親の不在」などといった家族員の誰かが原因で「不登校」が生じているという仮説は立てない．つまり家族内での「犯人探し」はしないのである．こうした点も他の援助法とは違った家族療法の特徴であると考えられる．

家族システム・下位システム（個人）・上位システム（コミュニティー）

家族療法家は中央にある家族システム（System）を中心に見据えて図4に示した個人（Sub-System）と学校を含むコミュニティー（Supra-System）の両方に直接間接に介入する．

以下に「不登校」という事態が，これら3つのシステムにどのようにまたがっているかを考えてみたい．

繰り返し述べてきたように，原因はともかく「不登校」という個人（子）の

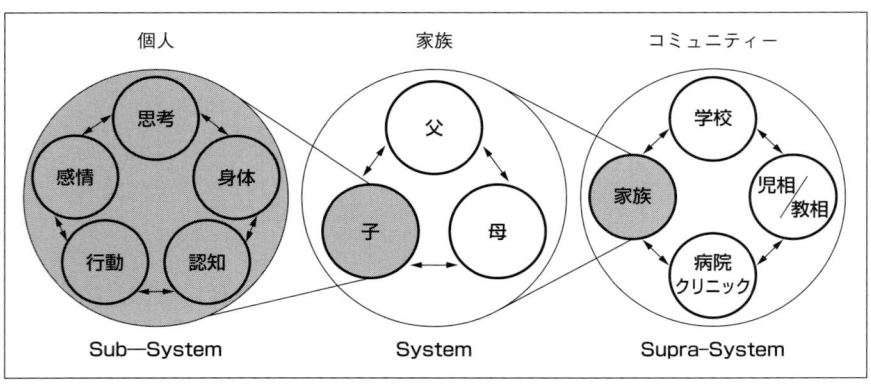

図4 家族システムと下位システム，上位システム
児相：児童相談所，教相：教育相談所．

行動が生じ，母親などを中心に家族の不安や焦燥がみられる．主に学校と家族とが子の「不登校」を解決しようと連携し動きだす．場合によっては児童相談所や教育相談所といった援助的コミュニティー（社会援助資源）との連携も必要となるかもしれない．ところで「不登校」は個人の行動ではあるが，この個人のなかでは「不登校」にまつわる変化（たとえば不安，イライラ，怒り，抑うつ，悲観的思考，身体症状など）が思考，認知，感情，身体の領域で連動して起こる．それに呼応して両親の中にもさまざまな反応が生じ，それがまた子どもに跳ね返っていく．家族療法ではとくにこうして生じた家族内の相互作用を観察し，アセスメントして介入する．しかも治療者はこのような自らの介入が上位システムである学校やその他の援助機関との連携にどのような影響を与えているかを考慮しながら治療を進める．時には積極的に学校やその他の機関と連絡をとり連携を図ることもよくある．

以下ではとくにこの家族システムをその家族内コミュニケーションからアセスメントし介入する立場と家族の力関係と親密さの度合いからアセスメントし介入する立場という2つの代表的な家族療法の考え方を紹介したい．

◆ 膠着したコミュニケーション・パターンを同定し介入する

図5では，不登校という問題解決のために家族内で生じ固定してしまってい

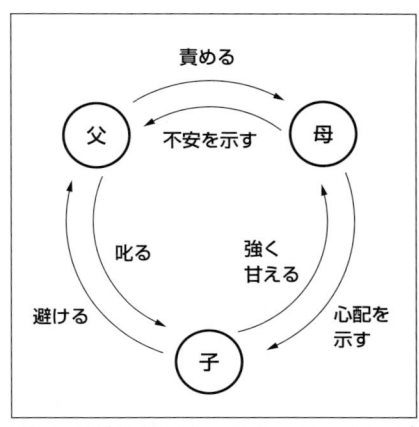

図5 固定したコミュニケーション・パターン例

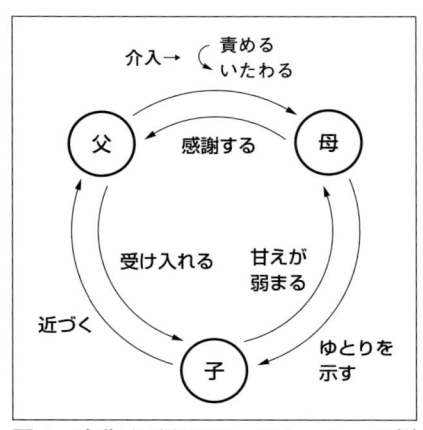

図6 変化させたコミュニケーション例

るコミュニケーションのパターンの例を示している．原則として，この連鎖を変化させるために治療者はこれら合計6つのメッセージのどれを変化させても全体を変化させることができると仮定される．治療者がここなら介入しやすいと思われるところを選択すればよいことになる．

図6では「父親が母親を責める」コミュニケーションを「いたわる」ように治療者が変化させ，すべてのコミュニケーションを変化させた例である．治療者がこのような変化を生じさせるためには，一般的には家族員のそれぞれの問題解決努力をたたえ，家族の雰囲気に馴染み，家族にある程度の好感をもたれる必要があることが前提となる．

◆家族構造を査定し介入する

家族の構造とは，家族員間のヒエラルキー（力の階層），情緒的距離（境界），葛藤，そして家族以外の者（治療者，学校などの上位システムの要員）と家族の関係をいう．家族療法では家族図（Family Map）として表される．**図7**はヒエラルキーとして両親が子の上に位置し，両親間では情緒的距離があり（両親間の境界が厚い），それに比して母子間の情緒的距離がなく（母子間の世代間境界があいまい），母子が結託して父を敵に回していることを示している．

これに対して**図8**では，両親が情緒的にも近づき，しかも子に対して優位に立ち，両親と子の間には世代間境界が形成されていることを示す．

このような変化を促すためには治療者が，母子の密着状況に割って入ったり，疎遠だった父親を家族のなかに呼び込んだりといった計画的で積極的な介入を行う．こうした介入を成功裏に進めるためには，いずれにしても前述したよう

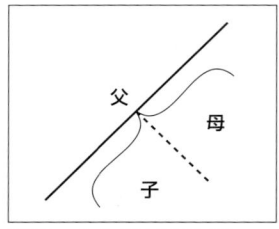

図7 介入前の家族図
父：母子

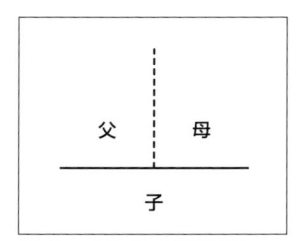

図8 介入後の家族図
父母：子

なそれぞれの家族員とのある程度の良好な関係が治療経過のなかで維持されていることが重要である．

　図7には示されていないが，家族以外の要員との関係を査定することも重要である．不登校のいる家族では家族以外の要員との接触を避け，周囲から孤立してしまっていることが多い．つまり家族内で起きていることを，外部の者（たとえ親戚や教師でさえも）が知るのは難しい．こうした家族外との接触を避けてきた状況を知るのは容易である．たとえば「一番最近家族旅行をしたのはいつですか？」「家族そろって外食に出かけたのは最近ではいつですか？」と尋ねると，たいていはしばらくはこうした行動を家族単位でとっていないことがわかる．こうした家族システムのコミュニティーからの隔絶は「構造上，家族の外的境界が厚い」と表現される．治療者を含めた援助の要員に家族が接触すること自体が，すでに長く閉ざされていた家族の外的境界が緩んで外部との透過性が増すという変化を起こしているとみなされる．

◆ 不登校の家族への家族療法アプローチの諸原則

　以上，述べてきたことを箇条書きにしてまとめてみたい．
- 来談した家族員それぞれとの良好な関係を築く．家族員（とくに両親）それぞれの言い分や意見を治療者が否定せずに話しの道筋に沿って「聞き届けている」ことを言語的および非言語的に十分に伝える．
- 家族の不登校という事態へのそれまでの解決努力に肯定的な理解を示し，それらを称える．
- 家族の問題解決努力のために，できあがり膠着してしまったコミュニケーション・パターンを同定し，それらを図示してみる．
- このコミュニケーション・パターンのなかで変化しやすいと思われるある特定の一部のコミュニケーションの質や量を変えるべく介入する．
- 家族の構造を査定し，家族図（Family Map）を描いてみる．
- 世代間境界を形成する．たとえば子どもたちに留守をさせ，両親での外食や一泊旅行などを勧めるといった指示を出すこともある．
- 密着した母子関係を慎重に扱う．一般的に今まで離れていた父親が関与してくることによる家族の混乱よりも，母親が子離れする際の抑うつを扱うほうが難しい．治療者は母親の抑うつに敏感であることが必要であり，父親に母

親の抑うつを察知しサポートすることに自信をもたせる．
- 不登校の子の同胞にも面接に参加してもらう．今まで不登校の子どもの影になって目立たなかった同胞は，面接場面できわめて優れた観察眼を披露することがよくある．そのことを通じて父親-母親-不登校児の三者関係に，当事者たちが新しい視点をもつことができる．また影ながら同胞として不登校の同胞を心配していることなどが表明されると不登校児にとっても大きなサポートとなる．逆に両親が不登校児にかかりきりであったことの恨みが表明されることで，硬直した家族構造の変化が促されたりもする．
- 家族の外的境界をより透過性の高いものにする．場合によっては担任教師や養護教諭などの家族面接への参加を依頼したり，同級生からの呼びかけなどといった登校刺激を家族と不登校児の許可を得て行うこともある．また家族での外食や家族旅行，コミュニティーでのイベントへの参加などを勧めることもある．

文献
1) 中村伸一．不登校．家族療法の視点．東京：金剛出版；1997．p.134-145．

［中村　伸一］

9　薬物療法

はじめに

ここでは不登校児に対する薬物療法について述べるが，実際には不登校の子どもがかかえるさまざまな精神医学的な症状に対しての薬物療法を述べることになる．現在，小児科から精神科まで子どもの心に関わる臨床家によって，不登校の子どもたちに対しての薬物療法が多く試みられている．実際の臨床現場ではDSM-Ⅳ-TRやICD-10などの操作的診断基準や従来の精神医学的診断

を用いて子どもたちの状態像を理解して，その臨床症状に対して薬物療法を行っている．ただし，現時点で児童・思春期の薬物療法に関する明確なエビデンスは希少であり，統合失調症やうつ病などの他の精神疾患とは異なり，状態像である不登校に対する薬物療法のアルゴリズムなどは存在しないのが現状である．そこで個々の臨床家たちは，それぞれの経験に基づいた薬物療法を行うしかなく，各個人の経験や技量に左右される結果となっているといえるだろう．このような現状をふまえて，現在の医療機関において使用可能な薬剤で，不登校を示す子どもたちに対する薬物療法について，以下に述べる．

子どもの評価と標的症状

　不登校の子どもに対しては慎重に薬物療法を行っていかなくてはならない．治療者は薬物療法を行う際に治療を受ける子どもの「状態像の把握」と，それに基づいた「標的症状」を明確にすることを強く意識する必要がある．

　不登校の子どもの多くが不安，抑うつ，不眠，身体症状，イライラ，などの多様な精神症状を認め，時に薬物療法を求められることが診療場面ではしばしばあるため，臨床家は不登校の子どもの治療を行う際に，それら症状の背景に潜む精神疾患を的確に見抜かなくてはならない．背景の精神疾患に関しては，V章で述べられているように適応障害，不安障害，気分障害，身体表現性障害，などを認めるであろう．これらの精神疾患を含めた子どもの「状態像の把握」を的確にしておくことは，まず薬物療法を主体とした治療を行うべきか，ほかの治療技法を薬物療法より優先して行っていくべきか，もしくは両方を組み合わせて治療を行っていくべきか，を決定させてくれる．不登校の子どもに安易な薬物療法を導入することは本人および親に過度な期待を抱かせ，薬物調整にだけ目が奪われてしまい，個人精神療法などで取り扱うべき内的な葛藤への取り組みがないがしろにされてしまうことがある．また薬物療法を導入したことで治療者自身が薬物調整の話に終始してしまい，自分自身の悩みを打ち明けたいと思って診療の場に現れた子どもの話す機会や，不安や緊張に圧倒され消極的になっている不登校の子どもたちと治療者が関係を築く機会を奪ってしまい，本来ならば他の治療法で軽快していく子どもへの治療が膠着してしまうことがある．

　実際には不登校を主訴に受診した子どもに統合失調症を認めるのならば，抗

表7 標的症状と主な使用薬剤

標的症状	主な使用薬剤
抑うつ	SSRI，SNRI，三環系抗うつ薬，その他の抗うつ薬など
不安	ベンゾジアゼピン系，抗精神病薬など
不眠	睡眠導入薬，SSRI，三環系抗うつ薬，抗精神病薬など
多動・衝動	中枢刺激薬，抗精神病薬，気分安定薬，SSRI，抗高血圧薬など
固執・パニック	SSRI，三環系抗うつ薬，抗精神病薬，抗高血圧薬など
興奮	抗精神病薬，気分安定薬，抗高血圧薬など
幻覚・妄想	抗精神病薬など
腹痛	ポリカルボフィルカルシウム，整腸薬，抗不安薬など
低血圧	昇圧薬など
チック	抗精神病薬，抗高血圧薬など

精神病薬による薬物療法を積極的に行っていくことが，状態の改善には必要である．一方でいじめなどのストレス誘因とした適応障害と判断できる子どもが受診した際には，環境調整，個人精神療法，親ガイダンスが治療の主体となるだろう．ただし，本人にとって不安や抑うつなどの症状が著しい場合や他の治療法だけでは十分な治療効果が得られない場合に，薬物療法を考慮する必要がある．薬物療法は漫然と行うべきでなく，その臨床的な効果を明確に判定していくためにも，現在ある症状のなかから「標的症状」を決めておくことは臨床上有用である（表7）．実際には薬物療法による標的症状の変化をChild Behavior Checklist（CBCL）などの質問票を使用して評価することは，多忙な臨床業務のなかで薬物療法の効果を判定していくために利用しやすいであろう．

インフォームド・コンセント

現在ではインターネットで病名や薬物についての豊富な知識をもって受診する親子も多く，治療者側にも十分な知識が必要であるといえる．ところが，児童期の薬物療法に関してはエビデンスが乏しく，とくに精神科領域に関しては調査対象の少なさからもエビデンスの少なさが顕著である．その一方で，本人は別としても，親は子どもの不登校が改善することを切に願って外来に現れ，薬物療法もその一つとして大きな期待を抱かれることがたびたびある．そのため，われわれ医療者も十分な知識をもち，安易に薬物療法を選択することなく，厳格な使用基準を用いて本人および保護者への十分なインフォームド・コンセ

ントを行い，そのうえで薬物療法を行っていく心がけが常に必要である．そのようなときにも標的症状を明確にしておくことは，本人および保護者と治療者が共有した治療目標をもちやすくしてくれる．

各薬剤の特徴

薬剤別にその特徴について説明しておく．児童思春期に用いる薬物として，抗うつ薬，気分安定薬，抗不安薬，抗精神病薬，中枢刺激薬，その他，の六つに分類して以下に述べる．

◆ 抗うつ薬

気分障害や強迫性障害に対して使用される抗うつ薬は，①選択的セロトニン再取り込み阻害薬（SSRI），②三環系抗うつ薬，③その他，の三つに分類し，以下に述べる．

1. 選択的セロトニン再取り込み阻害薬（SSRI）

SSRIは新世代の抗うつ薬である．現在わが国においてはフルボキサミン，パロキセチン，セルトラリンの3種類があり，児童思春期の気分障害・強迫性障害を含む不安障害・広汎性発達障害などに対して多く用いられている．副作用は三環系抗うつ薬などと比較して出現頻度は少ないが，とくに注意が必要な副作用として悪心，嘔吐があげられる．また重大な使用上の注意として，18歳未満のうつ病・うつ状態の使用には焦燥感を高め，自殺念慮を引き起こす可能性が示唆されている．このことからも抑うつ気分を標的症状として SSRIを使用する際には，自殺念慮の出現に常に注意を向けなくてはならない．

2. 三環系抗うつ薬

三環系抗うつ薬については，現在わが国においてはアミトリプチリン，イミプラミン，クロミプラミンなどがある．抑うつ症状を標的症状とすることが多いが，注意欠陥/多動性障害（AD/HD）や強迫性障害などにも用いられている．薬剤の構造から三環系と単一グループにされている．副作用は共通しており，抗コリン作用，アトロピン様の自律神経症状がみられる．実際には口腔乾燥，便秘，かすみ目，立ちくらみ，低血圧，尿閉などがあげられ，逆に副作用を利用して夜尿に対して使用することも児童期のケースを取り扱っているとたびたびある．

3. その他

その他の抗うつ薬としては、セロトニン・ノルアドレナリン再取り込み阻害薬（SNRI）や四環系抗うつ薬などがあげられる。SNRIについてはミルナシプランのみがわが国では使用できる。四環系抗うつ薬としてはマプロチリン、ミアンセリン、セチプチリンがあげられ、これらは三環系抗うつ薬に比較して抗コリン作用が少ないが、臨床的には抗うつ効果も若干弱い印象である。

◆ 気分安定薬

双極性障害治療薬である気分安定薬については、①炭酸リチウム、②カルバマゼピン、③バルプロ酸、の三つに分類し、以下に述べる。

1. 炭酸リチウム

精神科領域においてリチウムは双極性障害の第一選択薬である。このことは児童思春期においても同様である。ほかの多くの薬剤と同様にリチウムに関してはその薬理作用についてはいまだ十分な解明がなされていないが、双極性障害だけでなく行為障害などの児童思春期の衝動性のコントロールに対しても用いられている。リチウムを使用する際には血中濃度モニタリングが必須で、高濃度では中毒性を認める。血中濃度は 0.3〜0.8 mEq/L が適切であるといわれているが、その結論は出ていない。実際に 1.0 mEq/L を超えてくると中毒域といわざるをえないが、それよりも低用量でも中毒症状を認めることもある。とくに脱水がリチウムの血中濃度を急激に上げることがあり、リチウム内服中の子どもが外で遊ぶ際などは水分摂取を促すべきである。リチウムの副作用としては、悪心、嘔吐などの消化器症状、四肢の震え、甲状腺機能低下症などがあげられる。

2. カルバマゼピン

精神科および小児科・脳外科領域においてカルバマゼピンは抗てんかん薬であり、側頭葉てんかんなどに広く用いられている。精神科領域では炭酸リチウムと同様に気分安定薬として用いられることが多い。炭酸リチウムと同様に血中濃度が臨床上重要であり、4〜12 mEq/L が目安となる。行為障害など重大な衝動性の問題をもった児童にも処方され、効果を得ることがたびたびある。副作用には汎血球減少、発疹、眠気、悪心などがある。

3. バルプロ酸

精神科および小児科・脳外科領域でバルプロ酸は抗てんかん薬であり，てんかん発作などに広く用いられている．精神科領域では炭酸リチウムと同様に気分安定薬として用いられることが多く，他の気分安定薬と同様に血中濃度が臨床上重要であり，50〜100 mEq/L が目安となる．バルプロ酸の副作用としては高アンモニア血症，悪心，血球減少などがあげられる．

◆ 抗不安薬

さまざまな疾患の不安症状に対して用いる抗不安薬については，①ベンゾジアゼピン系薬剤，②その他，の二つに分類し，以下に述べる．

1. ベンゾジアゼピン系薬剤

わが国におけるベンゾジアゼピン系薬剤としては，ジアゼパム，アルプラゾラム，クロナゼパム，クロルジアゼポキシドなどがあり，不安障害を中心に広く使われている．これら薬剤には抗不安作用だけでなく，抗痙攣作用，鎮静作用，筋弛緩作用がある．児童期の患者に対して使用する際には，その副作用として生じる脱抑制症状に注意が必要である．脱抑制になると子どもは，おしゃべりで過活動，容易に興奮して騒ぎ立て，時には衝動的な行動に至ることもあるので，処方には十分な注意が必要となる．

2. その他

その他の抗不安薬としては，タンドスピロンがある．タンドスピロンはセロトニン $5-HT_{1A}$ 受容体の部分アゴニストであり，ベンゾジアゼピン系薬剤とは異なる薬理作用を示す抗不安薬である．脱抑制を含む副作用はベンゾジアゼピン系に比べて少ないのだが，臨床的にはその効果もベンゾジアゼピン系に比べて弱い印象である．

◆ 抗精神病薬

主に統合失調症に対して用いる抗精神病薬は，①新しい抗精神病薬（非定型抗精神病薬），②従来の抗精神病薬，の二つに分類され，以下に述べる．

1. 新しい抗精神病薬（非定型抗精神病薬）

近年，新しい抗精神病薬である非定型抗精神病薬の開発が進んでおり，わが国においても数種類の非定型抗精神病薬が使用できるようになってきている．

非定型抗精神病薬は統合失調症の改善を目的に開発されてきたが，その使用は統合失調症だけでなく，精神遅滞や広汎性発達障害の興奮，双極性障害の躁状態などに対して鎮静目的でも広く用いられている．わが国における非定型抗精神病薬としてはリスペリドンが最も早く市販化され，次いでペロスピロン，クエチアピン，オランザピン，アリピプラゾールが市販化された．これら薬剤はハロペリドールなど従来の抗精神病薬に比較して，錐体外路症状や長期使用による遅発性ジスキネジアといった副作用の可能性は低いといわれている．しかしながら，体重増加，高血糖性の昏睡が重大な副作用として指摘されており，とくにオランザピン，クエチアピンはその可能性が強く示唆されている．そのため糖尿病の家族歴，もしくは危険因子をもつ患者に対しては慎重投与とされている．使用する際には，その効果と副作用について本人および保護者に対して十分な説明が必要である．

2. 従来の抗精神病薬

これまで述べてきた非定型抗精神病薬が登場するまでは，ハロペリドール，スルピリド，クロルプロマジン，レボメプロマジン，チオリダジン，ペルフェナジン，フルフェナジンなどの抗精神病薬が統合失調症治療において多く用いられてきた．これら従来の抗精神病薬はドーパミン D_2 受容体を遮断することによって，幻覚・妄想などの改善効果をもたらす．しかしながら，抗コリン作用，抗ヒスタミン作用なども認め，錐体外路症状や遅発性ジスキネジアといった重大な副作用を認める．そのため，近年では非定型抗精神病薬が治療の主体となりつつあるが，それでもこれら薬剤は非定型抗精神病薬では十分な効果を得ることができない統合失調症の治療や，他の疾患における急激な鎮静を必要とする際などでは，いまだ臨床的に重要であるといえる．それぞれの薬剤の容量・用法についてはここでは省略するが，児童思春期における使用に際してはその効果と副作用について本人および保護者に対して十分な説明が必要である．

◆ 中枢刺激薬

メチルフェニデート（MPH）は中枢刺激薬に分類され，現在，臨床現場ではAD/HDおよびナルコレプシーの治療薬として用いられることが多い．児童思春期においてはAD/HDに対してMPHが処方されることが多いが，その使

用には注意が必要である．AD/HD児に対してMPHを使用することは，多動・衝動性を軽減することができ，過度なトラブルを避けることができるといえる．そして，そのような処方を行うことで，長期的にはAD/HD児の自尊心の低下を防ぎ，その後の反社会的な問題行動への展開を予防することができるといえる．しかしながら，MPHに関しては依存の問題がたびたび指摘されてきており，安易な長期間の処方は青年期以降のMPH依存を引き起こすかもしれないという視点は，われわれのような児童思春期を主な診療対象にしている医師にとっても忘れてはならない．多くのAD/HD児はMPHを朝のみ内服しているが，MPHは内服後の数時間しか効果を示さず，昼以降もしくは夕方以降の行動の改善が課題となることが多い．昼食後などに再度内服する場合や，他の抗精神病薬，気分安定薬などを併用薬として用いることもある．現在治験中であるが，MPHの除放剤の臨床現場への登場が待たれるところである．

　ここでAD/HD治療において追加しておかなくてはならない薬剤がある．現在，治験中であるstrattera について触れておきたい．strattera はMPHと全く異なり，従来の三環系抗うつ薬に比較的類似したノルアドレナリンの再取り込みを阻害する働きをもつ薬剤で，MPHのような乱用の危険は少ないとされている．

◆ その他

1. 高血圧治療薬

　高血圧治療薬のクロニジンやプロプラノロールが児童思春期のAD/HD，チック障害，他の疾患の衝動コントロールの問題に対して使用されることがある．米国ではクロニジンは比較的多く使用されており，多くの疾患で衝動のコントロールがうまくいっているといわれている．クロニジンは成人では抗高血圧作用を認めるが，児童期ではほとんど影響を認めない．しかしながら，急激な断薬によって血圧が上昇することが指摘されているので注意が必要である．

　さらにプロプラノロールはβ遮断薬の一つであり，クロニジンと同様に児童思春期の衝動のコントロールを目的に用いられることが多い．ただし，プロプラノロールを用いる際には，喘息の悪化や低血糖の誘発などの重大な副作用があるため，慎重に投与しなくてはならない．

薬物療法の留意点

　統合失調症や双極性障害などの精神病状態に至ることが少ない児童思春期のケースにおいては，遊戯療法や精神療法，認知行動療法，親ガイダンス，学校や警察などの他機関との連携などのさまざまな治療法が薬物療法よりも先に試されるべきであろう．しかしながら，臨床家は少しでも患児の苦しみを軽減し年代特有の生活に可及的速やかに戻してやりたいと考え，時には薬物療法を組み入れた治療を選択していかなくてはならない．繰り返すが児童思春期の精神疾患に対する薬物療法については十分なエビデンスがそろっていない現状であり，とくに不登校という状態に対する薬物療法は存在せず，その症状一つ一つを評価して，他の治療法を十分に考慮したうえで薬物療法を行うことが重要である．そのことが安易な処方や漫然とした薬物投与を防ぎ，適切な使用とわが国における児童思春期の薬物療法のエビデンスになっていくものと考えられる．ただし，薬物療法を行う際には大人の指示には素直には従うことができない思春期患者との信頼関係を考えると，十分なインフォームド・コンセントを本人および保護者から得ておくことは，今後の治療を行っていくうえでも重要である．

文献
1) 岡田俊，木村正樹訳．わかりやすい子どもの精神科薬物療法ガイドブック．ティモシー・E・ウィレンズ．東京：星和書店；2006.
2) 大月三郎．抗精神病薬の使い方．吉富製薬株式会社企画／日本アクセル・シュプリンガー出版；1996.

［宇佐美　政英］

10 入院治療

はじめに

　不登校とはあくまでも現象的な問題であって，必ずしも「精神障害」とは規定できないことは一般的な理解であろう．よって「入院治療」という医療的なサービスがすべての不登校の子どもたちに適応される可能性をもつわけではないことはいうまでもない．実際，児童思春期の精神科外来をしている際に，「不登校で困っている」との主訴で来院したケースのなかで，医療主体の介入よりもむしろ教育機関との連携を図っていったほうが好ましいと判断されるケースが少なからず存在することも事実である．

　しかしそれでも「不登校の子どもへの入院治療」という項目を本書で検討しなければならないのはなぜか．解答から言ってしまえば，やはり入院治療という介入がある一部の「不登校」の子どもたちに有効であるし，場合によっては，その時点で他の選択肢が見つからない「不登校」の子どもが存在するからであろう．

　ではどのような「不登校」の子どもたちに入院治療を提供すべきなのか，また入院に至った「不登校」の子どもに対してどのような介入をなしえていけばよいのか，今回はそのような観点に注目し整理をしていってみたい．

児童思春期の精神科入院治療

　まず「不登校の子どもへの入院治療」を整理していく前に，児童思春期の精神科入院治療全体の概要について述べてみたいと考える．

　われわれ精神科医が児童思春期の診療を考える場合，精神障害を児童期，思春期，青年期，成人期，老年期と続いていくライフサイクルの流れのなかでとらえて，児童思春期年代に最適の治療法を確立するための臨床的実践を児童思春期精神医学の立場から担当することをめざすべきである．よって当然であるが，成人の精神科医療との連携を常に念頭においた診療でなければならないことはいうまでもない．しかし一方で，成人の精神科医療と同質の臨床的実践をしているのかといえば，決してそうではない．成人の精神医療においてさまざまあり様があるにせよ，基本的には統合失調症や気分障害など古典的な言い

方をすれば「精神病」的な問題が医療の中心に据えられていることは間違いないであろう．それに対して児童思春期の精神医療においては，発達障害や虐待（これも不登校と同様で必ずしも「障害」ではなく，あくまでも現象的な問題である）など，いってみればその個人がもつ「脆弱性の病理」をある程度相談の中心に据えなくてはならない．そのように成人とはやや立場を異にしながらも，大枠としての「精神医療」のルールを越えることができないなかで児童思春期精神科医療は存在する．

　以上のような診療基盤のなかの一つとして入院治療も位置づけられている．よって入院を実施するにあたっては，成人と同様に精神保健福祉法に基づく運営を第一とし，それに児童思春期的な修飾を加えた形が児童思春期における入院治療と規定されるであろう．

　児童思春期の入院適応としては，以下の①〜④があげられるように思われる．
　　①急性症状の深刻化への危機介入の必要がある．
　　②非社会的症状の長期化への介入の必要がある．
　　③家庭の保護・支持機能に重大な問題がある．
　　④外来では診断確定・治療方針決定が難しい．

　①や④については成人の精神科医療においてもしばしば経験する入院適応であるのでそれほど説明を要しないと思われるが，②や③の入院適応に関してはやや異和感を有するものかもしれない．しかし実際の臨床場面では②や③の入院は少なからず存在し，場合によっては①〜④が重複する場合もしばしば経験する．

　そこで問題になるのは②もしくは③の状況にある子どもを「入院」という医療サービスが担うべきなのかという問いである．「はじめに」でも述べたように基本的には「精神障害」でなければ医療サービスの対象とはならないことはいうまでもない．しかし，ある時点で必ずしも明らかな精神障害には該当しないものの，ある特定の精神障害への発展がかなり予測されはじめている場合には児童思春期精神科医療を担うものとして，そういった子どもへの医療サービスの提供を考慮せざるをえない．もちろんその場合には「子ども自身が現状に対して自我異和的な感覚を有していること」「起こっている問題によって社会的・学業的機能が減損されはじめていること」「入院に関して子ども本人と契約がなされること」などが最低条件といえよう．またそのような状況を満たす

場合でもまずは教育機関なり，福祉機関なりの介入を検討し，医療サービスを提供する場合とのリスクとベネフィットの比較検討を行うことも重要な点である[2]．

不登校に注目した入院治療

　以上のような枠組みで児童思春期の入院治療は実施されるが，不登校の子どもの入院治療を考えた場合，「②非社会的症状の長期化への介入の必要がある」の条件によるものが多いと思われる．すなわちイメージとしては年余にわたる不登校状態が続いている子どもにおいて，教育機関・福祉機関のいずれもが十分な介入を果たせず，ある特定の精神障害への発展がかなり予測されはじめている場合に，本人と契約が成しうるならば入院治療を導入するということになる．また当然ではあるが，何らかの精神障害の存在が明らかな場合はその障害による社会的・学業的機能の減損を加算して入院治療を検討しなければならない．

　では「不登校」という問題に注目した入院である場合に何を入院の目標とするべきであろうか．基本的にはケースバイケースといわざるをえないが，それでもあえて汎化するならば，「年齢相応の集団化を成功させること」といえよう．すなわち明らかな精神障害が存在するかどうかは別として，長期化した「非社会的」な問題により停滞してしまっているその子どもの社会性を回復/発展させることである．よって，たとえば不登校以外明らかな精神障害を有さない子どもであれば基本的には「一般的な」子どもと同等の社会機能をもつことを目標にするべきであろうし，たとえば軽度発達障害を有する子どもであればその分の社会的機能の減算をしつつ，やや低めながらも集団化たりうる社会機能をめざしていかなければならない．精神発達論の観点[1]からすれば小学生年代であれば「両親の保障へ依存しつつ，学習や思考といった自我活動を強化していくこと」が基本的な課題となるであろうし，中学生年代であれば「親からの分離を果たしつつ，自我理想を供給しあう仲間関係へ没頭すること」が課題となってくる．そのような大まかな介入のストラテジーが全く適応させられない子どもの入院治療も存在はするが（たとえば重度の発達障害や重篤な精神障害の場合など），その場合は仮に「不登校」という現象があっても本書の論に入れるべきではないだろう．

以上のような枠組みで不登校の子どもたちに対して入院治療が行われていくが，実際的な介入としては個人精神療法，集団精神療法，親カウンセリング，行動療法，作業療法，社会技能訓練（Social Skill Training；SST）といった各治療法を各段階に応じてさまざまに組み合わせ実施していくことが一般的である．また入院患児同士のスポーツや院内学級登校，レクリエーションといった児童思春期の入院治療特有の活動も治療を支えていくうえで重要であることはいうまでもない．薬物療法に関しては明らかに精神障害を認める場合にそれに対して有効なものがあるならば行われる．そういった技法を駆使して治療構造を設定し，本人の動機づけを高め，「年齢相応の集団化」を成功させていくことが不登校の子どもの入院治療の概観といえる．

年齢からみた入院治療の注意点

上記のように「不登校の子どもの入院治療」を汎化したものの，「両親の保障へ依存しつつ，学習や思考といった自我活動を強化していくこと」を課題とする小学生年代の子どもと「親からの分離を果たしつつ，自我理想を供給しあう仲間関係へ没頭すること」を課題とする中学生年代の子どもとではやはり入院のあり方は異なるものと考えざるをえない．それぞれの課題によるものと思われるが，本人の不登校という状況に対する「異和感」という点でも大きな違いがある．基本的に小学生年代の子どもが不登校となった場合，容易に保護者へ依存的となり見方によっては「親の庇護の下で身を守る」ような状況となる．その場合に本人の葛藤が存在しないということはないが，「このままでいい」といった心性が強いことが多いので，入院治療などで安易に保護者から距離をとらせることは不安を高めるだけであまり建設的ではない可能性がある．そのためこの年代の不登校に関してはできる限り保護者の機能を利用しながら，徐々に不登校の解決を探っていくほうが望ましいように思われる．ただし家族機能が低く十分なサポートが得られにくい場合や不登校がきわめて長期化しており放置しておくと中学生年代での巻き返しが望みにくい場合，さらには何らかの精神障害の出現が強く疑われる場合などはやはり入院治療を検討する必要がある．

それに対して中学生年代になると「親の庇護の下」で身を守りつつも，一方でそういった親への依存に対して強い反発を感じるという両価的な心性が優勢

になりやすい．そのような状況では小学生年代に比べ不登校という状況に対する異和感はきわめて強いものであることが多い．そのためこの年代においては入院治療などで保護者から距離をとらせることで解決の糸口となることが多く，小学生年代に比べるとやや積極的に検討してもいいように思われる．入院治療を導入する条件に関してはとくに違いはないが，「本人の動機づけ」という要素はある程度高く評価しうる．すなわち本人が「入院をして状況を変えてみたい」と強く希望する場合はその気持ちをある程度高く見積もることが必要である．

そのような年代特有の心性を検討に加えていくことは入院治療の設定に重要な作業といえよう．

症例 2

当院で経験した「不登校」のケースを紹介したうえで，今まで述べてきたイメージの整理を図りたいと考える．

初診時 13 歳・男子

主訴：不登校

初診までの経過

父親，母親，B男，妹（B男より3歳年下），弟（B男より5歳年下）の5人家族の長子として出生した．父親（銀行員）は口数が少なくあまり本音を話さない人物であり，母親（主婦）は不安気で何かあると放っておけず，つい口を出してしまうような人物である．

B男自身は出生時およびその後の精神運動発達にはとくに問題は認めず，小学校就学前の友人関係も良好であった．小学校に入ると友人はいたが自分からは誘えない傾向が目立っていった．成績は優秀であり，クラスではトップクラスだった．しかし小学校高学年になると友達と話しが合わず，「興味の対象が違う」と感じることが増えていった．塾には真面目に通い，塾の友達とは仲良くしていた．一方で学校の授業に対しては退屈感を覚え，自身を「周囲から浮いた存在」と感じるようになっていった．

小6の2学期に授業で先生に指してもらえないことを不満に思うようになり，「学校に行きたくない」と母親に漏らすようになった．それでも学校は休まず参加したが，家ではふてくされて寝ることが増えた．母親はB男に厳しく接し，B男は「家族は敵ばかり」「母親に支配されたくない」と感じていた．

中学は私立の進学校に進学したが，中1の中間試験の成績が思わしくなかった．そのことを両親に叱られたところ，それ以来B男は全く勉強をしなくなった．7月に入り期末テスト

が近づくと休みがちとなり，期末テスト初日から不登校となった．不登校となってからは1日の大半をテレビゲームをして過ごすようになり，テレビゲームに対しては異様なほど情熱を傾けた．またそのころから母親への反発が強まっていき，B男と母親が衝突することが増えていった．両親のみの受診で中1の9月に当院初診となった．

外来の経過

　初診時両親からB男が「俺は別にどこも変じゃない，困っていることもないし，学校は行きたくないから行かないだけ」と話しており病院の受診に関して拒否していることが語られた．母親は不登校の原因について「勉強をすることから逃げているだけ」と語った．主治医から「B男の問題は勉強の問題だけではなく，対人関係も含めたより広範な問題ではないか」と指摘すると一応両親とも納得した．その後両親だけの面接を続け，主治医としては両親を支持することを心がけた．そうしたところ当初はB男に対して「わがままで自分勝手」と話していた両親も，次第に「B男なりにいろいろ悩んでいたのかもしれない」と振り返るようになった．そのような理解がなされるようになるとB男のいつもイライラとした様子は減っていった．しかしそれでもB男の「ゲーム漬けの生活」は改善されることはなく，中1の3月に私立中学は退学となった．そのような状況の後，中2の6月にふと両親とともにB男が外来を訪れた．

　主治医としてはB男の訪問を評価したうえで何か困っていることはないか訪ねた．それに対してB男は「親がどんな相談をしているのか見にきただけ」と素っ気ない態度で答えた．加えて「別に俺は病気とかじゃないし，相談することとかない」とも話した．主治医としてはその発言を認めたうえで「病気かどうかが問題ではなく，B男が困っているかどうかが問題」と伝えた．それに対してはとくに返答はしなかったが，主治医からの定期的な相談をしていく提案については素直に応じた．

　その後2週に一度の頻度で面接を続けていったところ，毎回「困っていることはない」と話しながらも徐々に「今の生活は不満足」「今まですごいプレッシャーを感じて生きてきた」「このままゲームだけの人生じゃまずいとは思うけど，何から手をつけていいのかわからない」といった自身の内面を言葉にするようになっていった．そのため主治医から教育センターやフリースクールなどを利用してみることを提案した．そうしたところ何度か実際に相談に行くには至ったが，継続して利用するには至らなかった．それに対してB男は「結局自分の性格がねじ曲がっているのかもしれない」「ふつうに学校とか行くと親に従っているみたいですごく嫌だ」「いつも親が自分をどう見ているのか気にしてしまう自分がいる」といったことを面接で話した．

　そのような面接が続くなか，主治医からB男に入院の提案をしたところその面接では「考

えさせて」と答えたが,その次の面接で「入院してみたい」「親から離れたほうがいいんじゃないかってずっと考えてた」と話し,入院を希望した.そのため中2の1月に当院児童精神科病棟に入院となった.

入院の経過

入院は任意入院とし「病棟の規則は守ること」以外はとくに制限は設けなかった.個人面接は毎週1回1時間で行っていくことを約束とし,両親とはB男も交え2週間に1回の頻度で面接を行うこととした.

入院初日に「すげえ胸がバクバクする」と不安気ではあったが,入院直後から集団参加は認められた.また外来でのB男の様子からはほど遠く「ちゃんとすること」に強くこだわり,優等生的な生活を続けた.それを両親はとても好意的に受け止め,「病棟だけではなく院内学級とかにも行けるように勧めてほしい」と主治医に繰り返し訴えた.しかし主治医としてはその状況は過剰適応的な状態であろうと判断したため,両親に外来での経過を振り返ってもらい,B男が背伸びをしないで病棟の子どもたちと付き合えるようになるまで院内学級の利用は待つように伝えた.

入院から2か月ほど経過すると「何か病棟の生活に疲れてきた」と話すようになり,あまり他児とは交流せずにベッドで臥床していることが増えていった.面接では「初めは張り切ってやったけど,何か物足りない」「結局入院した人って人生の落伍者って感じするよね」といった発言をするようになった.主治医はそういった発言に対しては「うまくいってないときは何もかも駄目って感じがするのかなあ」と返すように努めた.そうしたところ「そうやっていつもまわりを悪く言って責任逃れしようとしちゃうんだ」と内省的にとらえる場面が増えていった.そのような認知の修正がされるにつれ,中3の5月ごろになると再び他児と少しずつ関わる場面を認めるようになり,関わり方も入院当初の過剰適応的な様子に代わりあまり「無理をしない」様子が主体となっていった.

また入院以降行っていた家族面接では,当初は一貫して両親の発言に冷ややかな態度で参加していたB男であったが,集団関係を改善していった中3の5月ごろに同期して少しずつ興奮せずに自身の思いを両親に話していくようになった.そこでは「今まで親の期待に応えなければいけないという思いが強かったこと」「努力をしてもうまくいかなくなるにつれ親に対して強い拒否感を感じるようなったこと」「実は人前に出ると胸がドキドキして苦しくなる感じがすること」「外来を訪れる前は自殺も考えていたこと」などが話された.それを聞いた両親は驚きつつもB男の発言を素直に聞き入れ,最終的には「あわてないでゆっくりやって行こう」とB男に対して支持的な関わりを繰り返すようになっていった.

そのような経過を経て外泊を繰り返すようになったが,以前のような家庭での衝突は認め

ることはなかった．その後B男が「地元でもう一度頑張ってみたい」と繰り返し訴えたため，家族含めて話し合いをもち，中3の8月に退院となった．薬物に関しては入院中一貫して用いられることはなかった．

退院後の経過

退院後は地元の適応指導教室を利用することとなった．進路についてはB男の希望で地元の公立高校を受験することとなり，無事合格を果たした．高1の6月ごろに対人関係をめぐり不安を強めることはあったが，外来での面接でそういった不安を整理し解決を図っていった．以後高校3年間大きな破綻をみせることもなく卒業し，大学へ進学をした．

症例考察

本症例に関してはさまざまな評価・診断がなされるのではないかと筆者は考えている．医療者によってはこの症例を「うつ病」とするかもしれないし，場合によっては「不安障害」の範疇で評価する医療者もいるかもしれない．治療が進みB男の発言が得られた後はそのような評価がされてもとくに異論はないが，少なくとも入院の時点ではいずれの障害にも合致しないと思われた．成人の患者であればうつ病なり不安障害なりであればその苦痛を医療者に対してある程度表現するであろうし，またその障害を認めるようになる以前のその患者の社会的機能の基本線が明らかであることが多いので，そういった障害の「発症」がわかりやすい．しかし児童思春期の患者の場合，社会的機能が発展途上であるため，障害の始まりが評価しにくいことが多い．かつ本症例のように繰り返しの面接を行っても本人が「困っていることはない」といった訴えを繰り返す場合，よりいっそう評価は困難となるように思われる．よって筆者はこの症例に関して入院の時点では「情緒的障害が強く疑われる不登校の子ども」として評価をした．

しかしそのような評価をしたからといってB男の状況の深刻さが軽減されるかといえば，そのようなことはない．B男が危機的な状況であったことは間違いなく，「不登校」の状態によりB男の社会的・学業的機能が減損されはじめていたことも容易に判断できる．言い換えれば明らかな精神障害が出現しはじめていたともいえよう．そのような状態にあったB男に対する介入としては，もしもB男が教育機関を器用に利用できたならば入院治療は実施されなかっ

たと考えるが，実際にはそれも叶わず最終的にはB男の意志で入院治療が導入されることとなった．

それでは入院治療がB男に対して何を成しえたのか？　さまざまな介入がなされB男の情緒的障害を改善させたともいえるが，筆者は基本的にはB男が思春期的な課題をクリアすることを入院環境が援助したのだろうと考えている．思春期の子どもにおいては親からの自立を意識し，それと同時に同年代の仲間関係を強めていくことが重要な課題と思われるが，その課題につまずいてしまった場合にB男のように親と密着しつつもきわめて葛藤的な関係となってしまうことは容易に起こりうる．そのような状況では一度「親と距離をとる」ことが新たな展開のきっかけとなる場合が少なくない．またその際に関係を深めていく「同年代の集団」があることも望ましい．入院環境においてはその両要素を満たしているため，B男のような状況の「不登校」の子どもに対して入院治療が有効となることがあるのだろうと考えている．

文献
1) Blos P. On Adolescence. New York : The Free Press of Glencoe Inc ; 1971.
2) 齊藤万比古．不登校の児童・思春期の精神医学．東京：金剛出版；2006.

［小平　雅基］

11 訪問診療・訪問指導

訪問活動の現状

教育相談，スクールカウンセリング活動における訪問面接

不登校事例を対象にした教育相談やスクールカウンセリング活動については，1970年代から多くの実践報告がある．小学校から高校まで，在学中の不

登校・ひきこもりケースに対する訪問は，こうした学校保健活動や教育相談が中心的な役割を担ってきており，自宅での訪問のほか，子どもと一緒に外出したり，釣りや写生などの活動をともにするような「フィールドセラピー」，学習指導を中心とした家庭教師的な活動，カウンセリングと遊戯療法の中間的な方法など，多様な報告がある[5]．こうした実践を通して検討されてきた訪問面接の方法論については後述する．

◆ 地域保健活動や児童福祉領域における訪問

精神保健福祉や地域保健，児童福祉などの公的支援においても，自宅への訪問はきわめて日常的な活動である[9]．精神保健福祉業務としての訪問指導については，「(1)本人の状況，家庭環境，社会環境等の実情を把握し，これらに適応した相談指導を行う．訪問指導は，原則として本人，家族に対する十分な説明と同意の下に行うが，危機介入的な訪問など所長等が必要と認めた場合にも行うことができる．(2)訪問指導は，医療の継続又は受診についての相談援助や勧奨のほか，生活指導，職業に関する指導等の社会復帰援助や生活支援，家庭内暴力やいわゆるひきこもりの相談その他の家族がかかえる問題等についての相談指導を行う」とされている（平成12年3月の厚生省大臣官房障害保険福祉課部長通知「保健所及び市町村における精神保健福祉業務について」より抜粋）．

18歳以下の不登校・ひきこもり事例に対しては，児童相談所の所管するメンタルフレンド事業がよく活用されている．一方，マンパワーや訪問にかかる時間的なコストの問題，あるいは精神疾患の急性期症状がみられる事例や緊急介入を要するような自傷他害事例，児童虐待などを優先せざるをえない現状などにより，専門職による継続的な訪問は必ずしも十分には実施できていない．

◆ 民間の訪問カウンセリング活動

教師らの関わりをかたくなに拒否している事例や，不登校のまま中学を卒業したり，進路の決まらないまま高校を中退するなどして，すでに学籍のない事例，あるいは，これらの子どもを抱えた家族のニーズや公的支援が行き届かない現状などを早くから把握し，家族相談や自宅への訪問に取り組んできたのは，民間団体による支援活動であった[4]．良心的で優れた多くの支援活動がある一

方で，一部には，人権上の問題が指摘されるような強引な行為や死亡事件なども報じられており，今後，個々の支援活動の質が問われていくことになろう．

◆ 医師による往診・訪問

　精神病圏の病態が想定されたり，激しい暴力に対する法的な介入が検討されている場合には，医療機関からの往診や保健所嘱託医の訪問など，精神科医が往診・訪問する場合がある．楢林[7]は，青年期のひきこもりケースのうち，家族相談が中心となっており，かつ問題が重いと想定される場合には，精神科医療機関から積極的に往診することを推奨し，その理由として以下のような点を指摘している．

①診断的な確認を行うことができること．
②家族によって語られた本人のイメージと直接出会ったときの治療者のイメージとの差異を確認できること，すなわち家族の問題のとらえ方を把握できること．同時に，"家の空気"を肌で感じる機会が得られること．
③できるだけ本人との会話を試みることによって，本人の通院に結びつける可能性を探ることができること．仮に，通院に直ちに結びつかなくても，往診面接の継続の可能性が生まれること．家族も加わった訪問家族セッションとすることも可能であること．
④仮に本人の受診に結びつかなくても，家族が相談に行っている治療者がどのような人物であるかを本人に知っておいてもらうことができること，そのことによって，家族の言動の背後にどこかに治療者の存在を感じとってもらうことが期待でき，すなわち，家族と本人との会話のなかに，治療者もコンテクストとして紛れ込める可能性があること．
⑤治療者が一度でも本人と出会っていることで，仮にその後家族のみの通院が続いたとしても，治療者が本人を知っているという安心感を家族がもつことができること．
⑥さらに，一度でも本人を診察しておけば，以後の診療が保険診療可能となること．

▌教育分野における訪問をめぐる議論について

　教育分野の臨床家のあいだでは，現在に至るまで，不登校事例への訪問活動

の是非や方法論について多くの議論が重ねられてきた[8]．訪問に慎重な立場からは，たとえば，自室に押し入り，やみくもに登校を迫るような訪問が子どもにとって迫害的な体験となり，かえってひきこもりを強めてしまったり，子どもを不要に追いつめることで暴力を誘発させてしまうなど，子どもや家族への配慮を欠く，強引で不適切な訪問の非治療的な側面が指摘されてきた．

また，訪問面接の実践報告に「治療構造」の概念が欠如しているという批判も少なくなかったようである．批判の多くは，わが国の心理療法実践に治療構造の概念を導入・定着させる必要があるという立場からの指摘であると推測されるが，面接室から出て行くことに対する心理療法家自身の抵抗感や，狭義の心理療法への固執という側面もあったように思われる．

このほか，子どもに会えなかった場合に，親とだけ面接することの是非，つまり親支援も視野に入れるのか，あるいは，子どもがカウンセラーに対して抱く信頼感や安心感を重視するという視点から，面接の対象を子どもだけに特定するのかといった議論もあった．

長坂[5,6]は，こうした構造をめぐる討論と精神分析的な治療構造論[2]をふまえ，訪問面接は週に1回1時間，場所は子どもの家の特定の場所，面接内容は言語によるカウンセリングを原則とし，この原則で面接ができない事例に対しては少しずつ構造を緩やかにすると同時に，何がそうさせているのかを検討することが重要であると指摘している．また，訪問面接に取り組むカウンセラーの間で構造に対する意識の違いが大きいこと，小学生など対象年齢が低いほど遊び的な要素が強まり，一定の構造や契約事項を確認・設定しにくいこと，自宅や自室という守られた日常空間にいる子どもには退行が起きやすく，一方，守りが薄く不安や緊張，ゆとりのなさを体験しているセラピストは子どもや家族に過剰なサービスをしやすいことなどを指摘している．子どもと会えない場合の親面接の是非については，3年，80回以上に及ぶ訪問カウンセリングを実施した事例において，子どもが面接を拒否し，自室から出てこなかった時期に行われた母親面接が，母親の子どもへの関わりを変化させるうえで有効であったこと，家族内力動を変化させる契機となったこと，あるいはカウンセラーに対する子どもの信頼感が増したことなど，治療的に有意義であったと考察している．

岩倉[1]も基本的な面接構造を維持することを重視する立場から，訪問カウンセラーとの関係が深まったり，カウンセラーへの期待や依存が高まり，設定し

た構造以上の関わりを求めてくる時期に，友だちや他の援助者につなげ，対人関係の拡大を図るような仲介的・ケースワーク的な役割を果たすことにも意義があることを述べている．

標準的な訪問の進め方

以上のような検討をふまえて，教育分野では不登校・ひきこもり事例への訪問活動について，ある程度のガイドラインや標準枠が示されている．たとえば田嶌[8]は，①本人と非侵入的な（脅かさない）つながりをつくり，支えること，②本人の周囲との関係と活動を拡げること，③本人の主体的自助努力を引き出し，試行錯誤を通してその精度をあげる援助を行うこと，という基本方針と治療・援助展開を想定している．その過程では，本人の反応をみながら，援助者がどういう対象として映っているのかを吟味し，それによって関わりの頻度や接し方を変える必要があること，あるいは，「嫌がることを無理に押しつけたり，聞き出そうとしたりはしない」と保証すること，逃げ場をつくりつつ関わりつづけるために，訪問者には「節度ある押しつけがましさ」が必要であることなど，子どもや親に対する配慮が詳述されている．また，自らが訪問者となる場合や担当教師へのコンサルタント役を担う場合など，学校現場で起こりうるさまざまな設定が想定されており，多くの臨床家が参考にしているものと思われる．

青年期事例をどのようにみるべきか

不登校になった時点ですぐに関わり始めることができるのが教育相談やスクールカウンセリングの大きなメリットであり，教育分野では，何度訪問しても本人に会えない事例や，すでに深刻な病理性が想定される事例がそれほど多いわけではない．一般的に，本人の年齢が上がって青年期に至ると，有効な介入が難しくなる傾向がある．

困難の背景にはいくつかのパターンがある．たとえば，不登校・ひきこもりが長期化・遷延化している場合には，もともと本人の病理性が重かったと思われる場合や，青年期に至るまでに有効な介入ができなかったため，あるいは周囲からの不適切な関わりのために，さらに事態が悪化してしまったようにみえる場合がある．もう一つは，思春期後期やプレ成人期，つまり10代後半や20

代になってから問題が顕在化する場合である．皆川[3]は，青年期になってひきこもり始め，母親との退行的・共生的な関係や家庭内暴力などがみられるケースの精神病理と治療的展望が，思春期事例のそれとは大きく異なることを指摘している．

これらの事例では，本人はかたくなに相談・受診を拒否することが多く，児童・思春期の不登校・ひきこもりと同様の治療・援助展開を想定できないことも多いように思われる．訪問という活動が多大な時間的コストを要する活動だけに，長期化した青年期のひきこもり事例を児童・思春期の不登校と同様の視点で考えてよいのかどうか，さらに踏み込んだ介入を要するとすれば，どのようなケースの，どのような局面なのか，さらに検討が必要である．

やってはならない「侵入的な訪問」とは？

訪問者との面会を拒否している本人の部屋に押し入ることなど論外であり，部屋の外から声をかけ，返事がなければそれ以上は侵入しないほうがよいという支援者がいる．また，部屋に近づいて声をかけること自体がすでに侵入的すぎるという意見もある．

筆者は，本人の同意を得ないまま，部屋の中に入ったことが何度かある．ある事例は，高校時代からのひきこもりが長期化し，本人は登場しないまま家族相談が3年に及んでいた．何度か本人に手紙を出して来談を呼びかけていたが，反応はなかった．本人に会うしかないと思い，同意を求めずに訪問した．部屋の外から声をかけても返事はなかった．ドアを開けると，彼はうつむいて正座していた．黙りこんでいる彼に，ご家族みんなが心配している，このままでは良くない，応援するから，これからのことを一緒に考えようと，一方的に語りかけた．いわゆる「侵入的」で「押しつけがましい訪問」の典型例かもしれない．しかし，この訪問が契機となって，その後，彼は社会参加に至った．今も帰省すると，嬉しそうに近況報告に来てくれる．言語表現の苦手な人なので，突然の訪問や筆者の「侵入」をどのように体験したのかはまだ聴いていないが，少なくとも彼は現在，筆者に感謝してくれているようである．

同意なしに部屋に入ることは，常にいけないのであろうか．許される，あるいは許されないほどの「侵入」とは，どのようなケースに対する，どの範囲の行為のことを指すのであろうか．長坂[6]は，訪問面接を継続させるためには，

①子どもの家に出かける，②子どもと個別面接ができるように家族に介入する，③面接中は受身的な子どもをリードする，といった能動性が不可欠であると指摘し，訪問面接ではセラピストの能動性と受身性がバランスよく共存することが大切であると結論している．田嶌[8]が提唱する「節度ある押しつけがましさ」というキーワードも示唆的である．

確かに現時点では，「バランス」「節度」「反応をみながら」としかいいようがない．どこまで入りこんでよいのか，どこからは控えるべきなのか，あるいは，対人関係を避けたいという気持ちをどこまで尊重し，見守るべきなのかという迷いは，対人関係を避けようとしている人に関わる治療者・援助者にとっては決して解決できない迷いであり，簡単にはマニュアル化できない事柄だからである．

文献
1) 岩倉拓．スクールカウンセラーの訪問相談．心理臨床学研究 2003；20(6)：568-579.
2) 岩崎徹也，相田信男，乾吉佑ほか，編．治療構造論．東京：岩崎学術出版社；1990.
3) 皆川邦直．固有の思春期までに発症する「ひきこもり」の精神病理と治療—親ガイダンスの重要性を中心に．近藤直司，編著．ひきこもりケースの家族支援．東京：金剛出版；2001．p. 164-172.
4) 武藤清栄，渡辺健，編．訪問カウンセリング．現代のエスプリ No. 445．東京：至文堂；2004.
5) 長坂正文．登校拒否への訪問面接．心理臨床学研究 1997；15(3)：237-248.
6) 長坂正文．不登校への訪問面接の構造に関する検討．心理臨床学研究 2006；23(6)：660-670.
7) 楢林理一郎．「ひきこもり」を抱える家族への援助．狩野力八郎，近藤直司，編．青年のひきこもり．東京：岩崎学術出版社；2000．p. 151-160.
8) 田嶌誠一．不登校・引きこもり生徒への家庭訪問の実際と留意点．臨床心理学 2001；1(2)：202-214.
9) 田中英樹，天野宗和，水谷孝之ほか．精神保健相談．東京：萌文社；1995.

［近藤　直司］

12 学生相談室での支援

大学における不登校の実態と問題点

　伝統的に，わが国の旧制高校や大学は官僚養成機関・研究機関として位置づけられ，学生はエリートであり一人前の大人として処遇されてきた[1]．学生も自主性を主張し干渉されることを嫌った．学生個人の悩みに関与する学生相談が大学内に導入されるようになったのは，戦後の新制大学の発足以後のことである．新制大学の設立とともに大学はエリートだけのものではなく，多くの若者に開放された．時代とともに高等教育を受ける学生は増加し，5割近くの若者が大学・短期大学に進学するようになり，大学は「教育」「研究」だけでなく学生の人間形成に役立つ環境を学生に提供することが，時代の要請であると考えられるようになった．大学は「若者が人間として成長し成熟するのを支援する」教育の場とみなされる時代となったのである．

　大学のなかで学生の悩みの相談に応じる場所は学生相談室であり，多くの大学が学生相談室を設けている[3]．筆者は大学の学生相談室に所属し，学生相談を担当しているが，とくに不登校，ひきこもりといった内容の相談への対応に多くの力を割いているのが現状である．不登校やひきこもりのきっかけはさまざまであるが，しばしば語られる問題は「友人がいない」「授業についていけない」「目標がない」「意欲が出ない」等の内容である．なかでも人間関係の問題は重要である．大学は各人が授業を選択するシステムをとっているので，高校までのように一つのクラスに所属していつも同じ仲間と一緒に授業を受けることはない．つまり日常的に所属する集団が決められていない．したがって，クラブ活動やサークルなどに参加して集団に所属するか，同じ授業を受ける学生に働きかけて友人をつくるのが一般的である．

　新入生のためにオリエンテーションの合宿を行う大学が多い．これは新入生に出会いの機会を設けて友人形成を促すことが目的の一つになっている．大学が高校までの学校とは異なったシステムで成り立っていることを理解し，積極的に友人をつくっていくことが大学生には求められている．しかし人間関係が得意ではなく，それまで受身ですごしてきた学生のなかには，入学して最初の友人づくりに失敗し，その後の大学生活のなかで孤立してしまう者がいる．

また大学生活で遭遇するさまざまな問題に対する現実的取り組みが弱い，あるいは問題意識が乏しいために，大学生活に適応できない学生がいる．彼らは学生一人一人が自立した個人として扱われる大学生活において，自律の自覚に乏しく，問題への対応が遅れて次第に他の学生から取り残されてしまう．レポートを提出しない，授業を欠席する，試験で落第するなど授業への取り組みがルーズになったり，生活が不規則になり，遅刻や欠席が増えたり，睡眠や食事が不規則になり生活時間が乱れたりする．勉強がわからない，あるいは単位が取れないことがきっかけとなって大学を休みはじめ，長期化する例にもしばしば遭遇する．不登校になり，ひきこもって無為な時間を送り大学生活から脱落していく事例も少なくない．またクラブやアルバイトに精力を費やして，他の分野がなおざりになる学生もいる．これらの学生に対しては傷口が広がらないうちに早期に対応することが有効な対策と考えられている．

　不登校・ひきこもりの大学生が抱える問題について筆者が調査したところ[2]，「友人が乏しい」「将来の設計が不確実」「対人関係の悩み」「興味が娯楽にシフト」「勉強意欲喪失」「意欲低下」などが彼らが抱えている主要な問題であった．将来の目標がはっきりしていない学生は大学生活の意義を明確に意識することができず，勉強への動機が下がったり，興味が遊びに向いたりする．友人がいない学生は大学でくつろいで過ごす時間をもてず，大学に居場所がなくなり，次第にキャンパスから足が遠ざかってしまう．大学合格だけを目標にして全精力を傾け，入学後のビジョンをもっていなかった学生のなかには，入学後に意欲を失ってしまうケースもある．

　また最近多くみられる問題の一つに大学院生特有の悩みがある．研究室の人間関係への不適応，あるいは研究実績が上がらないことを訴えて来る院生が少なくない．筆者の勤務する大学は大学院大学で理系の学生の7割近くが修士課程に進む．研究室は一つのまとまりとシステムをもった小集団であり，学生は少人数の密な人間関係を初めて体験する．それまでは気の合う友人と付き合っていればよかったが，大学院に進学して研究室の一員になると，社会的役割に基づく人間関係に組み込まれ，学生は初めて秩序をもつ小集団の人間関係に適応することを求められる．また業績への圧力が強く，研究（実験）がうまくいかない場合には，学生はさらに強いプレッシャーを感じることになる．

　修士課程に進んだとしても，勉強だけに専念することはできない．修士の1

年目後半から就職活動が始まる．インターネットによる検索，エントリーシートの作成，会社訪問，数次にわたる面接などをこなしていかなければならない．内定が得られずに，就職活動が長引くと，そのうえに修士論文の作成といった重要な課題が重なってきて，精神的な疲弊や不安が生じやすい．

　長い受験勉強を経て大学に入学し，勉強に関してはベテランの学生であっても人間関係や社会体験に関しての経験は十分ではない．就職活動や大学院での研究で初めての挫折を体験すると立ち直りが容易ではない．大学入学までは優秀な成績を得て自信をもっていた学生が，大学に入って勉強が難しくなり理解できない内容が増えるとどう対処してよいかわからなくなる．初めての挫折体験となり，それまでの自信を失う．自信を失わせるような困難に遭遇した体験がなく，適切な対処行動をとることができず，プライドの傷つきを恐れるあまり能力が試される場面を避けるようになり，問題の解決から遠ざかってしまい不登校が始まる．

不登校学生とのコンタクト

　大学生の不登校が高校生までの不登校と異なる点の一つは，親元を離れて一人暮らしをしている学生がいることである．一人暮らしをしている学生は不登校になっても家族に気づかれないことがある．本人が黙っていると数年にわたって不登校状態にあることが家族に知られないままに経過する事例もある．一人暮らし以外にも大学生の不登校は，小・中・高校生と比較して，発見されにくい条件がある．大学1・2年生の講義は選択科目が多く，個人ごとに授業のスケジュールが異なるので休んでいることが目立ちにくい．専門教育を受ける3年生になると，ゼミや研究室配属が始まるので，欠席を続けると担当教官に把握されるが，教養教育あるいは共通教育を受ける1・2年は小集団に所属していないので，欠席を把握することが困難である．不登校状態が誰にも気づかれず，何の対応もなされないままに放置され慢性化することもある．

　どの大学でも担任制度があり，入学時に担任教官が決まっている．担任教官は学業のみならず，学生生活全般にわたって相談を受け指導する立場にある．医科大学のような単科大学で1学年の学生数が少人数の場合は担任教師の目が全員に行き届くが，そのような条件に恵まれているのはごく一部の大学である．一般には担任と学生とが接触する機会は乏しい．通常，不登校をチェックでき

る可能性があるのは学期末の成績である．未修得単位の多い学生のなかに不登校学生が含まれていると考えることができる．成績を家族に通知して，家族からのチェック機能を期待することが不登校学生を発見する一つの方法である．また大幅な単位不足の学生には担任から直接連絡をとり，何か問題を抱えていないか問い合わせて，必要なら相談に乗ることを伝えることも早期対応の一方法と考えられる．

　不登校学生が学生相談室に相談にやってくるルートにはいくつかある．教官あるいは親に勧められて相談に来る学生も多く，初回は親や教官が同伴している事例も少なくない．また自分で相談に来るケースもある．筆者の経験では，自分から相談に来る学生のなかには不登校状態が1年以上続いている者が多い．一人で相談に来る学生の場合，一般に最初の年度は自分なりに頑張って何度か登校を試みる．それがうまくいかなかったとき，次の年度に変わる時期が重要な区切り目となる．新年度を迎えた学生は，心機一転して大学生活を立て直そうと努力する．その挑戦もうまくいかなかったとき，学生は初めて学生相談室に相談することを考えるようになる．その他，家族から卒業を期待されている時期が近づいているが，実際には単位が取れていなくて留年になる事例や，卒業論文の締め切りが近づいているのに準備できていない学生など，何らかの区切り目が相談に来るきっかけになる学生が多い．

具体的な対応

　(1) 不登校への支援は継続的な相談を通して行われる．面接が1度や2度で終わってしまっては，有効な支援を行うことができない．不登校，ひきこもり，休学，退学といった経過をたどる事例もあり，早期に適切なサポートを与えることが重要である．継続が力となるので，来談者に相談を継続してもらうことが第一の目標となる．家族や教官に相談に行くように勧められたり，あるいは家族や教官に伴われて相談に来る学生は相談を受けようとする強い動機を形成していないと考えておいたほうがよい．自分の意思で相談に来る学生もいる．しかし，自分から相談に来た学生であっても，その学生が十分な動機と熱意をもっていると即断することは危険である．迷いながら来たのかもしれないし，一度様子をみて決めようと思っているのかもしれない．相談の過程で来談しなくなり，相談が中断する可能性はいつも考えておく必要がある．

学生相談はカウンセラーと出会い会話することで成り立っている．人と人との出会いは非常に複雑な要素に満ちている．そこで交わされる会話があるときには学生を元気づけて相談への動機を強化する．しかしあるときはその逆に相談が期待はずれであったり，不安を強める結果に終わったりして，相談への動機を低下させることもある．

重要なことは来談者の考えや感情を正確に把握し適切に言葉を返すことである．来談者が不登校に悩んだ末に，自分の将来への不安が高まっているのか，先のことは考えていないが，現状に焦り始めたのか，親に勧められてやむなく訪れたのか，来談の動機は各人各様である．また相談への動機の強さ，主要な悩み，危機感の程度，打開しようとする決意の程度なども各人各様である．それぞれの学生の置かれている立場を理解し，本人のニーズを把握しつつ，対応していく．

(2) 初回面接の作業として，どのような問題に遭遇しているのか必要最低限のことは把握する必要がある．現在の生活の様子，不登校の経過，大学生活にどのような目標をもっているかなどである．事実関係を聞きだして整理することが当面の作業になる．これらの具体的な問題とともに，本人の精神状態についても注意を向ける．問題の経緯を聞きだすことにばかり話題を集中させるのではなく，本人の現在の気持ちや感情，精神状態への配慮が十分になされるべきである．事実関係については次回以降でも聞くことはできる．初回は本人の来談動機に焦点を当て，とりあえず本人が求めている援助の内容を理解し，それに応えることが最も重要である．

具体的な問題の解決が必要であることは言を待たないが，それよりも今の不安や辛さを少しでも軽くしてもらうこと，つまり本人は現時点でのカウンセリングの効果を期待していると考え，今後の具体的な展望よりも，無気力や自信喪失へのその場での対応を優先したい．本人の言葉に耳を傾け，言葉がうまく出ない場合にはゆっくりと待つようにする．問題解決志向の姿勢はもちろん必要であるが，そこに至るまでの準備に時間をかけることも重要である．

本人に対して批判的な言辞を慎むべきであることはいうまでもない．本人の問題意識が明確ではない場合がある．そのときは主要な問題を直接取り上げるよりも，本人の興味の対象を話題にして，そこから次第に話題を広げていくことも一つの方法であろう．

(3) 家族からの相談も多く，家族面接も学生相談の重要な仕事の一つになっている．家族からの相談があったときには時間をかけて話を聞き，家族からみた本人の現状についての認識や，子どもの大学生活に対する期待・要望（目標・意義）などを把握する．時間をかけてもいいから立ち直ってほしいと考える家族もあれば，それ以上時間をかけるべきではないと考える家族もある．本人の意向・考え方と家族の意向・考え方の双方を取り上げて合意に向けて対話を促していく役割も求められる．

　(4) 学生相談室での個人カウンセリングは解決の第一歩である．次の段階としてさまざまなグループ活動への参加，アルバイト，趣味などへの関与を促す．本業の勉強以外の領域の活動であっても，他者との交流を体験したり，本人の意欲を引きだすような活動は奨励したい．

　多くの大学で学生のケアを細かく行っていく動きが強まっている．これを別の視点からみると学生への管理が強化されているとも考えられる．一方では，学生の自主性尊重という立場から管理体制の強化に反対する意見もある．学生が外から縛られずに自由に試行錯誤を行う猶予を与えるべきだという考え方も重要である．成長には時間が必要であり，自分を見つめる時間が無駄であるとはいえない．とはいえ，不登校学生の増加という現状をみると，自力での立ち直りを期待して待っている対応だけでは不十分な事例が多い．放置して長期化したりひきこもりになる危険を考えると，不登校が慢性化しないように早期の対応を考えざるをえない．多くの大学で早期対応の方向が一般的となってきている．

　いずれにせよ，学生ごとに個別の問題を精確に把握し，きめ細かな対応を行うことが求められている．学生への支援は一般論を当てはめることではなく，学生ごとに発見されるべきであることを再度確認しておきたい．

文献
1) 井上洋一．大学の学生相談室の現状．思春期青年期精神医学 2005；15(2)：175-180．
2) 井上洋一，小笠原将之，福永知子ほか．青年期後期の発達課題とひきこもりの関連についての研究（その1）厚生労働科学研究費補助金 心の健康科学研究事業 思春期・青年期の「ひきこもり」に関する精神医学的研究．平成17年度総括・分担研究報告書．2006．p. 13-36．
3) 大島啓利．わが国における学生相談の現状と課題—学生相談機関に関する全国調査から．大学と学生 2004；第476号：13-21．

[井上　洋一]

13 他分野機関との連携

不登校現象について

　治療論として「不登校」を語るときの難しさは，登校の意義，不登校の意味，再登校への思いなどが，当人だけでなく，関わる者すべてにおいて異なる可能性があるからではないだろうか．

　そして，その「語り」が正論として語られるときのよりどころは，各々の学校観，教育観，あるいは不登校の果てにたどり着いた当人の思いや関わる者の人生観などとなりやすい．それらを一つ一つ尋ね，賛同あるいは異を唱えることが，本論の主題でないことは明らかである．しかし，他分野との「連携」ということをテーマとする本項において，それぞれの思いの違いを超えて，なにかしらの目的に沿ってつながることを意味する「連携」について検討するとき，不登校という現象に対する理解の差異を抜きには，ゴールへの道筋すらも危ういように思われる．

　たとえば，不登校を呈している子どもに対し，ある相談機関は「ゆっくり休ませましょう」という方針を出して，その間関わりを続けている．一方で所属する学校が，「あと1年で中学校が終ってしまう．この1年で，もっと積極的に関与していきたい，できれば学校に戻ってきてほしい」と願っているとき，両者にあるその子どもへのまなざしには大きな温度差がある．さらに，養育者が「このまま家にいても，深夜までインターネットのゲーム三昧で心配である」というとき，また別の相談者は「テレビゲームを家から一掃するべきである」と述べ，また別の相談者は「学校集団に疲れているのが，ようやくインターネットを介して，擬似集団に馴染もうとしている」と評価し養育者の焦る思いをなだめる．また別の相談者は「自分探しの旅をしているのだから，今は黙って見守るべきでしょう」とコメントを述べる．これでは，養育者や学校関係者はどのようにその子の気持ちを理解し，どこまで行動を容認するべきかとまどう．さらに，こうした相談者がもし，一堂に会したら，その子の気持ちをめぐって論争してしまうかもしれない．こうしたことが，他分野機関とのあいだで生じやすいのが，不登校現象といえないだろうか．

　そもそも，不登校現象とは，何らかの理由（それを本書では多軸的に理解し

ようとしているわけであるが）で，学校，学級といった社会的な場からの撤退，拒否，退却，不参加といった状態を呈していることを表現している．

しかし，ここまで多軸的な視点に立たないと，その状態を示す一人一人の思いに接近できないわけである．さらに，あえて中間的に総括すると，この現象は必要性に支えられて生じた言動でもあるということである．昨今は，背景にある精神障害，発達のつまずきなどの可能性を探ることの重要性が強調されるようになってきた．加えて，次第に「学校は，当然行くべき所である」という自明性は薄れ，「無理して行かなくてよい」か「別の行き場を探すこと」を支持する見解が主流になり，不登校という行動様式も一つの選択であるという指摘すら成り立つようになってきた．一見葛藤のみえない不登校を示す子どもたちや，どのような精神科的診断もつかない，サブクリニカルなレベルでの不登校，あるいは心身疲弊状態とでもいうしかない「疲れている子ども」と表現するしかない子どもたちとも出会うようになってきた．

その意味で小西[2]が主張するように，医療のみでなく，教育，福祉，保健が連携しながら幅広く関わることが重要になるわけである．

では，そもそも何に対して「幅広く」関わることが重要なのであろうか．

エコロジカルモデルについて

Bronfenbrenner[1]が提唱するエコロジカルモデルを図9に示した．子どもの育ちを時間軸として，その子に付き添う最も小さな関わりをミクロシステムとよぶ．このミクロ同士が相互に関与する部分をメゾシステムとよび，子どもの今には直接関与しないけれど，周辺を構成するうえで必要不可欠な世界をエクゾシステムとしている．これらを包括するマクロシステムは社会的価値観，文化的意味，時代の要請などにより構成され，ここですべてのシステムが統合される．子どもを個々に検討するときに，われわれは常にこうした4層の入れ子細工のような環境世界を念頭に入れ，さらに時間的発展（成長・育ち）を視野に入れたうえで検討を繰り返している．児童思春期の精神保健は，発生率の減少を目的とする一次予防，有病率の減少をめざす二次予防，障害と依存の減少のための三次予防をメンタルヘルス・プロモーションして，子どもの健全育成を行うものである．関わる者は，①個における課題は，成長・発達していくものと理解し，②ダイナミックなライフサイクルに呼応する専門的対応をコー

ディネイトしなければならない．筆者[3]はこの成長・発達という連続線に注目し「成育精神保健」という文言を提案した．さらに生活モデルに重点移行して行う対人援助に，上述したエコロジカル環境モデル（Ecological-Environmental Model）を援用して，③親子，家族，保育所・幼稚園・学校などとの関係機関，社会などとの相互関係性や環境との関わりを把握し，全体としての well-being の支援をめざす．そのため，各専門家たちは，④常に中心にいる子どもの権利を守る「アドボケーター（advocator；代理者・代弁者）」意識をもつことの重要性を認識し，子どもの法的・社会的権利を守り主張しつづけなければならない，と考えた．筆者[3]は①～④を総括して，エコロジカル成育精神保健という新語を提唱したが，この理念はそもそも，⑤おのおのの専門性が発展・向上して，はじめて機能するものである．

このモデルに準じて「不登校」について検討すると，①その子どもが示した不登校という現象は，成長において今くぐるべき課題あるいは，今成長する段階において必要なものであると理解し，②その子のライフサイクルに応じた，

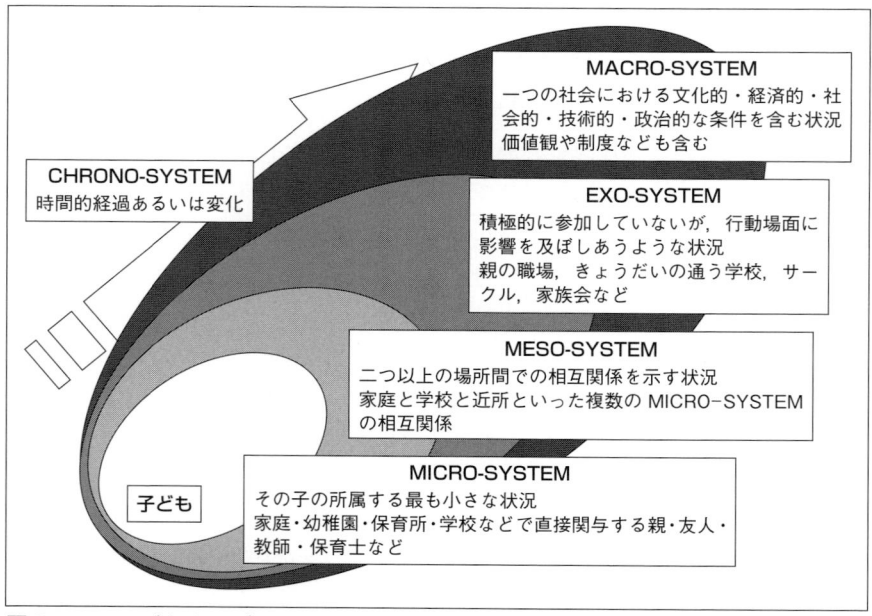

図9 エコロジカルモデル（田中康雄，2003[3])

MACRO-SYSTEM
一つの社会における文化的・経済的・社会的・技術的・政治的な条件を含む状況
価値観や制度なども含む

CHRONO-SYSTEM
時間的経過あるいは変化

EXO-SYSTEM
積極的に参加していないが，行動場面に影響を及ぼしあうような状況
親の職場，きょうだいの通う学校，サークル，家族会など

MESO-SYSTEM
二つ以上の場所間での相互関係を示す状況
家庭と学校と近所といった複数の MICRO-SYSTEM の相互関係

MICRO-SYSTEM
その子の所属する最も小さな状況
家庭・幼稚園・保育所・学校などで直接関与する親・友人・教師・保育士など

子ども

専門的対応を検討することになる．この専門的対応とは，その子が抱えている課題にどのような専門的職種が向き合うべきかという判断による．たとえば，早々に医学的判断を求めるべきか，とり急ぎ「ほっとできる休息空間」を準備するべきか，ある程度の先行きを見通した構造のなかで一時的な明確な指示を示すべきか，あるいは本人以上に周囲，とくに養育者の支援に力を注ぐべきか，学校内の調整を図るべきか，などである．そのためには，③各々の生活空間での評価を生かすことが重要となる．

症例 3

中学校 1 年生・男子

中 1 の後半から不登校を示した少年は，医学的判断を受けて，「Asperger 症候群」と診断された．その子は小学校時代から，集団になじめずに孤立感をいだき，時にいじめにあっていたが，これまでは，単なるその子の周囲と折り合いをつけようとしない頑固さ，未熟さからと誤解されていた．診断によりその子にある本来の特性が明確になったことで，学校現場は一貫した相談窓口を設け，日ごろから「中学生だからわかるだろう」という声かけでなく，具体的で短い指示を伝えることができるようになった．努力を強いてきた養育者も，時間をかけて繰り返し説明するという，もう一押しの支援をするようになった．

症例 4

中学校 2 年生・男子

不登校傾向を示し，遅くまで家に帰ろうとしない中 2 の男子生徒は，母親と一緒に受診したときに，父親による家庭内暴力について告白した．それまでこの子のためにと耐えてきた母親は，改めて子どもの思いに触れ，意を決して夫と向き合い，離婚して母子の生活に切り替えるようになった．離婚後，少年は学校に戻っていった．

症例 5

小学校 4 年生・女児

全員が挙手しないと授業を進めないという教師にほとほと困り果てたと，小 4 の女子生徒が相談にみえた．面接できっぱりと「あの先生と別れる 5 年生になったら，登校する」と述べ，残りの 4 か月を全休した．その間，低学年のときの担任教諭が，自宅に招き，プリント学習で応援し続けた．「私もその授業の進め方には納得いかない」と言い，女子生徒を支えた．4 月になると，宣言どおり，その生徒は学校に戻っていった．

略述したように，不登校を示す子どもたちには，それぞれの物語がある．ここで大切なのは，全体としての well-being の支援をめざすため，「④常に中心にいる子どもの権利を護る」ことである．その意味で，不登校という行動様式が一つの選択肢と理解されているが，筆者は，その行動を示す子どもの気持ちに寄り添い，近づくことを惜しまないことが関係者に許されたように思われる．

症例 6

小学校 3 年生・男児

「学校に行かなくなってすぐに，先生が家に来ました．僕のいる 2 階に来て，大声で『なにをしている! 明日から学校に絶対来い』と怒鳴っていきました．僕は小学 3 年生だったので，とても恐ろしい気持ちになり，体が震えました．でも今，18 歳になって言えることは，どうしてあのとき先生は『どうした?』と尋ねてくれなかったのだろうということです．僕は，気持ちを聞いてほしかった．そして，おそらく即答できないだろうから，待ってほしかった．僕が答えを見つけられるまで，『待っているよ』と言ってほしかったんです」

あるとき外来で聞いたこの青年の言葉を，筆者は忘れることができない．この経験は，子どもたちが示した「不登校」の意味は，当人が語るときまで，はらはらと傍らで心配して待つべきであろう，とそれ以降の筆者の相談スタイルを変える原動力になった．

求められる連携

しかし，それでも臨床の場で筆者は，「そろそろ学校に足を向けてみないか」という言葉をかけようとしてしまう．このまま待ち続けることが正しいのだろうかと，強く不安になることもある．実は当人もそろそろ登校のきっかけをつかみたいと思っているのではないだろうかと，都合よい判断をしてしまうこともある．当人に聞くことは正論ではあるが，当人にもわからないことも多々あるのではないだろうか．専門という立場から降りたくなる瞬間でもある．

連携は，こうした「関わりの困難性」を打破するために，一人で立ち往生したときに，「関わりの哲学の相違」が生じたときに，他者とほどよい折り合いをつけるときに，求められる．連携という言葉が非常に魅力的な響きをもつのは，単独で関わることの難しさと限界が認められた後の，ひとすじの（相互）救済というイメージがあるからである．

筆者は，これまで主に軽度発達障害のある子どもたちと養育者を支援するときに，関係者が束になって適宜関わることの重要性を説き，連携について綿々と考えてきた．

　現時点でたどり着いた筆者にとっての「連携」とは，「複数の者（機関）が，対等な立場での対応を求めて，同じ目的をもち，連絡をとりながら，協力し合い，それぞれの者（機関の専門性）の役割を遂行する．そして実は対等に近い関係が成立した時点で，多くの課題は透明化し，専門性の役割に包含される」というように定義している．とくに一人で関与，支援するうえでの孤立感や無力感，あるいは非力感に追いつめられたときには，支援者もまた支援を必要とするものである．そのときの切迫した希求が「連携を求める思い」となる．

　支援は，必要性を感じるアンテナ感覚，支援者の困り感，現状をもっと打開できるという信念，他者に開示できる自らの専門性と人間性，といった事柄で成立している．その土台にある「なんとかしたい」という思いは，時に情熱とよばれ，利他の情，あるいはよい意味での自己中心性と言い換えることもできる．しかし，他者のためになにかをしたい，してあげたいというサービス精神や他者配慮性は，その背景に「見返りを期待する」という要素が入り込みやすく，結果的にうまくいかないだけではなく，見返りがないことの失望と期待はずれから，相手に対する敵意，攻撃性（あの子はしょうがない子ども，あの家庭には，そもそも問題があるから，といった誤解による．決して行ってはいけない犯人捜し）を示してしまうこともある．

　連携は，相互に指摘しあい協力しあうことで，独りよがりや徒労感を防ぎ，一方で見落としてきたよい面を再確認できるという利点が求められる．他分野機関との連携とは，切磋琢磨であったり，役割の明確な分担作業だけでなく，支援者のメンタルヘルスの定期点検にも一役買っている．

　連携は，専門性の保障の前に，対等性の確立を必要とする．対等性を保持するまえに，相互批判や自虐的判断をしてしまうことは，結果的に支援を放棄することを意味する．

　筆者が連携をとろうとしたときにまず心がけておくことを明記しておく．
　①互いの職場に足を運び，それぞれの仕事の内容・職場の雰囲気・大変さに身と心を寄せ，できるだけ理解する．
　②自分自身が相手の職場の仕事に就いた場合を想定してみる．

③己の職場の専門用語を使用した話は控える．できるだけ日常のことばでのやりとりを心がける．
④出会ったときに，批判する前に，「ご苦労様．お互い，大変ですね」と声をかけ，相手をまずねぎらうことから始める．意見はぶつけ合ってもよいが，決別しない．くれぐれも，苦言・提言からは会話を始めない．
⑤関係者の助け合い・支え合いは，保護者と子どもを支えるもとになると考えておく．
⑥それぞれの専門的立場を尊重し，尊敬する．
⑦最も大切にしたいのは，子どもの「今の心」であり，「未来へ向う育ち」であることが目標であることを共有する．

「我以外，みな我が師」という心持ちが連携の潤滑油となり，対象とする子どもの育ちが，次の原動力になる．すると，連携の中心に当人の言葉，あるいは当人による物語を聴くという当たり前の「はじまり」が必須条件となり，その感情を抜きには連携はありえない．

おわりに

連携は，最終的に立場対等性を土台にして初めて消失すると考えているが，ゆえにそもそも非常に困難をきわめるものである．当面は，気づきの連鎖とでもよぶ「気づいたものが，率先して動く」という原則に沿うべきである．よいものは最終的に採用され定着するものである．それまでは，われわれ一人一人が，点と点をつなぐ存在になるべきである．

自分自身のためでもありつつ，何のための，誰のための連携なのかを問い続け，大切なのはChildren first，すべては子どもから始まるという思いを忘れないようにしたい．

文献
1) Bronfenbrenner U. The Ecology of Human Development : Experiments by nature and design. Harvard University Press ; USA : 1979.
2) 小西眞行．不登校．精神科治療学 2001；16(増)：384-387．
3) 田中康雄．エコロジカル成育精神保健からみた地域連携について―子どもたちにある可能性を保障するために．精神保健研究 2003；49：61-66．

［田中　康雄］

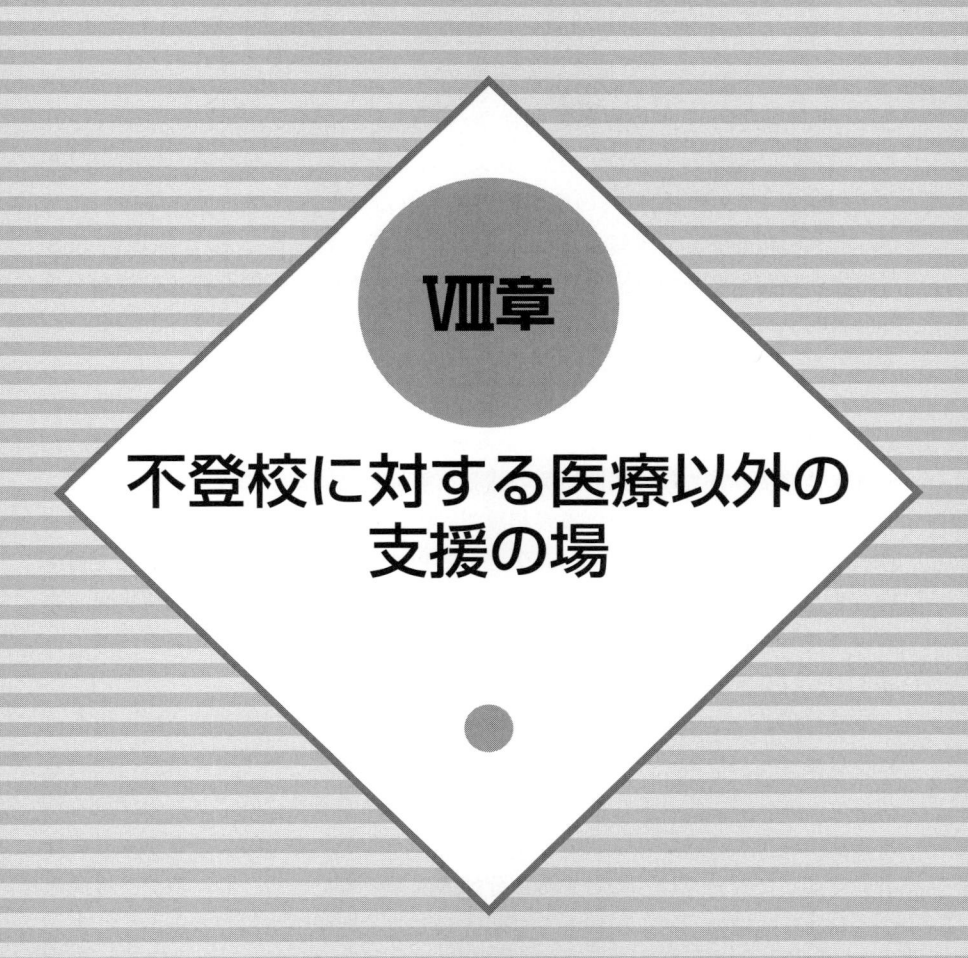

VIII章

不登校に対する医療以外の支援の場

1 はじめに

「Ⅷ章 不登校に対する医療以外の支援の場」では，医師を中心とする医療的な関与とは独立した領域の専門機関などによる不登校支援を取り上げている．「Ⅶ章 不登校の医療的治療・援助」においても，訪問診療・訪問指導と学生相談など医療機関以外の機関で実施されることを前提とした項目があるが，それらは必ずしも医師が関与するわけではないにしろ，何らかの形で精神科医療の発想が必須の支援分野であった．また，他分野機関との連携もあくまで医療的支援の側から他分野の専門機関とどのような連携をなすべきかという発想であった．

それに対して本章では適応指導教室，フリースクール，情緒障害児短期治療施設（以下「情短」と略記），児童養護施設，児童自立支援施設など教育機関，児童福祉機関，さらには民間機関の活動を解説している．これら以外にも，たとえば教育センターあるいは教育相談所，児童相談所，精神保健福祉センター，心理学科や教育心理学科をもつ大学による相談センターなどが治療的な支援を行っており，さらに多様な民間機関が居場所，集団活動の提供，学習支援（サポート校を含む）に取り組んでいるが，ここではそのすべてを取り上げることはせず，各分野の代表的な機関の活動を紹介するにとどめた．

医療関係者，たとえば医師は医療機関で主治医として不登校の治療・援助に関わるにしろ，他領域の専門機関の常勤医師や嘱託医として支援活動に関わるにしろ，医療的発想に基づく治療・援助法を個々の不登校の子どもの状況（多軸評価の結果）にあわせて組み立てるべきであるが，その際必要なケースには本章で示したものをはじめとする他分野機関やそこでの活動も，治療・援助過程における連携のパートナーとして認識している必要があるだろう．

適応指導教室とフリースクールはいずれも，不登校によってひきこもった家庭内の生活と，もともと所属していた学校や社会との間に位置する中間段階，すなわち「つなぎの場」という機能をもつ機関といえよう．違いは前者が公教育のシステム内機関であるのに対して，後者は民間による公教育とは一線を画した機関であるという点である．前者は，子どもの学校や地域教育システムへの反発や抵抗感がそれほど強固ではない場合に，社会との再会段階で保健室登校，相談室登校，親の付き添い登校，時間限定登校など学校内で工夫できる登

校の形態と並ぶ選択肢として利用される可能性が高い．一方，フリースクールは学校などへの反発が強い場合に選ばれることの多い場であり，公教育の制約からある程度自由な活動を提供できるという利点があるが，一方ではいわば塾を利用するのと同じ意味で，親の経済的負担が避けがたいという側面もある．

次にここであげている3種類の児童福祉機関であるが，これらはいずれも児童福祉法に基づく児童相談所の措置決定によって利用が開始されるもので，医療機関からの一方的な希望で利用できるという機関ではない．しかし，たとえば不登校の背景に重大な児童虐待の存在が疑われるケースで，その虐待が明らかとなり，かつ精神医学的な治療の必要な精神疾患をもつ子どもでは，精神医学的治療を先行させるか，あるいは並行させる形で精神疾患の改善に取り組むとともに，適切なタイミングで情短や児童養護施設に措置することの是非をめぐる検討を児童相談所と進めることになる．また，不登校で家庭にひきこもるとともに激しい家庭内暴力を示すようになり，しかも精神疾患とはいえないケースや，不登校とともに非行行動を繰り返すような子ども（その全員が行為障害というわけではない）では，児童自立支援施設での訓練的・教育的な生活を提供する処遇が必要になる場合もあり，ここでも児童相談所との協働が求められることになる．

以上のような関連諸機関の特性を知り，診療圏域およびその周囲にはどのような利用できる公的機関や民間機関が存在しているかを知っておくことは不登校の治療・援助の幅を大きく広げてくれることだろう．

［齊藤 万比古］

2 適応指導教室

適応指導教室とは

　適応指導教室とは「不登校児童生徒に対する指導を行うために教育委員会が，教育センター等学校以外の場所や学校の余裕教室において，不登校児童生徒の学校生活への復帰を支援するため，児童生徒の在籍校と連絡をとりつつ，個別カウンセリング，集団での指導，教科指導等を組織的，計画的に行う組織として設置したものをいう．なお，教育相談室のように単に相談を行うだけの施設は含まない」と定義づけられている[3]．

　適応指導教室の黎明は昭和50年代にさかのぼるが，不登校児の増加に伴ってその設置数も増加した．さらに，平成4年「登校拒否問題への対応について」が文部省初等中等局通達されることによって指導要録上出席扱いができるようになり，それ以降急増している[2]．平成2年度においては全国で84か所であったのに対し，平成15年度には1,096か所にまで達している．文部科学省の報告では，平成15年度において学校以外の何らかの相談機関で相談，指導，治療を受けた不登校児童生徒数は41,807人で不登校児童生徒全体の33.7％であり，そのなかで中学生では適応指導教室が9,800人で最も多いとされている[4]．このように，適応指導教室は不登校児童生徒の支援の場として大きな役割を果たしており，今後もその役割は重要である．

適応指導教室の目的

　適応指導教室の設置目的は，上述したように公的には「学校復帰」である．しかし，現場の職員のあいだでは，不登校児童生徒の内面的な成長の支援をめざしているという声が多く，学校復帰そのものではないとしている[1]．中川ら[5]は，適応指導教室の実践に基づいて教室の機能を「居場所機能」「人間関係学習機能」「補習機能」「進路相談援助機能」の4つに特定している．筆者の所属していた適応指導教室（以下，A教室）においても，学校復帰だけに目的を置くのではなく，一人一人が社会的自立を実現できるような支援をめざし，スモールステップを用いて個々人の"支援カード"を作成し，「個」に応じた支援に取り組んできた．

このように，適応指導教室は，少しずつ動きはじめた不登校の子どもたちの居場所となり，個および集団を大切にした関わりを通して内面的な成長を支え，その結果として学校復帰をめざすところであるといえる．前出（V章，5．第4軸：不登校の経過の評価）において齊藤が述べている"社会との再会段階"にきている子どもたちを支える場の一つである．不登校の子どもたちが社会との再会を果たす小さな一歩であり，そして大きな一歩でもあるこの時期を支える場として，子どもを見守り，また適切なタイミングで具体的な助言をしながら一人一人の成長をサポートする場である．

適応指導教室の実態

職員の特徴

平成15年度における指導員数は3,457人であり，このうち常勤が25.7％，非常勤が74.3％を占めている[4]．非常勤職員が圧倒的に多く，職員の常勤化は大きな課題である．また，職員の多くは教員経験者であり，定年退職後に適応指導教室の指導者として働いている場合が多い．最近では，心理出身の職員も多く，A教室では6名中4名が心理出身であった．カウンセリングなど心理的サポートを実施していくうえでも，心理職は適応指導教室において必要な専門性であるといえる．

開室日数・時間

開室日数や時間は教室によって異なるが，A教室では週2日間は午前9時から午後15時まで，その他の3日間は午前9時から正午まで開室していた．また，学校が長期休みのあいだも通常と変わらず開室している．

施設・設備

施設や設備も教室によって異なるが，学習室，プレイルーム（卓球台など），面接室（箱庭など），職員の部屋などである．さらに設備が充実しているところでは，調理実習ができる調理場，体育館，陶芸などができる工作室がある場合もある．

適応指導教室の活動

集団活動・体験活動

不登校児童生徒は仲間と集団行動をする経験が少なく，また苦手意識をもっている者が多い．そのため，適応指導教室においては集団活動や体験活動が重視されている．活動の内容はさまざまであるが，たとえば，調理実習，陶芸，卓球，スポーツ大会，ゲーム，遠足，その他各種行事などである．また，宿泊活動を実施している教室もある．これらの活動は協調性や自主性などの社会性を身につけ，自信を回復するよい機会になっている．

学習活動

不登校児童生徒の多くは，学習に遅れがみられ，それが学校，学習を回避する行動を強化している面もある．そのため，適応指導教室では個別指導が中心である．その生徒の進度に合わせて，意欲的に取り組めるような工夫をしながら指導を行う．

相談活動

不登校の子どもたちはさまざまな場面において傷ついていることが多い．それぞれが抱える問題や教室での悩みなどを定期的に話せる場が必要である．「個」として支えられる体験をして，集団に入っていくことができる．現在は心理職も増え，定期的な個別でのカウンセリングが重視されているようである．

学校との連携

適応指導教室の利点として在籍校との連携がとりやすいという点があげられる．適応指導教室に通級している生徒も常に学校を意識している．通級が安定しているからといって，学校も適応指導教室に任せておくという姿勢ではなく，お互いが歩み寄る姿勢が必要である．実際には，A教室では毎月学校へ報告書を提出するほか，学期ごとに学校を訪問し，さらに必要に応じて学校関係者と連絡，面会を行い，支援の方針について話し合いを行っている．

◆ 研修会・スーパーヴァイズ

　適応指導教室では，職員の教育のための研修会やスーパーヴァイズを実施している．とくに精神疾患や重度の神経症的症状を抱えている子どものいる教室では必要である[6]．スーパーヴァイザーは主に精神科医や大学教官，臨床心理士などである．医療機関などにつながっている事例に関しては，このような機会に主治医と事例検討が実現できることが望ましい．

適応指導教室への入級について

◆ 入級の方法

　適応指導教室への入級の方法であるが，本来であれば，入級に際してその児童生徒の実情の的確な見立て（アセスメント）を行うため，生徒の在籍校の関係者をはじめ，専門家を含めて検討を行うことが望ましいが，地域や教室によってさまざまであるのが現状である[1]．そのため，入級を希望する場合はその地域の実情を知っておく必要がある．多くの地域で適応指導教室の窓口としての機能の担っているのは教育相談室や教育センターである．本人，保護者，学校，その他関係者などからの希望を受けて，教育相談員が個別での面接を行い，アセスメントの結果，適応指導教室への通級が適当であると判断された場合にそれぞれの適応指導教室に紹介され，体験通級を経て正式な入級ということになるのが一般的のようである．

◆ 入級基準

　入級の基準についても，統一されたものがあるわけではないが，相馬[6]が示している基準を以下にあげておく．
- 不安定ながらも適応指導教室に通う意志をもっていること．
- 反社会的傾向がない児童生徒であること．
- 集団での人間関係の体験が必要な段階であること．
- 学習への関心と意欲があり，基礎学力への取り組みが必要であること．
- 規則的な生活習慣づくりへの意欲が出てきていること．
- 定期的に適応指導教室に通える見通しがあること．

以上の基準で筆者が注目したいのは，基準が限定的でない点である．入級の基準は，当然その教室の人的，物理的条件によっても異なり，それによって制限を受ける．また何より生徒本人の支援の場として適切かどうかを考慮したうえで，医療機関への紹介なども含めて最終的な判断がされるわけであるが，適応指導教室は，不登校の状態からようやく一歩を踏みだした子どもを受け入れる場として，常に子どもの可能性を視野に入れた柔軟さが必要ではないだろうか．

おわりに

適応指導教室に通級している生徒の予後はさまざまである．通級を経て，完全に学校復帰する子どももいれば，部分登校が実現する子ども，学校復帰はせずに適応指導教室を卒業し，高校から適応がよい子ども，高校に入ってもやはり適応が難しい子どもなどさまざまである．しかし，適応指導教室という守られた場のなかで，等身大の自分を認められる体験をし，また個と集団での関わりを通して，皆がそれぞれの成長を遂げているように思う．適応指導教室は，職員の専門性の向上や配置数の改善，通級の長期化への対処，在籍校や医療機関との連携など，今後改善すべき課題も多いが，不登校の状態からようやく一歩を踏みだした，その一歩を支える場として，また次の一歩を踏みだす架け橋としての役割を担い，今後も発展していくことを願う．

文献
1) 石田絢子，中野良顯．日本における適応指導教室に関する文献展望．上智大学心理学年報 2002；26：45-54.
2) 河本肇．適応指導教室の目的と援助活動に関する指導員の意識．カウンセリング研究 2002；35：97-104.
3) 文部科学省．生徒指導上の諸問題の現状と文部科学省の施策について．初等中等教育局児童生徒課．2001.
4) 文部科学省．生徒指導上の諸問題の現状について．初等中等教育局児童生徒課．2005.
5) 中川厚子，森井ひろみ，鶴田桜子．適応指導教室の機能に関する研究—中学卒業生のフォローアップ．カウンセリング研究 1997；30：255-265.
6) 相馬誠一，花井正樹，倉淵泰佑．適応指導教室—よみがえる「登校拒否」の子どもたち．東京：学事出版；1998.

[林　望美]

3 フリースクール

はじめに

　現在フリースクール（free school）いう用語は汎用されているが，フリースクールの現状は多様でありわかりにくいものとなっている．ここでは，フリースクールの起源や発展について述べ，最後にわが国での状況を述べることにする．

フリースクールの起源とわが国での流れ

　フリースクールの思想として定着したのは，19世紀末から20世紀初頭にかけて，世界的な新教育運動のなかから生まれたといえる[1]．新教育運動とは，これまでの大人，教師中心で，かつ書物を通じての主知主義教育（ジャン・ジャック・ルソー，ヨハン・ハインリヒ・ペスタロッチ，フリードリヒ・フレーベルなどの思想）に対し，子どもの自主的で，主体的な活動を尊重するという児童中心主義の教育への改革運動である．その運動は世界中で同時多発的に発生し，イギリスから始まりフランス，ドイツ，イタリアからアメリカ，ロシア，インド，中国，日本にまで及んだ．とくにジョン・デューイ（アメリカ），マリア・モンテッソーリ（イタリア），アレキサンダー・S・ニイル（イギリス），セレスタン・フレネ（フランス），ルドルフ・シュタイナー（ドイツ）などの学校や教育実践が有名である．

　日本では，第一次世界大戦後の大正デモクラシー時期でもあり，大正自由教育運動（新教育運動）として，子どもを中心とした教育をめざす運動が広まり，当時新しい教育理想を掲げた学校（日本済美学校，成城小学校，自由学園など）の新設が相次ぎ，既存の学校（明石女子師範附属小，奈良女子師範附属小，千葉師範附属小など）でも改革が試みられた[7]．ただあくまで「学校」であり，出席まで自由ではなかった．次第にわが国が軍国主義的となっていくなかで，干渉や弾圧が増し，大正自由教育運動は約30年で衰退していった．

　そして第二次世界大戦後は，アメリカの文化が一気に流入し，GHQ主導で民主主義教育改革が進められた．1957年旧ソ連の人工衛星スプートニク打ち上げ成功に危機感（スプートニク・ショック）をもったアメリカによる科学技

術の進展のためにエリート養成をめざす教育改革に影響を受け，朝鮮戦争下（1950年代）の特需景気によって経済復興および発展が一気に進む背景のなかで，経済発展，エリート養成に適した教育を時代が求めるようになった．それにより高校，大学への進学率が急上昇し，学校間格差を助長し受験戦争の激化を招いた．1970年代以降とくに強まり，この傾向に危惧した文部省中央教育審議会が，1976年いわゆる「ゆとり教育（cram-free education）」への提言を打ち出し，翌年，学習指導要領全面改訂を行った．しかし高学歴志向の時代に逆らえず，学校教育を補填する目的で学習塾や予備校がビジネスとして発展していった．また戦後から1960〜70年代にかけて，学生運動が世界的に起こり，高校だけでなく，小・中学校にも少なからず影響を与えた．

1970年代から不登校児童が急激に増加しはじめ，それに伴い家庭以外での子どもの居場所，子ども自ら学びを求めるような場が保護者や当時の学校教育体制に疑問を感じてきた教師，市民などによりつくられていった．そのころ，欧米のフリースクールが紹介され[4]，大都市を中心に，現在よく使用される意味での「フリースクール」が設立されはじめた．その例をあげると，東京シューレ（1985年設立，東京都），野並子どもの村（1986年設立，名古屋市），神戸フリースクール（1988年設立，神戸市），などである[8]．わが国において不登校問題を契機にフリースクールが設立されはじめている点で，不登校との関連が非常に強く，欧米とは違うところとなっている．その後，不登校問題を軸にフリースクールの数も増加し，次第にわが国のフリースクールの様相は変化していき，脱学校志向，学校回帰志向，新教育志向などに分かれていくが，それぞれを切り離すことはできない．

▌フリースクールとは

フリースクールには多様な意味が込められており，明確な定義はない．広義では，「大別すれば，教育的意味での自由をめざす学校と政治的自由を志向とする学校に分けられる．前者には，子どもの要求をすべて尊重するという自由を原理とするニイルの学校（サマーヒル・スクール）とその系譜をひく学校，後者には，反戦運動や公民権運動に参加する等，対抗文化を特徴とする学校，公立学校の中途退学者を対象に職業準備や職業補習を行い，労働者として自覚を高めようとする学校，黒人が自らの文化を伝承し，その民族意識高揚の主徴

に基づいて運営する学校，等がある．両者の相違は，前者では少人数制と個別教育を重視し，ペーパー試験等による評価を導入しない等，教育内容・方法上においても自由を基調とするのに対し，後者では，教育内容・方法面は一斉教授や伝統的な教育を実施することが多いという点にみられる．一方，共通点は，いずれも父母の教育参加を認めること」[5]である．

世界で主要なフリースクールとして，フリースクールという用語の由来となっているサマーヒル・スクール（1921年設立，東ドイツからイギリスへ移設），シュタイナー学校（1919年設立，西ドイツ），フレネ学校（1935年設立，南フランス），クロンララ・スクール（1967年設立，アメリカ），サドベリー・バレー・スクール（1968年設立，アメリカ）などがあげられる[1,3,4,8]．

フリースクールという言葉は，多義的であるために類義語が多くあり，オルタナティブスクール，デモクラティックスクールなどがそうである．オルタナティブを使用する場合は，言葉のとおり，主流の公教育に対する「もう一つの」という意味が強い．わが国において広義は，インターナショナルスクール，サポート校，予備校，補習塾，進学塾，フリースペース，カルチャースクールも含まれるまで複雑化している．またアメリカにチャータースクールという学校があるが，フリースクールのなかでもアメリカ独自のシステムであり，一般市民の誰でも学校設立・運営することができ，申請に応じて地方自治体が助成金を出すが，ある達成目標に満たなければ，許可が取り消されるものである．

わが国では直訳すると「自由な学校」となるが，学校教育法第一条により規定された「学校」（いわゆる一条校）ではなく，学校と訳すと間違えやすいため，「フリースクール」と一般的によばれている[3]．しかしフリースクールでも文部省に認可された学校があり，一様にはいえないようになっている．フリースクール名も，「〜学園」「〜学院」とあり，名前では判断しにくいものが多い．

▶ フリースクールの実態

前述したが，言葉自体多義的であり，設立者が本などで施設の実態を紹介しているものもあるが，個々のフリースクールによって目的や規模，運営形態，支援内容は大きく異なっている．そのため実態をすべて把握するのは不可能に近い．平成10年に東京都で民間フリースクール実態調査[6]が行われたが，存在数自体がはっきりしない状態であった．調査対象となった48施設のなかで，

不登校がきっかけで通所しているのは約4割とあるが，不登校がきっかけでない通所者の多くは，いじめや学業不振，発達障害など何らかの理由で不適応感を抱いていると思われるとある．年齢が義務教育期間の場合，学校に行っている間に教育方針が合わず，学校の代わりに自分で選択して通うこともあれば，最初からフリースクールに魅力をもち，あえて学校に行かないこともある．通所にかかる費用は，無料から年間100万円を超える施設までかなり差があり，平均月額は2万円以上と保護者の負担は決して少なくない．また施設運営において，多くは設備面，財政不足，人手不足を抱えつつ，保護者，スタッフ，地域住民などで力を合わせ，なんとかやりくりしている状況である．

活動内容に関して，不登校生を受け入れる民間施設という側面が強調されているが，多種多様で，①子どもたち自身が自分の学びたい内容を決めていく自主運営型（保護者やスタッフが参加して話し合う場合が多い），②学校教育では味わえないことに取り組み，自立を促す体験教育型，③進学などの学校に復帰することを視野に入れた学習型，④発達障害などの特性に配慮した療育型，⑤家や学校に居づらい子に居場所を提供する側面が強い居場所型などがある．そのうちどれか一つを強調したフリースクールもあれば，複数を併せもつものもある．また高校生年代になると，通信制高校と連携したサポート校の機能をもつところも多くなっている．ほかには，ウェブや電子メールで連絡をとりながら自宅で学ぶホームスクーリング（ホームスクール，ホームエデュケーション，ホーム・ベイスド・エデュケーションはほぼ同義語．そのなかでインターネットスクールは方法の一つ）も行われつつある[2,3]．

フリースクールの意義として考えられるのは，自発性の再生，学ぶことの楽しさ・すばらしさ・大変さ，個性を伸ばし，新しい自己の発見，対人関係の再構築，自然な形での自己責任の定着などである．

フリースクールを利用する際には，性質上さまざまなところがあるため，学校機関，教育センター，保健所の不登校相談窓口，医療機関などさまざまなところから情報を入手し（情報をもっていないことも多々ある），実際に何回か見学し，雰囲気を感じ，どういう特徴があるのかを把握する必要がある．

なお，中央教育審議会の義務教育特別部会では，フリースクールへの通学も出席扱いとすることが検討されており，実際には，それぞれの小・中学校の校長の判断で出席扱いとなっていることが少なくない．おそらく近い将来にフ

リースクールへの通学が出席扱いになるものと予想される．それは，不登校の子どもたちの選択肢が増えるという点では意味ある変化と考えられるが，前述したように多様なフリースクールの質を問うことなしに，出席扱いだけが先行していくことになれば，それは単なる責任放棄といわざるをえないこと，しかし同時に一番難しいのが，フリースクールの質を客観的に評価することであることを付言しておきたい．なぜならば，フリースクールは本来，既成の学校とは異質な文化背景をその出自としているところに活力の源があり，出席扱いになった瞬間から既成の学校化していくという矛盾をもつからである．そういう意味では，フリースクールを一括して論じることはできないし，多様であることにこそフリースクールのよさがあるのではないかとさえ思う．

文献

1) 堀真一郎, 編著. 世界の自由学校─子どもを生かす新しい教育. 東京：麦秋社；1985.
2) 学びリンク編集部. 全国フリースクールガイド2006〜2007年版. 小中高・不登校生の居場所探し. 東京：学びリンク；2006.
3) NPO法人東京シューレ, 編. フリースクールとはなにか. 東京：教育史料出版会；2000.
4) 大沼安史. 教育に強制はいらない. 東京：一光社；1982.
5) 小澤周三. フリースクール. 安彦忠彦ほか, 編. 新版 現代学校教育大事典. 東京：ぎょうせい；2002. p. 13.
6) 菅野純. フリースクールの実態. 教育と医学 2000；48：34-42.
7) 牛田匡. 日本における新教育の系譜. 教育学科研究年報 2002；28：57-66.
8) 吉井健治. 不登校を対象とするフリースクールの役割と意義. 社会関係研究 1999；5：83-104.

［野村 陽平，青木 省三］

4 情緒障害児短期治療施設

情緒障害児短期治療施設とは

　情緒障害児短期治療施設（以下，情短施設）は，1961年に児童福祉法に定められた児童福祉施設の一つで，心理的な援助を目的とする入所施設である．情緒障害という誤解されやすい表現をはずし，施設の性格をより直接的に現している児童心理療育施設という名称が提案されている．平成17年度末現在，全国に29施設あり，家族から離れ集団生活のなかで支援を受ける入所部門と，家庭から通ってくる通所部門の二つを有している．

　多くの施設が，施設内の子どものための分校，分級を備えており，学校教育を含めた子どもの生活すべてを，生活指導，学校教育，心理，精神医学の専門家による協働のもとに援助的な環境に整え[4]，子どもの発達の歪みを回復させ，成長を促している．これに子どもの家族への支援や入・通所前の学校や地域の環境調整を加えた情短施設の一連の治療活動を，総合環境療法とよんでいる．それは治療と教育と生活の3部門の努力が一体となって成立し，現実的で日常的な生活場面のもっている治療的な意図を積極的に活かそうとするものである．「①日常生活における具体的事件の治療目的のための活用と，②危機的場面における情緒的応急処置の2つによって，狭義の心理療法では到達できないすきまを埋めようとする試みである．」[3] 心理療法を担当する職員は，心理療法的な関わりだけでなく，知的・認識的，感情的・共感的な側面などから，子どもの心の成長が今どのステップにあるか，どんな生い立ちをもち，今どんな子であるかなど，子どもの全体像をよく知り，それを保育士や生活指導員や教員に伝え，共有化を図る役割を担っている[2]．そして生活の場のなかでの現実的，日常的な関わりを通して子どもの治療的変化がゆっくり生じてくるように，さまざまな工夫をしている．

　具体的には，個人心理療法，集団療法，家族療法，環境や地域の調整，薬物療法などの医学的治療，生活指導，活動療法（グループワーク），生活場面面接や危機介入，行事，学習指導，進路指導，学校生活，教科学習，児童会，保護者会，親子プログラムなど多彩なメニューがあり[2]，個々の子どもたちの状態に応じてメニューを選択し援助プログラムを組み立てている．スタッフは，

最低基準では生活指導員や保育士が子ども5人に1人，心理療法を担当する職員が10人に1人，看護師は50人に1人以上，精神科医師（精神科に精通している小児科医）1人以上が配置されている．心理職員も生活場面に入って当直をしている施設もある．

情短施設と不登校

　情短施設は当初非行も含む広範な精神医学的障害を有するおおむね12歳未満の子どもを対象とし，治療期間は短期ということで出発したが，中学生の入所が増えていき，1985年[2]には，当時11か所あった情短施設の入所児童の45.1％を中学生が占めていた．入所理由は中学生の73.6％は「登校拒否」で，小学生においても「盗み・持ち出し」26.3％についで「登校拒否」20％と多く，全入所児の44.2％は「登校拒否」を主訴としていた．情短施設の総合環境療法は，不登校を主訴とする子どもの成長を支える場として一定の成果をあげてきた．

　その後，虐待が社会問題化し児童相談所が扱う虐待件数が急増するとともに，情短施設は生活の場と心理的援助の機能がある点で，被虐待児の治療・支援機関として期待されるようになり，2005年[1]には入所児童986人のうち被虐待体験を有する子どもは663人で，67.2％に及んでいる．一方，入所前に不登校経験のある子どもは49.1％で，この値は18年前よりむしろ増加しているが，このうち不登校の改善が主たる入所目的である子どもの割合は減少していると推定される．ちなみに，社会機能の障害18.7％，行為障害15.9％，多動性障害12.8％，広汎性発達障害11.9％であった．

情短施設での不登校の治療・支援の実際

治療モデルでの支援

　主に不登校の改善を目的に入所し，養育環境の問題を有していても虐待というほどではなく，心理発達のレベルとして「基本的信頼感の獲得」がある程度は達成されている子どもに対しては，治療モデルでの支援が可能になる．

　情短施設長として治療に携わっていた杉山[3]によると，治療的に組織されている生活のなかで，不登校の子どもの治療は次のように展開していくという（**表**

表1 施設治療の流れ

導入期（Resistance Phase, Testing Phase）▶信頼を得，手のうちに入るまで
　治療場面：　関係づくり，抵抗の処理，動機づけ，診たて
　　　　　　　　　　　　　　　　⟶　協力関係や場面の構成～再構成
　　　　　　　　　　　　（先行する治療に支えられながら，別れと出会いを遂げる）
　生活場面：　安らぎ，なじみ，くつろがせる
　　　　　　　　　　　　　　　　⟶　安心感や信頼感を築きあげる
　　　　　　　　　　（苛烈な治療に耐えるエネルギーの充足．余計なことはしない）

佳境（Definitive Phase, Working Though Phase）▶取り入れ，力をつける
　治療場面：　問題があらわになる．明確化，直面，解釈の徹底的な繰り返し
　　　　　　　　　　　　　　　　⟶　取り入れや同一化の進行
　　　　　　　　　　（自己理解の拡がりと深まり，自己への支配力の高まり）
　生活場面：　生活が崩れ，問題を吐き出す．試行錯誤の繰り返し
　　　　　　　　　　　　　　　　⟶　取り入れ～呑み込み，育つ
　　　　　　　　　　（パターンを崩し，危機に対決し，破綻をわたり，折りあう）

独立期（Resolution Phase, Separation Phase）▶別れとさらなる挑戦
　治療場面：　引きぎわを探り，潮時を待つ
　　　　　　　　　　　　　　　　⟶　治療者を失うことへの覚悟
　　　　　　　　　　　　　　　　　　（喪失や離別の用意）
　生活場面：　投企への送り出し，鍛錬への後押し
　　　　　　　　　　　　　　　　⟶　体と生活を自らのものとする
　　　　　　　　　　　　　　（弾みや契機をつくり，落ちをつける）

（杉山信作，編著．1990[3]）

1）．試しなどの導入の時期を経て信頼感が生まれると，親子関係に端を発する対人関係の問題が施設という安全性が確認された舞台で再演され，子どもの問題をリアルに浮き彫りにし，あらゆる角度から徹底的に操作できる形となる．それを同時的に取り上げ，修正情動体験を対置し，子どもを支えて統合へと導く．豊富な大人との関係のなかで成長が促されると仲間との活発な活動に参加できるようになり，社会性が養われていく．

このような経過をたどりながら，入所治療は以下のような意味を果たしているという．

①「距離の確保」どうにもならなくなった日常からほど良いところへいちど離れてみて，②「猶予の保障」せき立てられるのではなく，やり直してみるゆとりを手に入れ，③「理解の会得」わかってもらえることから気づき，④「欠落体験の補充」失われた体験を補い，いき過ぎたものを中和するような体験を重ね，⑤「試行錯誤やリハーサル」いろいろなことをやってみて，エネルギー

やスキルを見につけ，⑥「自律や自治への挑戦」してもらったり，やらされてきたことを自分からしてみようとする．

◆ 発達成長モデルでの支援

前述したように，近年被虐待児の入所が増加している．被虐待児のなかでも学校や子ども集団での不適応がみられ，心理的な問題が顕在している子どもが多い．そのなかで「不登校」という主訴を有している子どもも少なくないが，この場合，支援の方針は他の被虐待児と変わるものではなく，発達の滞りやひずみを有している子どもの成長を促すことが支援の目標となり，上記のような治療モデルは当てはまらない．その際留意すべきことは，二次的障害を防ぐという観点で，「小学校3年生でも6歳の社会性のレベルにしか達していない子どもは，ふつうの3年生に求められる社会的要求には応えられない．学校などでそれを強いられると不適応（二次的障害）を起こし，さらに発達が滞る可能性が高い．したがって，二次的障害を防ぐ環境を整えたうえで，発達を促すという援助が必要である．」[4]

支援の第一段階は，安心でき，予測が立ち，自分の意見が反映される生活を送り，安らげる居場所が得られることである．安心できる居場所で職員との心地よい時間を過ごすなかで信頼関係を形成し，それを通じて生活技能を身につけ，小集団活動などを通じて仲間関係やルールを学ぶ．また日常の関わりのなかから，受けた虐待による影響を理解して，生活のなかで対応していく．また生活とつなぐ配慮をしながら心理療法面接を実施し，個別の関わりのなかでより関係を深め，場合によってはトラウマに対する治療を行う．情短施設の多くは施設内に学校を有しているため，密接に連絡を取り合い，過度の負担を強いない登校時間を設定するなど子どもの発達状態に合わせた学校生活を組むことができる．それにより二次的障害は減り，小さな成功体験を積み重ねていくことができ，社会性が養われていく．このように子どもの状態に沿いながらゆっくりと心を育てていく支援が中心となる．

文献
1) 設樂友崇，伊藤恵ほか．全国情緒障害児短期治療施設における児童の臨床統計．心理治療と治療教育―情緒障害児短期治療施設研究紀要 2006；17：183-186.

2) 杉山信作, 編. 子どもの心を育てる生活―チームワークによる治療の実際. 東京：星和書店；1990.
3) 杉山信作, 編著. 登校拒否と家庭内暴力. 東京：新興医学出版社；1990.
4) 髙田治. 情短施設でのケアと治療. そだちの科学 2004；2：100-105.

[犬塚　峰子]

5　児童養護施設と児童自立支援施設

児童養護施設での支援

児童養護施設とは

　児童養護施設は児童福祉法に定められた児童福祉施設の一つで，全国に555か所あり，さまざまな事情で家族による養育が困難な2歳からおおむね18歳の子どもたち（約3万人）が暮らしている．子どもたちの世話は児童指導員と保育士により行われているが，その数の最低基準は，満3歳に満たない幼児では2人につき1人，満3歳以上の幼児では4人につき1人，学童期の子どもでは6人につき1人と児童福祉法に定められている．集団のなかで虐待をされた子どもの占める割合が5割以上となっている昨今の状況では，大人の手の足りないことが問題となっている．多くの施設ではこれに加えて，国の補助を得て臨床心理士（平成10年度より非常勤，平成18年度より常勤化）やファミリーケースワーカー（家庭支援専門相談員，平成16年度より非常勤）が勤務している．

　施設の形は，30〜50名の大きな集団が一つの建物のなかで生活を送るスタイル（大舎制）や，少人数のグループに分かれて生活するより家庭に近いスタイル（小舎制），また施設から離れ地域のなかで生活するグループホームなどさまざまであるが，全体には個の生活をより大切にしていく形が増加してきている．小中学校は区域の学校へ通学する．

◆ 児童養護施設と不登校

　不登校は，本人の要因，家族の要因，学校の要因が複雑に絡み合ってその姿を現すが，そのなかでとくに家族の要因の関与が大きく，家族の養育機能に大きな問題がある場合に，子どもの健全な発達を促進するという観点から児童養護施設での養育に委ねられ，そこで適切に世話をされ規則正しく生活することにより登校が可能になることも少なくない．

　家族の問題とはたとえば，子どもの養育に責任のもてる保護者の不在や，保護者がいても一定の時間に学校に送りだすという生活リズムが整えられていないなど，子どもが成長していくために基本的に必要な環境や世話が不十分な場合や，虐待などの保護者が子どもの心身を深く傷つけ成長発達を阻害している場合などである．

　こういった家族の要因により不登校に陥っている子どもについては特別な対応が必要との認識に立って，平成3年に「児童養護施設における不登校児童の指導の強化について」という厚生省児童家庭局長通知が出された．心理療法を行うための必要な設備と職員を配置するなどの一定の基準を満たす児童養護施設を不登校児童特別指導施設に指定し，養護に欠ける不登校児童を入所措置し，生活指導に加えて心理療法を行うとともに児童相談所と協力して家庭環境の調整を行うなどの実施方法が定められた．しかし現在は，急増している被虐待児の心理療法を実施するために，ほとんどの施設に心理職員が配置されている．

　学校の問題としては不登校だけでなく授業妨害，暴力・暴言，多動，対人トラブルなど学校で逸脱行動を示す子どもや双方の問題を併せもつ子どもが増加しその対応に追われている．

　東京都の児童養護施設の統計（平成16年度）によると，入所する前の生活で「不登校」の問題を有していた子どもは，小学生，中学生，高校生の入所児2,270人（59施設）のうち213人（9.4％）であった．この数は，「学校に行っていなかった」子どもすべてを拾っているため，怠学や虐待の一つである親からの登校禁止も含まれている．また，不登校の改善を入所理由としているものは少なく，ほとんどは親の疾病，養育者の不在，両親離婚，不適切な養育，虐待など養育上の問題により入所となっている．統計調査時点（入所期間は半年未満から16年以上と幅がある）では不登校の子どもは115人（5.1％）に減っ

ており，入所後新たに「不登校」の問題が生じた子どもの存在を考慮に入れると，最小限に見積もっても46.0％は入所後の生活のなかで不登校が改善している．

◆ 児童養護施設での支援の実際

児童養護施設の第一の役割は，家族に代わって子どもに適切な養育を提供し子どもの成長を助けることである．それまで大人の目や手をかけられていなかった子どもは，大人に世話をされ護られるなかで規則正しい日常生活を送ることにより，基本的な生活習慣を身につけ，不登校が改善されて勉強にも取り組めるようになることも少なくない．

虐待的環境の影響を強く受けた子どもは，人格の基礎ができていないことが多く，基本的信頼感の獲得に向けて「情短施設」の項で述べたような，子どもの発達のペースに合わせた濃やかな援助を行って成長を促し，虐待による発達のゆがみを修正していくことが必要である．この場合，児童養護施設においても，育てる機能だけでなく治療的機能も求められているが，多くは一人の心理職員を有しているのみで人員配置も十分でなく，対応に苦慮している現状がある．子どもたちの社会性の低さは，入所経過中に地域の学校での不適応行動（不登校を含む）を新たに惹起することもある．

児童自立支援施設での支援

◆ 児童自立支援施設とは

児童自立支援施設とは，児童福祉法によると，「不良行為をした児童，又はそのおそれのある児童及び家庭環境その他の理由により，生活指導等を要する児童を入所させ，または保護者の下から通わせて個々の児童の状況に応じて，生活指導，学習指導，職業指導等を行いながら自立を支援することを目的とする施設」である．国立の2施設を含め，全国で58施設あり，入所している子どもは，①反社会的な問題行動をもつ，②虐待などの不適切な養育を受けたという生育歴をもつことが多い，③外傷体験の影響や発達の問題を抱えていることが多い，④行動化しやすい思春期年齢の子どもが多い，という特徴をもっている．とくに近年は②と③が増加傾向を示しているという．児童自立支援専門

員，児童生活支援員が子どもたちへのケアにあたる（子ども5人に職員1人）ほか，医師（精神科医師を含む・嘱託可）や看護師，心理職員などが勤務している．子どもの在籍期間は1年から2年弱で，ほとんどの施設では家庭的な小集団のなかで情緒の安定が図れるよう，職員が子どもとともに同じ家屋内で生活する「家庭舎制（小舎制）」というスタイルをとっている．かつては夫婦が寮の担当職員として自分の家族とともに寮舎に住み込んで子どもの処遇を行う小舎夫婦制が多くを占めていたが，現在は三分の一ほどになり（23施設：2004年），交替制勤務へシフトする施設が増加している．開放施設であるが施設内に学校を有し，子どもは施設の敷地内で24時間を過ごす．

◆児童自立支援施設と不登校（怠学）

2000年に全国の児童自立支援施設入所児童全員を対象に行った「児童自立支援施設入所児童の被虐待経験に関する研究」のアンケート調査[2]では，入所前の問題行動を上位3位まで尋ねているが，「怠学」は1位から3位を併せると8.3％となり，「家出」「万引き」「窃盗」「不良交友」に次いで多い問題行動であった．さらに入所児の施設生活上の問題の第1位は「学力不振傾向」（83.6％），次いで「自己中心的傾向」（78.7％），「学習意欲なし」（77.4％）で，知能指数は一般に比べて10〜20程度低いことが同調査で示されており，学校適応の困難な状況が明らかになっている．被虐待体験のある子どもは59.7％で，これらの傾向は被虐待体験のある子どもに顕著にみられていた．

また2004年に実施した，児童相談所における非行相談の全国調査[1]によると，2003年に受理した事例で児童自立支援施設に入所した子ども1,295人のうち，不登校の問題を併せもつ子どもは598人（46.2％）に及んでる．この調査では，不登校の問題を有している子どものほうが非行問題の改善が困難であることも示されており，反社会的問題を抱える子どもにとって学校の問題は大きい．

◆児童自立支援施設での支援の実際

児童自立支援施設に入所する子どもも，被虐待経験を多く有し，人格の基礎が育ちそびれ，発達の滞りとひずみを抱えている．そのため安心できる居場所で，大人との信頼関係を育て，心の土台を築くことから援助は始められる．寮長と寮母との濃やかな交流が中心となるが，治療の基本は情短施設同様，規則

正しく繰り返される毎日の生活のなかでの治療的な働きかけ（環境療法）である．問題行動が起こったときにはその直後に，機を逃さずにその行動が子どものもともと抱えている問題と密接に結びついていることに気づけるように援助している（生活場面面接）[4]．

前述したように子どもの学力は低いため，生活に支えられながら施設内での小規模な学校に通い，学力に合った教育を丁寧に受けられることは非常にプラスになっており，学力の向上がもたらされ，それまでの学校での自己評価を低めていた苦痛な体験を払拭する契機となることも多いという．

他の福祉施設と比較して反社会的な行動化を起こしやすい子どもたちを対象としているため，より構造化され枠組みのしっかりした生活を組み立てていることが特徴である．そういった枠組みと子どもの自主性の尊重とのバランスを常に量りながら子どもの成長に最も適した集団づくりをめざしている．

施設の安定した生活環境のなかで成長がみられる子どもたちも多いが，東京都の調査[3]では児童自立支援施設を退所後半年間で約4割の子どもが，1年以内に5割強の子どもが，不登校・退学・退職などを経験して不適応状態にあり，再犯に及ばない子どもは約四分の一にすぎないという実態が報告されている．この数字からは退所後の支援体制を構築する必要性が示唆されており，子どものケアに加えて入所中に養育環境を整え，親との関係を修復し，地域や学校での受け入れ体制を準備し，退所後はアフターケアを実施することが重要となる．

文献

1) 犬塚峰子，蓑和路子，清田晃生ほか．児童相談所における非行相談に関する全国調査（2）．厚生労働科学研究（こころの健康科学研究事業）「児童思春期精神医療・保健・福祉の介入対象としての行為障害の診断および治療援助に関する研究」平成17年度報告書．2006．
2) 国立武蔵野学院．児童自立支援施設入所児童の被虐待体験に関する研究—アンケート調査を視点にして．第1次報告書．2000．
3) 東京都福祉保健局．東京の児童相談所における非行相談と児童自立支援施設の現状．2005．
4) 富田拓．児童自立支援施設．現代のエスプリ 2006；462：150-159．

［犬塚 峰子］

IX章

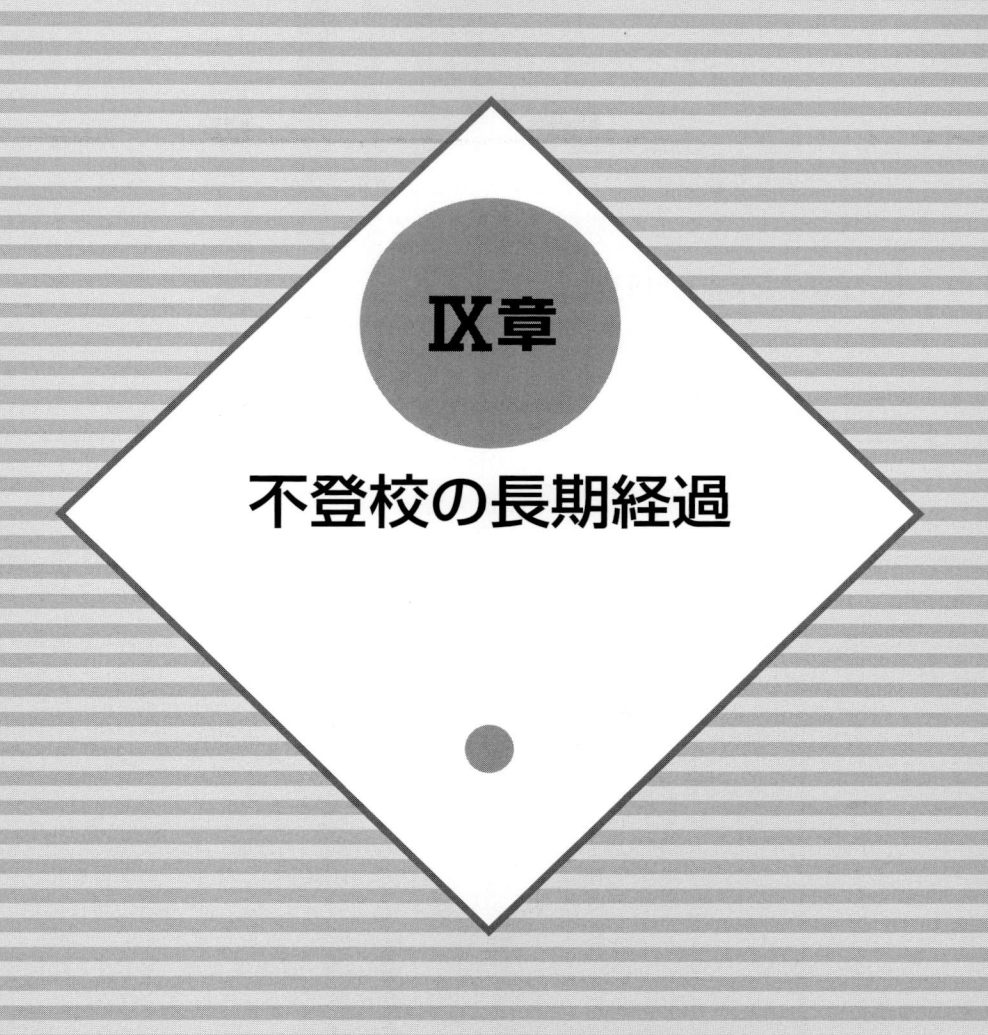

不登校の長期経過

義務教育期間ないし高校年代で不登校を経験した子どもの，その後の経過を長期にわたって追跡した研究はこれまでも数多く行われてきた．この長期経過を「不登校の予後」と表現した文章も少なからず存在するが，予後という用語は疾患の経過とその最終結果を表現する術語であることを考慮すると，現象概念としての不登校の経過に予後という概念を適用することが妥当とは思えない．そのため，ここでは長期経過という一般的な表現を採用することとした．

従来の長期経過研究が示すもの

これまでに行われた長期経過研究は大別すると，治療終了時の学校への適応

表1 不登校の学校復帰を基準とした追跡研究

研究者 （発表年）	症例数 年代	追跡期間	再登校状況 良好	再登校状況 不良	備考
山本ら (1965)	28人	発症後1〜7年	54%	46%	相談例．すべての点で予後良好は32%．中核群は辺縁群より予後がよい
牧田 (1967)	21人 発現時 11〜17歳	治療開始後 1〜3年以上	71%	29%	外来・入院治療例混在．境界状態が再登校の有無とかかわりなく治療の遷延化に関与
小野 (1972)	95人 小中学生	初回調査後 1〜2年	50%	50%	昭和42年度の香川県下小中学生のうち全不登校例
菅ら (1972)	49人	家庭復帰後 2年	45%	55%	情短施設入所例．心身症を伴ったものに予後が悪い傾向あり
小泉 (1973)	28人	相談終了後 1〜3年	85%	15%	教育相談所相談例．「再登校ないし別の方向へ動き出した」ことが評価基準
三原ら (1986)	140人	発症後 1年	60%	40%	外来・入院治療例混在．家庭内暴力の程度による再登校率：暴力高度群29%，暴力軽度群82%，暴力なし群59%
阿部 (1988)	24人	発症後 半年以上 平均3年	46%	54%	外来治療例．登校あるいは就労状況．自己愛性あるいは強迫性の関与は予後不良．後者に家庭内暴力との親和性あり
横山ら (1988)	15人	退院時転帰	60%	40%	慢性不登校児の入院治療例．行動療法実施例．長期予後は楽観できない

（齊藤万比古，2000[4]）より改変）

表2 社会適応を基準とした不登校の追跡研究

研究者 (発表年)	治療機関 症例数	追跡期間	社会適応 良好	社会適応 不良	追跡期間中に発症した 精神疾患
梅垣 (1966)	精神科外来 150人	発症後0.5～8年	75%	25%	統合失調症10%発症
小泉ら (1977)	教育研究所 60人	初診後5～10年	88%	12%	
相川ら (1978)	精神科外来 59人	初診後2～15年	61%	39%	不良群のうち精神病群8%
福間ら (1980)	児童相談所 92人	初診後7～18年	84%	16%	統合失調症発症5%
若林ら (1983)	精神科外来 25人	発症後5～21年	56%	44%	同一性障害12%,回避性人格障害4%,境界例12%発症(すべて不良群)
相川 (1983)	精神科外来54人 (調査時義務教育 終了例)	初診後1.5～15年	63%	28%	精神病群9%(統合失調症5%,うつ病4%)は良好群・不良群と並列的に集計
吉田ら (1984)	児童精神科外来 56人	初診後6～18年	86%	14%	統合失調症7%,うつ病2%,器質性精神病2%,性格障害2%発症(すべて不良群)
梅沢 (1984)	精神科児童病棟 40人 21人	退院後2～12年 退院後5～12年	75% 81%	25% 19%	再入院した対象は存在しているが障害名の記載なし
大高ら (1986)	精神科外来 40人	発症後6～22年 調査時20歳以上	65%	35%	対人恐怖症10%発症,精神病発症なし
森口 (1986)	精神科外来41人 (高校年代発症)	初診後4年以上	61%	39%	初診後3年以内も含む48人中,統合失調症33%,躁うつ病10%,神経症10%発症
齊藤ら (1989)	精神科児童病棟 92人	退院後4～21年	70%	30%	統合失調症8%,神経症4%,人格障害4%発症
丹治 (1990)	小児科病棟 51人	退院後1～3年	78%	22%	

(齊藤万比古,2000[4]より改変)

状況やその後数年間の追跡期間中の学校への復帰状況を評価したものと，より長い追跡期間で社会適応状況全体を評価したものがある．これらの諸研究はそれぞれの方法による追跡調査の結果から，不登校の改善率を算出しているので，ここでは主としてわが国における研究をたどってみたい．前者の学校復帰を基準に行った調査（**表1**）では，各研究の再登校率は 45 〜 85％までの広範な範囲に分布しており，調査対象の質や調査法にかなり相違があることが推測される結果である．後者のより長い追跡期間で社会適応状況を基準に行った調査（**表2**）では，適応群は 56 〜 88％までの範囲に分布しているが，60 〜 80％の範囲に多くの結果が集中している．Berg[1]や梅沢[5]は，同一対象を数次にわたって評価するという方法で，治療終結後の時間経過とともに社会適応の良好群が増加していく可能性を示すという結果を報告している．このことは，治療終結時の登校状況や治療終結後の短期間の追跡による調査の結果から，不登校の真の転帰を論ずることが難しいのではないかという問題点を示唆している．

こうした従来の不登校の追跡研究の結果に関しては，これらの「再登校率」や「適応群の割合」の数値が一人歩きする傾向があるため，それらの数値に統計学的な意義が真にあるのか否かという研究方法の厳密さが求められるが，門[2]の指摘にもあるように，これらの研究は，たとえば病院精神科と教育研究所のような機関の違いによる不登校の病態の違いの有無が検討されておらず，社会適応状況の判定基準もバラバラであり，さらに致命的であるのは各調査とも予後判定時の対象の年齢にかなり大きな幅のある研究方法を採用しているため，並列的な比較検討には耐えられない．結局，これらの諸研究からいえることは，「数年以上の長い経過でみていると不登校の子どもの 70 〜 80％は社会的に良好な適応を示すようになるが，20 〜 30％ほどは社会的適応の難しい不安定な状態にとどまる」という大まかな見通しである．

最近の長期経過研究の成果

以上のような従来の追跡研究に対して，これらの方法上の問題点を克服しようとする新たな追跡研究が 2000 年以降に少なくとも 2 つ発表された．その 1 つは，文部科学省の委託で森田洋司ら[3]が行った，平成 5 年度に全国公立中学校の 3 年生に在籍していた生徒のうち，「学校ぎらい」を理由に年間 30 日以上欠席していた 25,992 人全員を対象として，平成 10 年から 11 年にかけて実施

した広範な追跡研究である．結局，調査に協力を表明していたもののうち連絡が可能であった対象は8,959人であり，そのうちアンケートに有効な回答を寄せてくれた対象は1,393人であった．森田らはこの調査結果を詳細に検討し，多くの有益な解析結果を報告しているが，その中に**図1**のような長期経過に関する評価結果がある．これは中学卒業時点での社会適応状況，最も長い期間示していた社会適応状況，現在の社会適応状況という追跡開始時点と調査時点の2時点を評価したものである．非常に興味深いことは，「仕事または学校」に通っている状況にあるとその80％以上が次の段階にも「仕事または学校」を続けているのに対して，たとえ中学卒業時点では仕事または学校に通っていたとしても，いったん「仕事・学校なし」という不適応的な状態に陥ると，半数以上がその次の段階でも「仕事・学校なし」の状態にとどまっているという中学卒業以降の展開のダイナミックスを明らかにしたことである．なお，**図1**で現在

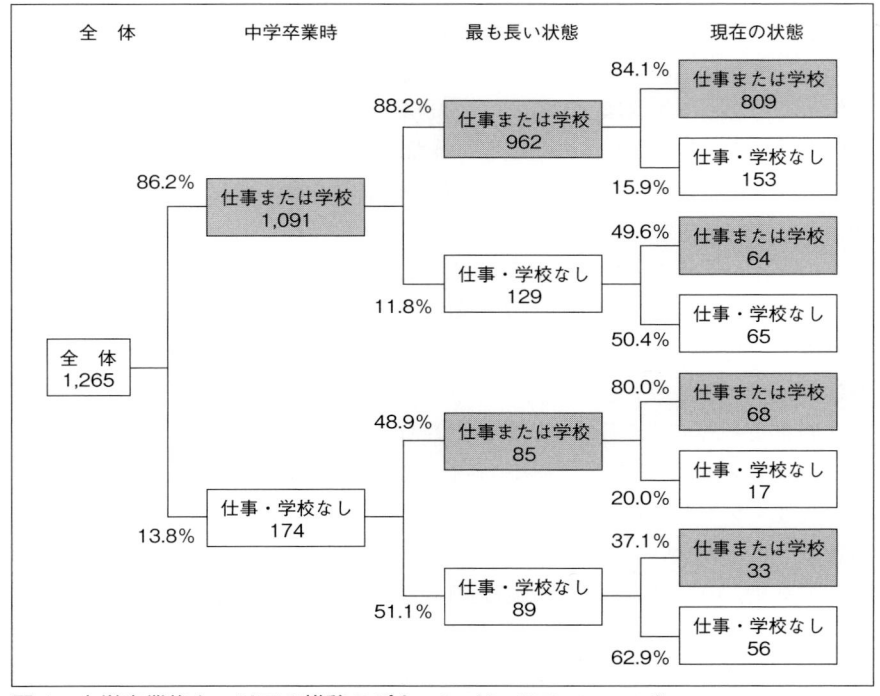

図1 中学卒業後キャリアの推移のパターン（森田洋司ほか，2001[3]）

（中学卒業後5～6年め）の状態が「仕事または学校」に参加している適応状態にあるものは77％であり，「仕事・学校なし」とされた不適応状態にあるものは23％であり，この調査対象の改善率は77％の近似値であろうと思われる．

2つめは，中学3年生時点で児童精神科医療の対象だった不登校児の，中学卒業後の長期経過に影響を及ぼす要因を探索する目的で行われた齊藤[4]の行った追跡研究である．これは，中学校を卒業して以降10年間を追跡しえた106人の対象の10年めの社会適応状況に影響を及ぼしている要因を探索するだけでなく，この中学卒業後10年めの社会適応状況はどの程度の堅牢性をもった状態といえるのかを検討する目的で実施されたものである．この研究は転帰を示す比率に根拠が十分あるデザインではないが，参考までにあげるなら，中学卒業後10年めの社会適応状況の適応群は73％，不適応群は27％であり，ほぼ森田らの改善率と一致する．

義務教育期間に不登校であった子どもが中学終了後どのような経過で中学卒業後5年めないしは10年めを迎えるのであろうか．森田ら[3]の調査結果をみると，対象となった中3時の不登校生徒が卒業後5年間の間に最も長い期間とどまっていた適応状態は，83％が「仕事または学校」に通っているのに対して，17％が「仕事・学校なし」の状態であった．これは，最も長い適応状態が良好であったものの比率より，現在の適応状態が良好なものの比率のほうが低い数値となっていることを意味しており，中学卒業後の5年間にダイナミックな適応上の変化が生じていることがうかがえる．

この点については，齊藤が中学卒業後の10年間を1年ごとにその適応状況について，学校や社会との関係の内容から「適応」「やや適応」「やや不適応」「不適応」という四分法に従って評価し，さらに前二者をまとめて「二分法適応群」，後二者をまとめて「二分法不適応群」に分類した結果を検討した（**図2**）．その方法は，10年めの四分法評価の各群についてそれ以前の9年間の二分法評価の変遷を集計し，10年めとの統計学的関連を検定していくというものである．

その結果，10年めに四分法の適応（調査対象の59％）かやや適応（調査対象の14％）に属する人も中学卒業後の5年間は二分法不適応群に属している確率，すなわち10年めの評価と一致しない確率が有意に高いこと，同様に10年めに四分法の不適応（調査対象の13％）に属する人も当初5年間は二分法

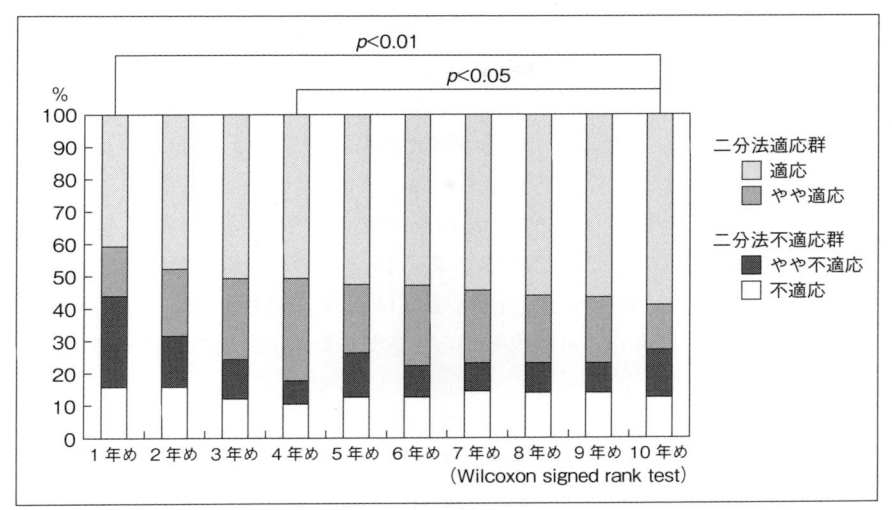

図2 中学卒業後10年間の社会適応状況 (齊藤万比古, 2000[4])

適応群に属する確率が有意に高く，10年めの評価と異なる可能性があることがわかった．ところが，10年めに四分法の適応，やや適応，不適応の3群に属していた人の中学卒業後6年め以降9年めまでの4年間は，統計学的には10年めの二分法評価と一致したまま動揺を示さない．すなわち，中学3年時に不登校の治療を受けていた子どもの10代後半5年間の適応状態は必ずしも20代半ばのそれと一致しないが，20代に入ると大半がその後の一貫した適応状態に固定されるということになる．

興味深いことに，10年めに四分法のやや不適応だった人（調査対象の14%）は，10年間を通じて適応群と不適応群の間を動揺する経過をたどることが明らかとなった．すなわち，27%いた二分法不適応群のうちの約半数は，不安定性は否めないものの，いったん中断した社会的活動をしばらくすると再開することができる能力をもっている人たちであり，残り半数が持続的なひきこもり状態を示している人たちなのである．

長期経過に影響する要因

齊藤[4]の追跡研究から以下のようないくつかの要因が，中学卒業後10年め

の時点における社会適応の困難さに影響を与えている可能性を見いだした.

1) 義務教育期間で生じた不登校とともに現れていた精神症状のうち,顕著な抑うつ症状,家庭内暴力,精神病的とはいえない学校をめぐる関係・被害妄想のいずれかを示したグループはそうでないグループより10年めの社会適応が困難なものの比率が有意に高かった.

2) 不登校の下位分類のうち過剰適応型不登校は受動型不登校,衝動型不登校,混合型不登校の3型に比較して中学卒業後10年めの社会適応は有意に良好であった.一方,衝動型不登校と混合型不登校は10年めに社会適応が困難になっている確率がとくに高く,早い段階から注意深い治療・援助を続ける必要があることを示している.

3) 中学卒業後10年の間に,106人の追跡対象のうち30%が新たに精神疾患の診断を受けている.診断名は多いほうから社会不安障害を中心とする不安障害(106人中の9%),境界性人格障害をはじめとする人格障害(同じく9%),統合失調症(同じく6%),気分変調性障害や大うつ病性障害などのうつ病性障害(同じく5%)などであった.これらの成人型精神障害と診断されたグループは,疾患の種類に関係なく,長期に及ぶ社会的不適応状態につながりやすい.

4) 中学卒業時の進路と,その後,進路の変更を行ったか否かは,中学卒業後10年めの社会適応状況と関連しない.

5) 最終学歴が高校卒業以上の者は10年め適応群に至った者の比率が有意に高い.

まとめ

以上のような不登校の追跡研究の結果から,義務教育期間中,とくに中学校生活の最後の1年間に不登校を継続していた生徒や不登校の治療・援助を受けていた生徒には,本人および親の同意が得られるなら,中学卒業後少なくとも4年ないし5年の間は,社会適応状況に関係なく支持的な治療関係を維持することを推奨する.やがて20代に入ってからは社会適応状況が不適応群に属するケースや,困難な長期経過と関連深い要因を見いだしたケースを中心に,さらに治療・援助を継続すべきである.

忘れてならないことは,義務教育期間中に不登校となった児童生徒の実に80%近くが20代では良好な社会適応を実現しているという多くの長期追跡研

究の結果から得られた事実である．不登校中の子どもの将来をめぐって，いたずらに子ども本人や親を不安にさせるような介入は，治療・援助の専門家たるもの決してなすべきではないと断言できる根拠がそこにある．しかし同時に，将来は社会的ひきこもりに展開する可能性の高い子どもや，やはり思うように安定した適応状態に到達できずに時々ひきこもる時期をもつ子どもがそれぞれ10％ほどずつ存在することも事実である．さまざまな立場の治療・援助者は，これらを十分に心得て，中立的で穏やかな治療・援助を根気よく続けていかねばならない．

文献

1) Berg L & Jackson A. Teenage school refusers grow up：A follow-up study of 168 subjects, ten years on average after in-patient treatment. Br J Psychiatry 1985；147：366-370.
2) 門眞一郎．登校拒否の転帰—追跡調査の批判的検討．児童青年精神医学とその近接領域 1994；35：297-307.
3) 現代教育研究会（研究代表者：森田洋司）．不登校に関する実態調査—平成5年度不登校生徒追跡調査報告書．2001.
4) 齊藤万比古．不登校の病院内学級中学校卒業後10年間の追跡調査．児童青年精神医学とその近接領域 2000；41：377-399.
5) 梅沢要一．治療例の追跡調査．児童青年精神医学とその近接領域 1984；25：85-89.

［齊藤 万比古］

あとがき

　本書は不登校に対する医療的介入の指針を明らかにするために企画されたもので，児童思春期の子どもの心の診療にあたる精神科医や小児科医に活用していただくことを第一の目的としている．そのうえで，不登校の診療にあたる医師のみならず，相談にあたる他領域の専門家が，不登校である患児あるいはクライアントの問題点や課題，あるいは可能性をどのように見いだし，どのように必要な治療や援助を提供するかという課題（それはしばしば難問である）に取り組む際の新たな，そして確かな目印となる灯台たらんとして企画した．

　本書は編者が不登校についてこれまで発言してきた不登校観に沿って各項目を設定し，その編者の感覚を理解してくれている（賛成しているという意味ではない）専門家のなかから，各項目に最も適切と思われる執筆者を選択し依頼したものである．必然的に執筆者は編者がよく知っており，かつ尊敬している先輩，同年代，そして後輩の方々であり，また本書の約三分の一は編者自身が執筆することとなった．こうすることで，不登校という輪郭の曖昧で定義しにくい問題を，比較的理解しやすく一貫性のある視点でとらえなおし，その臨床的諸課題について解説することができた仕上りになっていると，編者は自負している．

　不登校という現象は，子どもの心の診療において最もよく出会う対象の一つでありながら，医療基準でとらえることの微妙さを常に伴っている．そのため，一部では不登校に対する医療的介入を回避したり，あるいはその精神疾患としての側面だけに限定的に関与したりといった消極的な姿勢が目立つ．このような傾向は，不登校を子どもの重要な体験として包括的にとらえ，その体験の全体を視野においた重層的な支援を組み立てるという積極的な姿勢を医療から失わせることにつながっている．本書は，やや編者の思考と感覚が前面に出すぎ

ている感も否めないが，それはこのような不登校をめぐる特殊な状況に対してバランスのよい明確な指針を示すことによって，医療がより全体的な視点で子どもの心の問題をとらえる仮説的な方法論を提供することに本書の目的をおいたという側面があるからである．

2007年1月

編集
国立精神・神経センター国府台病院
齊藤万比古

索引

和文索引

あ

アイゼンク……………………………… 281
アサーション・トレーニング…… 285, 291
アスペルガー・メガネ………………… 121
アセトアミノフェン…………………… 259
新しい抗精神病薬……………………… 311
アトピー性皮膚炎………………… 86, 171
アドボケーター………………………… 338
アトロピン様自律神経症状…………… 309
アミトリプチリン……………………… 309
アリピプラゾール………………… 113, 312
アルコール依存症……………………… 188
アルプラゾラム………………………… 311

い

医学的学習障害………………………… 136
息切れ……………………………………… 79
異質性…………………………………… 202
いじめ………… 44, 49, 134, 144, 185, **203**
萎縮………………………………… 153, 156
異常行動………………………………… 258
一次予防………………………………… 337
逸脱行動………………………………… 161
異年齢集団……………………………… 136
居場所…… 179, 197, 204, 289, 290, 292, 346
居場所型フリースクール……………… 354
イブプロフェン………………………… 259
イマジネーション障害………………… 132
イミプラミン…………………………… 309
医療機関………………………………… 288
異和感…………………………………… 318
インターナショナルスクール…… 239, 353
インターネットスクール………… 239, 354

う

院内学級登校…………………………… 318
インフォームド・コンセント…… 308, 314

浮いた存在……………………………… 319
受身型自閉症スペクトラム…………… 130
内弁慶…………………………………… 153
うつ病……………………………………… 46
うつ病性障害………………… 43, 64, **66**
運動療法…………………………………… 81

え

エコロジカルモデル……………… 337, 338
エリート養成…………………………… 352
嚥下困難…………………………………… 73
塩酸ミドドリン…………………… 81, 259
塩酸メチルフェニデート…………… 92, 93
援助的コミュニティー………………… 303

お

嘔気………………………………… 71, 73
嘔吐…………………………… 71, 218, 221
悪心……………………………………… 207
お試し再登校…………………………… 299
オペラント技法…………………………… 98
オペラント条件づけ…………………… 284
親ガイダンス… 48, 50, 52, 91, 94, 181, 231, 249, 278, 308
親カウンセリング……………………… 318
親の会…………………………………… 299
親のメンタルヘルス…………………… 188
オランザピン……………………… 113, 312
音韻障害…………………………… 96, 136

か

絵画統覚検査…………………………… 212

下位システム……………………………… 302
外傷後ストレス障害（→ PTSD）
解体型統合失調症………………………… 109
介入………………………………………… 304
回避………………………………………… 54
潰瘍性大腸炎……………………………… 82
カウンセリング…………………… 347, 348
過覚醒……………………………………… 54
過活動傾向………………………………… 65
関わりの困難性…………………………… 340
過干渉……………………………………… 26
学業不振…………………………… 28, 235
学習意欲の低下…………………………… 126
学習型フリースクール…………………… 354
学習活動…………………………………… 348
学習室……………………………………… 347
学習指導要領……………………………… 135
学習指導要領全面改訂…………………… 352
学習障害………………………58, 120, **135**, 136
確信型対人恐怖…………………………… 104
学制………………………………………… 5
学生相談室………………………… 330, 334
学童保育…………………………………… 186
下肢痛……………………………………… 206
過剰適応型不登校………… **148**, 226, 269, 372
過剰不安障害……………………………… 42, 90
過食………………………………… 171, 258
かすみ目…………………………………… 309
家族会……………………………………… 273
家族機能…………………………………… 187
家族機能不全……………………………… 301
家族支援技法……………………………… 249
家族システム……………………… 66, 301, 302
家族図……………………………… 304, 305
家族内力動………………………………… 301
家族ミーティング………………………… 291

家族面接…………………………………… 335
家族要因の評価…………………………… 184
家族療法……………… 60, 91, 99, **301**, 305, 356
学校機能の評価…………………………… 185
学校恐怖症………………… 2, 5, 6, 7, 12, 188
学校嫌い…………………………………… 8
学校・社会活動への復帰………………… 168
学校生活・学業不適応…………………… 235
学校精神保健……………………………… 199
学校脱落…………………………………… 3
学校適応…………………………………… 170
学校逃避…………………………………… 2, 7
学校との連携……………………… 92, 348
学校の支持機能…………………………… **195**
学校病……………………………………… 2
学校復帰…………………………………… 346
葛藤………………… 13, 27, 71, 260, 273, 307
葛藤家族…………………………………… 187
家庭支援専門相談員……………………… 360
家庭内限局性行為障害…………………… 47
家庭内暴力… **26**, 27, 78, 90, 91, 171, 177, 276
過敏性腸症候群………………………… **82**, 172
過保護……………………………………… 26
からかい…………………………………… 144
カルチャースクール……………………… 353
カルバマゼピン……………… 61, 68, 113, **310**
カルボン酸リチウム……………………… 113
感覚過敏…………………………………… 132
環境調整…………………………………… 308
環境療法…………………………………… 364
関係妄想…………………………………… 106
緩下薬……………………………………… 82
頑固なサボタージュ……………………… 157
癇癪………………………………… 65, 124
関節痛……………………………………… 73
感染性非行………………………………… 33

鑑別不能型身体表現性障害……………73
鑑別不能型統合失調症…………… 109

き

気管支喘息……………… **84**, 86, 171, 220
危機回避行動……………… 127
希死念慮………………………67, 115
吃音（症）……………… 120, 125
技能連携校……………… 239
忌避妄想……………… 105
気分安定薬……………… **310**
気分障害……………… 46, **63**, 64
気分変調症………………………42
虐待……………… **191**, 250
ギャング・グループ……… 201, 229
急性症状の深刻化……… 316
急性ストレス障害……… 51, **54**
急性非行………………………33
吸入ステロイド………………85
教育委員会……………… 198
教育センター……… 91, 198, 349
教育相談……………… 323, 327
教育相談センター（所）(室)… 139, 241, 349
境界性人格障害……………… 110
境界知能……………… 120, **141**
強化子……………… 284
胸痛……………… 206
強迫観念………………………57
強迫性障害……… 42, **57**, 90, 225, 274, 281
強迫の性格傾向………………27
強迫非行………………………33
胸部X線検査 ……………… 209
境界性人格障害……………… 372
拒食……………… 171
起立試験……………… 210
起立性調節障害（OD）………**78**, 79, 80

サブタイプの診断基準……………80
　　診断基準……………79
起立直後性低血圧………… 80, 81, 210
筋緊張性頭痛……………………53
緊張型対人恐怖…………… 104
緊張型統合失調症…………… 109

く

クエチアピン…………… 113, 312
クエン酸モサプリド…………… 259
虞犯少年………………………32
グループ学習……………… 136
グループワーク……………… 356
クレアチニン……………… 208
クロナゼパム…………… 61, 311
クロニジン……………… 313
クロミプラミン…………… 60, 309
クロルジアゼポキシド……… 311
クロルプロマジン…………… 113, 312

け

軽症境界例水準……………… 274
軽躁病エピソード……………67
系統的脱感作療法……… 53, 284
軽度精神遅滞……………… **141**
軽度発達障害……… 272, 317
血液検査……………… 208
血漿交換療法……………………59
血中濃度モニタリング……… 310
血統妄想……………… 177
下痢……………… 73, 218, 221
下痢型 IBS………………………83
けんか………………………45
幻覚……………… 73, 308
健康な家族……………… 187
言語発達遅滞……………………96

言語理解力	131	個人システム	301
言語療法	100	個人心理療法	295, 356
現実回避	105	個人精神療法	308, 318
倦怠感	71, 79, 207	こだわり	110
		個別教育計画	99
		個別面接	295

こ

		コミュニケーション障害	96
		コミュニケーション・パターン	303, 305
高アンモニア血症	311	孤立	162, 251
行為障害	58, 88	孤立家族	187
抗うつ薬	**309**	孤立型自閉症スペクトラム	130
後期 adolescence	228	混合型 IBS	83
高血圧治療薬	313	混合型不登校	**165**, 272
抗コリン作用	309, 312		
甲状腺機能低下症	310		
抗精神病薬	61, **311**	## さ	
高卒認定（大検）予備校	239	罪悪感	54
抗てんかん薬	310, 311	サイコドラマ	289
高等専修学校	239	再接近期	228
行動評価表	128	再登校へのチャレンジ	299
行動療法	62, 318	再登校率	368
行動療法的アプローチ	98	作業療法	318
広汎性発達障害（PDD）	39, 46, 87, 120, 129, 220, 298, 312	挫折	173, 332
		詐病	75
抗ヒスタミン作用	312	サブスタッフ	296
抗不安薬	54, **311**	サポート校	179, 239, 280, 353
興奮	308	サマーヒル・スクール	352
公民権運動	352	残遺型統合失調症	109
肛門期心性	228	三環系抗うつ薬	54, 67, **309**
肛門期への退行	59	三項随伴性	282
コーピング・ストラテジー	53, 54, 146	三次医療	255
呼気性喘鳴	85	三次予防	337
呼吸法	284	算数障害	132
国際生活機能分類	142	三層構造の治療・援助システム	253
固執・パニック	308		
個人カウンセリング	335	## し	
個人化の推論	283	ジアゼパム	311

シェイピング	285
支援者のメンタルヘルス	341
自我活動の強化	317, 318
自我感	230
自我機能	34
自我障害	171
自我の確立	197, 202
自我理想	107
自己愛	107, 149, 173, 280
自己愛性人格障害	149
自己完結型強迫性障害	58
自己効力感	134
自己視線恐怖	103, 105
自己臭恐怖	103, 105
自己主張訓練	285, 291
自己と他者のダブルスタンダード	283
自己破壊	163
自己否定	184
自己否定的不従順	13
自己評価の低下	126, 138
自己へ向かう攻撃性	22
自殺企図	63, 67, 107, 177, 203, 258
自殺念慮	309
四肢痛	73
支持的精神療法	52, 60
支持的対応	**262**
自主運営型フリースクール	354
思春期	228
思春期境界例	163
思春期後期	327
思春期心性	150, 157
思春期妄想症	103, 104
事象関連電位	210
自傷行為	46, 54, 107, 115, 171, 184, 276
自助グループ	273
自然体験	136

失声	73
児童虐待	**191**, 250
児童虐待の防止に関する法律	193
児童自立支援施設	**362**
児童精神科	**262**
児童精神科病棟	231
児童相談所	91, 193, 198, 363
児童福祉機関	345
児童福祉施設	**360**
児童福祉法	5, 193, 356, 360, 362
児童養護施設	360
四分法の適応	371
四分法の不適応	370
自閉症スペクトラム	129
自閉症フレンドリー	133
自閉性障害	129
社会恐怖	51, **52**, 154
社会スキル	203
社会（生活）技能訓練（→ SST）	
社会的ひきこもり	45, 373
社会的不利	142
社会との再会段階	168, **178**, 253, 265, 347
社会不安	171
社会不安障害	104, 372
臭化ブチルスコポラミン	82
習慣性非行	33
醜形恐怖	103, 105
蒐集癖	130
就職活動	332
集団情況性非行	33
集団精神療法	60, 288, 318
集団適応	180
集団療法	108, **288**, 356
集中力の低下	53
主観的障害単位	284
受験戦争	352

主知主義教育	351	神経調節性失神	80, 81, 210
受動型不登校	**152**, 270	心身症	**76**, 77, 220, 270
受動攻撃型不登校	**157**	身体表現性障害	77
受容的支持	167	日本心身医学会の定義	76
受容-表出混合性言語障害	96, 136	身体化障害	73
上位システム	302	身体化症状	276
消化管運動異常	82	身体醜形障害	104
状況依存性	106	身体脆弱部位	78
小舎制	360, 363	身体的虐待	184
焦燥感	309	身体表現性障害	42, **70**, 72, 270
情緒障害学級	113	DSM–IV–TR	72
情緒障害児短期治療施設	**356**	ICD–10	72
情緒的障害	322	診断面接	277
情緒的動揺	173	侵入	54, 328
焦点性棘波	210	新入生オリエンテーション	330
衝動型不登校	**161**	深部腱反射	208
衝動性	125	心理劇	289
衝動統制未熟型不登校	271	心理検査	**212**
小児科プライマリケア医	254	心理的虐待	184
小児期崩壊性障害	129	心理の防衛機制	13
小児心身症	76	心理テストバッテリー	212
初期統合失調症	113	進路相談援助機能	346

す

錐体外路症状	312
睡眠障害	207, 259
推論のあやまり	282
スキーマ	283
スクィグル・ゲーム	98, 266
スクールカウンセラー	131, 139, 196, 241, 250
スクールカウンセリング	323, 327
スケープゴート	193
スチューデントアパシー	3, 243
頭痛	71, 73, 79, 171, 206, 218, 221
捨て子空想	177

触法少年	32
書字	137
書字障害	132, 138
自律訓練法	53, 86, 284
自立志向的活動の再活性化	48
自律神経症状	207
止痢薬	82
人格障害	42, 102, 372
人格性非行	33
心気症	74
新教育運動	351
新起立試験法によるサブタイプ判定	81
神経症水準	274
神経症的非行	33

ストレス……………………44, 54, 76
ストレス回避法……………………22, 23
スーパーヴァイズ…………………… 349
「すべし」評価 ……………………… 283
スルピリド…………………………… 312

せ

生活技能訓練（→ SST）…………… 356
生活指導………………………………81, 356
生活場面面接………………………… 364
脆弱性の病理………………………… 316
青少年センター…………………………91
精神科入院治療……………………… 315
精神遅滞………………………46, 141, 312
　　　　　診断基準（DSM-IV-TR）……… 141
精神病質非行……………………………33
精神病水準…………………………… 102
精神病理学的類型の定義………………71
精神分析的な治療構造論…………… 326
精神保健福祉センター…………………30
精神保健福祉法……………………… 316
精神療法……………………………… 48, 91
精神療法的アプローチ…………………98
成績低下…………………………………66
性的虐待……………………… 184, 193
性的な同一性…………………… 275
青年期境界例………………………… 162
赤面恐怖症……………………………… 8
脆弱X症候群 ……………………… 143
セチプチリン………………………… 310
積極奇異型自閉症スペクトラム……… 130
摂食障害……………………8, 87, 274, 281
セルトラリン………………………… 309
セルフ・モニタリング……………… 285
セロトニン 5-HT$_{1A}$ 受容体部分アゴニス
　ト ………………………………… 311

セロトニン・ノルエピネフリン再取り込
　み阻害薬（→ SNRI）
遷延性起立性低血圧…………… 80, 81, 210
遷延性ひきこもり状態……………… 169
全か無か推論………………………… 283
前期 adolescence …………………… 228, 232
先行刺激……………………………… 282
漸進的筋弛緩法……………………… 284
選択性緘黙………………… 43, **95**, 96, 97
　　　　診断ガイドライン（ICD-10）……96
　　　　診断基準（DSM-IV-TR）………96
　　　　──の分類…………………97
選択的セロトニン再取り込み阻害薬
　（→ SSRI）
選択的抽出推論……………………… 283
全般性棘徐波………………………… 210
全般性不安障害………………… 46, 51, **53**
全寮制高校…………………………… 239

そ

双極Ⅰ型障害………………………… 110
双極性障害…………64, 65, **67**, 310, 312, 314
相互スクィグル……………………… 278
操作的診断基準……………………… 306
相談機関……………………………… 336
早朝覚醒……………………………… 207
躁病エピソード…………………………67
総ビリルビン………………………… 208
側頭葉てんかん……………………… 310

た

体位性頻脈症候群……………… 80, 81, 210
第1軸：背景疾患の診断………… 38, **41**
第1軸診断がつかない不登校………… 116
大うつ病性障害………………… 42, 64
怠学………………… 2, 6, 32, 45, 158, 363

体験教育型フリースクール……………… 354
体験通級………………………………… 349
大検予備校……………………………… 179
退行……………………………………… 177
退行的心性……………………………… 176
第 5 軸：環境の評価………………40, **183**
第 3 軸：不登校の下位分類評価……… **146**
大舎制…………………………………… 360
大正自由教育運動……………………… 351
対人学習………………………………… 290
対人関係……………………… 33, 34, 273
対人恐怖症………………………… 103, 104
対人的コミュニケーション………………98
対人的自己意識の過剰……………………22
第 2 軸：発達障害の診断……………39, **119**
第二次性徴……………………………… 275
第二の個体化過程……………………… 223
対面法…………………………………… 278
第 4 軸：不登校の経過の評価………39, **168**
大量服薬………………………………… 163
対話……………………………………… 273
多軸評価……………………… 195, 220, 248
　　　　──の不登校支援……………… 248
他者へ向かう攻撃性………………………22
脱愛着家族……………………………… 187
脱感作…………………………………… 284
脱水……………………………………… 310
　　　　リチウムの血中濃度…………… 310
脱抑制…………………………………… 311
多動・衝動……………………………… 308
多動性-衝動性優勢型 AD/HD ……… 123
たまり場………………………… 108, 289
単位制高校…………………………181, 280
段階的暴露……………………………… 284
炭酸リチウム………………… 61, 68, **310**
タンドスピロン………………………… 311

担任………………………………… 196, 332
断念不能性…………………………………27

■ ち
地域機能の評価………………………… 186
地域精神保健活動……………… 241, 324
チオリダジン…………………………… 312
父親回避………………………………… 173
チック（障害）……… 46, 58, 87, 125, 308
窒息感………………………………………53
知能指数………………………………… 141
遅発性ジスキネジア…………………… 312
チャータースクール…………………… 353
チャム・グループ……………… 201, 229
注意欠陥 / 多動性障害（→ AD/HA）
注意散漫……………………………………65
中学卒業後キャリア…………… 369, 371
中期 adolescence ……………………… 228
中枢刺激薬…………………………… **312**
中枢神経画像診断……………………… 209
中途覚醒………………………………… 207
昼夜逆転……………… 69, 78, 258, 278
長期欠席……………………………… 6, 168
超自我…………………………………… 280
長時間作動型吸入 β 刺激薬………………86
治療目標の設定………………………… 286

■ つ
通所中間施設…………………………… 289
通信制高校……………………… 179, 239
疲れている子ども……………………… 337
つなぎの場……………………………… 344

■ て
デイケア………… 108, 114, 289, 290, 292
デイケアプログラム…………………… 291

低血圧……………………………… 308
定時制高校……………………… 239
テオフィリン徐放薬………………85
適応指導教室……… 49, 94, 113, 144, 147,
　　　　　　179, 181, 204, 250, 322, **346**
適応障害………………… 42, **44**, 45, 90, 225
　　　　診断基準（DSM-Ⅳ-TR）………45
展開段階による介入…………… 252
てんかん………………………… 210
転換性障害…………………………73

と

同一性…………………………… 202
同一性障害…………………………42
登園しぶり……………………… 218
動悸…………………………… 53, 79
登校拒否…………………… 2, 7, 12, 41
登校刺激………………………… 258
統合失調症……… **108**, 109, 281, 312, 314
　　　　診断基準（DSM-Ⅳ-TR）…… 109
登校しぶり……………………… 259
洞察的精神療法……………………60
疼痛性障害…………………………73
同年代の集団…………………… 323
特殊学級（特別支援学級）…………… 113
読心術推論……………………… 283
特定不能の広汎性発達障害……… 120, 129
トークン・エコノミー…………… 284
ドーパミン……………………… 128
ドーパミン D_2 受容体遮断 ……… 312
ドーパミントランスポーター遺伝子… 124
トラウマ反応…………………… 203
トランプ………………………… 271
努力性呼吸…………………………85
トンネル視……………………… 283
ドンペリドン…………………… 259

な

仲間集団……………… 161, **200**, 288
怠け…………………………………75
ナルコレプシー………………… 312

に

二次予防………………………… 337
二分法適応群…………………… 370
二分法不適応群………………… 370
入院治療………… 67, 164, 190, 231, **315**
乳糖不耐症…………………………82
入眠障害………………………… 207
尿検査…………………………… 209
尿閉……………………………… 309
人間関係学習機能……………… 346
認知行動療法……………… 51, 60, 91, **281**
認知の変容……………………… 285
認知の歪み……………………… 283

ね

ネグレクト………………… 162, 184
年齢相応の集団化……………… 318

の

脳腸相関……………………………82
脳波……………………………… 210
乗り物酔い…………………………79
ノルエピネフリン……………… 128

は

破壊性行動障害…………… 47, **89**
破局的推論……………………… 283
暴露反応妨害法……………………62

暴露法……………………………………54
箱庭療法………………………………52, 266
パーソナリティ………………102, 273, 277
発汗………………………………………53
発達障害…………………119, 137, 256, 281
　　DSM-Ⅳ …………………………… 119
　　問診 …………………………………256
発達性協調運動障害………………136, 138
発達成長モデルでの支援………………359
抜毛……………………………………125
パニック障害…………51, 53, 171, 188, 281
母親支援………………………………225
母親離れ………………………………149
母親への暴力の精神力動………………28
母親面接………………………………326
パラノイア……………………………103
バルプロ酸……………………………311
バルプロ酸ナトリウム…………………68
パロキセチン………………………62, 309
ハロペリドール……………61, 113, 312
汎血球減少……………………………310
反抗期……………………………… 88, 91
反抗挑戦性障害……… 43, 47, 58, 65, 88, 89
　　診断基準（DSM-Ⅳ-TR）………89
反抗的なサボタージュ………………160
犯罪少年…………………………………32
反社会性人格障害………………………89
反社会的行動…………………………188
反戦運動………………………………352
ハンディキャップ……………………142
反応性愛着障害………………………162
反復性腹痛………………………………84

ひ

ピア・カウンセリング………………250
ピア・グループ………………………201

被圧倒感………………………………185
被害関係念慮…………………………114
被害者意識……………………………185
非観血的連続血圧測定装置……………80
ひきこもり………22, 63, 91, 234, 237, **241**, 371
ひきこもり段階………………168, **175**, 265
非言語的治療…………………………266
非行……………………**32**, 34, 46, 171, 258
微細調整………………………………180
非社会的症状の長期化……………316, 317
引っ込み思案…………………………101
非定型抗精神病薬……………………311
微熱……………………………207, 218, 221
ビフィズス菌……………………… 82, 259
描画テスト……………………………212
描画療法…………………………………52
表出性言語障害…………………… 96, 136
標的の行動の設定……………………286
標的の症状………………………307, 308
広場恐怖………………………………188

ふ

ファミリーケースワーカー……………360
不安……………………………… 46, 308
不安障害……… 42, 46, **51**, 58, 65, 220, 281
不安焦燥感……………………………173
フィールドセラピー……………………324
風景構成法……………………………278
不器用…………………………………138
複視………………………………………73
腹式呼吸………………………………284
副腎白質ジストロフィー……………206
腹痛………71, 73, 79, 171, 206, 218, 221, 308
腹部Ｘ線検査…………………………209
腹部超音波検査………………………209
不注意…………………………125, 132, 139

不注意優勢型 AD/HA ･････････････････ 123
普通メガネ････････････････････････････ 121
不定愁訴････････････････････79, 171, 221
不適応････････････････････････････････ 359
不適応行動･･･････････････････････････ 362
不適応性非行･･････････････････････････ 33
不眠･･････････････････････････････････ 308
プライドの傷つき････････････････････ 332
プランルカスト････････････････････････ 85
フリースクール･････147, 179, 186, 204, 239,
250, **351**
フリースペース･･････････････････294, 353
フリーター･･･････････････････････････ 234
ブリーフセラピー･･･････････････････ 286
不良環境親和･･････････････････････････ 33
フルオキセチン･･･････････････････････ 99
フルフェナジン･･･････････････････113, 312
フルボキサミン････････････60, 69, 99, 101, 309
プレイセラピー･･････････････････････ **266**
プレイルーム････････････････････････ 347
プレ成人期･･････････････････････････ 327
プレドニゾン･･････････････････････････ 59
プロプラノロール････････････････････ 313
ブロマゼパム････････････････････････ 101
文章完成法テスト･･････････････････････ 212
分離不安････････････････7, 154, 171, 173, 218
分離不安群･････････････････････････ 188
分離不安障害･･････41, 42, 51, **52**, 90, 220, 225

■へ

ペアレントトレーニング･･････････････ 91
併存障害･･･････････････････････････････ 46
ベック･･････････････････････････････ 281
ペルフェナジン･････････････････････ 312
ペロスピロン････････････････････113, 312
便潜血反応････････････････････････････ 82

ベンゾジアゼピン系薬剤･･････････107, **311**
便秘･･････････････････････････････････ 309
便秘型 IBS ････････････････････････････ 83
弁別刺激････････････････････････････ 282

■ほ

暴走族･････････････････････････････････ 33
訪問カウンセリング･･････････････324, 326
訪問家族セッション･･････････････････ 325
訪問指導････････････････････････････ **323**
訪問診療････････････････････････････ **323**
訪問面接････････････････････････････ 323
ホームスクーリング････････････････ 354
保健室･･････････････････････････144, 204
保健室登校･････････････････155, 156, 241, 259
保健所嘱託医････････････････････････ 325
保護者面接･･････････････････････････ 295
母子共生状態････････････････････････ 190
補習塾････････････････････････････････ 353
発疹･･････････････････････････････････ 310
ホメオスターシス･･････････････････ 302
ボランティア･･･････････････････136, 296
ポリカルボフィルカルシウム･･････････ 82
本人の動機づけ････････････････････ 319

■ま

巻き込まれ家族････････････････････ 187
巻き込み型強迫性障害････････････････ 58
マクロシステム････････････････････ 337
マプロチリン････････････････････････ 310
慢性非行･･･････････････････････････････ 33

■み

ミアンセリン････････････････････････ 310
ミクロシステム････････････････････ 337
未修得単位･･････････････････････････ 333

見捨てられ抑うつ……………… 228, 229
民主主義教育改革………………………… 351
民生委員………………………………… 193

む

無意識的水準……………………………… 216
無気力………………………………… 230, 235
無気力不登校………………………………… 3, 7
夢中遊行…………………………………… 207
無力感……………………………………… 54

め

メインスタッフ…………………………… 296
メシル酸ジヒドロエルゴタミン……81, 259
メゾシステム……………………………… 337
メチルフェニデート…………………128, 312
めまい………………………………53, 171, 207
免疫グロブリン静脈内投与………………… 59
メンタルフレンド事業…………………… 324
メンタルヘルス・プロモーション…… 337

も

盲…………………………………………… 73
妄想………………………………………… 368
妄想型統合失調症………………………… 109
妄想性障害………………………………… **103**
妄想的対人恐怖症………………………… 105
モノアミン酸化酵素阻害薬……………… 54
モルフォジェネーシス…………………… 302
問診………………………………………… 206
問題行動…………………………………… 171
文部科学省の不登校の基準…………13, 254

や

夜驚………………………………………… 207
薬物療法………………………48, 60, 91, **306**

夜尿……………………………………220, 309

ゆ

遊戯療法……………… 48, 52, 56, 86, 98, 139,
225, 226, 273
ゆとり教育………………………………… 352
指しゃぶり………………………………… 220

よ

養護学級…………………………………… 300
養護学校…………………………………… 113
養護教諭………………………196, 250, 259
抑うつ……………………………44, 46, 65, 308
四環系抗うつ薬…………………………… 310

り

力動的精神療法………………………52, **273**
力動的定式化……………………………… 277
リストカット……………………………… 163
リスペリドン………………………… 113, 312
リビドー…………………………………… 59
リフレーミング…………………………… 286
留年………………………………………… 333
療育型フリースクール…………………… 354
リラクセーション……………………53, 284
臨床心理士……………………295, 349, 360

れ

レッテル貼り……………………………… 283
レバミピド………………………………… 259
レボメプロマジン…………………… 113, 312
連携………………………………………… 341
連携のパートナー………………………… 344

ろ

ロイコトリエン受容体拮抗薬…………… 85

聾 ·· 73
ロラゼパム ·· 50
ロールシャッハテスト ································ 212
ロールプレイ ·· 285

わ

ワークグループ ·· 291

欧文索引

A

AD/HD ············ 39, 46, 65, 89, 90, 93, 120,
　　　　　　　　122, 123, 162, 251, 313
　　　strattera ··· 313
　　　受動攻撃型不登校 ·································· 162
　　　衝動型不登校 ··· 162
　　　診断基準（DSM-IV-TR） ········· 123
AD/HD 混合型 ·· 122
adolescence ·· 228
advocator ·· 338
Asperger 障害 ·······························39, 120, 129
Asperger 症候群 ··· 130
augmentation 療法 ·· 68
A 群 β 溶連菌感染 ··· 59

B

β 刺激薬 ·· 85
β 遮断薬 ·· 107, 313
borderline adolescent ···································· 162
Bristol 便形状スケール ································ 83

C

child abuse ·· 191
Child Behavior Checklist（CBCL） ······ 308
chum ······································· 201, 229

clozapine ·· 112
comobility ·· 46
conduct disorder（CD） ····························· 88
conversion disorder ·· 73
coping strategy ······························ 53, 54, 146
cram-free education ······························· 352
Crohn 病 ·· 82

D

DBD マーチ ·· 89, 126
disruptive behavior disorder（DBD） ······ 89
domestic violence（DV） ·························· 193

E

Ecological-Environmental Model ······ 338
emotional expression（EE） ·············· 111

F

fading ·· 98
Family Environment Scale（FES） ······ 187
Family Map ································· 304, 305
Finapres ··· 80

G

gang ······································· 201, 229

H

Harvard dropout ·· 3
homeostasis ·· 302
HTP（House-Tree-Person） ············· 212
hypochondriasis ··· 74

I

ICF モデル ··· 142
IQ ··· 141
irritable bowel syndrome（IBS） ······**82**, 172

K

K-ABC ································· 140
Korotokov 音 ························· 211

L

LDH ····································· 208
learning disabilities（LD）········ 120, 136
limit setting ·························· 272

M

maltreatment ························ 191
morphogenesis ······················ 302
multiacting receptor targeted agent
　（MARTA）······················· 112

N

NPO 法人 ······························ 294

O

oppositional defiant disorder（ODD）···88
orthostatic dysregulation（OD）···**78**, 79, 80

P

pain disorder ·························73
Prader-Willi 症候群 ·················· 143
psychotic breakdown ················ 110
PTSD（post-traumatic stress disorder）
　································· 51, **54**

R

recurrent abdominal pain（RAP）········84
Rett 障害 ······························ 129
Rome III 診断基準 ·····················83

S

school dropout ······················· 3, 7
school phobia ·······················2, 7, 12
school refusal ······················ 2, 7, 12, 41
schoolsickness ························· 2
self-modeling ·························98
serotonin dopamine antagonist（SDA）
　······································· 112
shaping ································98
SNRI（serotonin norepinephrine
　reuptake inhibitor）················53, 310
somatization disorder ·················73
somatoform disorder ·················72
SSRI（selective serotonin reuptake
　inhibitor）······53, 54, 60, 67, 99, 107, **309**
SST（Social Skill Training）··· 111, 285, 291,
　　　　　　　　　　　　　　318
stimulus fading ·······················99
strattera ······························ 313
student apathy ······················ 8, 243
Sub-System ·························· 302
SUD ··································· 284
Supra-System ······················· 302
Sydenham 舞踏病 ······················59

T

time slip 現象 ························ 226
truancy ······························· 2, 6

U

undifferentiated somatoform disorder ···73

W

Williams 症候群 ······················ 143
Wing の三つ組 ························ 129

WISC-Ⅲ ……………………… 140, 212

症例索引

Asperger 障害の疑い ……………… 214
Asperger 症候群 …………………… 339
domestic violence ……………… 194, 339
過剰適応型不登校……………………… 151
家庭内暴力………………………………29
気分障害…………………………………68
虐待……………………………………192
境界知能………………………………213
強迫性障害………………………………61
高校生の不登校………………………239
混合型不登校…………………………166
社会との再会段階……………………181
受動型不登校…………………………155

受動攻撃型不登校……………………158
小学生の不登校…………………223, 224
衝動型不登校…………………………163
心理テストを用いたアセスメント…… 215
選択性緘黙……………………………100
中学生の不登校………………………231
適応障害…………………………………49
統合失調症……………………………114
入院治療………………………………319
反抗挑戦性障害…………………………92
ひきこもり段階………………………177
不安障害…………………………………55
不登校開始段階………………………174
不登校準備段階………………………171
プレイセラピー………………………267
幼稚園生の不登園……………………219
AD/HD ………………………… 125, 126

不登校対応ガイドブック

2007年3月30日　初版第1刷発行Ⓒ
2009年5月15日　　　第2刷発行

(検印省略)

編　集	齊藤万比古（さいとうかずひこ）
発行者	平田　直
発行所	株式会社　中山書店
	〒113-8666　東京都文京区白山 1-25-14
	電話　03-3813-1100（代表）
	振替　00130-5-196565
	http://www.nakayamashoten.co.jp/
印刷・製本	中央印刷株式会社
装丁・デザイン	花本浩一（麒麟三隻館）

2007 Published by Nakayama Shoten Co., Ltd.　　Printed in Japan
ISBN 978-4-521-67751-4

・本書の複製権・上映権・譲渡権・公衆送信権（送信可能化権を含む）は
　株式会社中山書店が保有します．

・JCLS ＜㈱日本著作出版権管理システム委託出版物＞
　本書の無断複写は著作権法上での例外を除き禁じられています．複写される場合は，そのつど事前に，㈱日本著作出版権管理システム（電話 03-3817-5670, FAX 03-3815-8199, e-mail: info@jcls.co.jp）の許諾を得てください．